“十四五”职业教育国家规划教材

“十三五”卫生高等职业教育校院合作“双元”规划教材

供护理、助产及相关专业用

社区护理学

主　编

乌建平　何凤英　代爱英

副主编

郭树榜　宋　双　刘媛洁

编　委（按姓名汉语拼音排序）

代爱英（菏泽医学专科学校）

郭树榜（菏泽医学专科学校）

何凤英（湖南环境生物职业技术学院）

江　岚（湖南环境生物职业技术学院）

刘媛洁（江西医学高等专科学校）

宋　双（山东中医药高等专科学校）

田　茜（菏泽医学专科学校）

王　硕（山东中医药高等专科学校）

乌建平（江西医学高等专科学校）

张云萍（江苏护理职业学院）

赵莎莎（江西中医药高等专科学校）

北京大学医学出版社

SHEQU HULI XUE

图书在版编目（CIP）数据

社区护理学 / 乌建平，何凤英，代爱英主编 . —北京：北京大学医学出版社，2019.8（2023.12 重印）
ISBN 978-7-5659-2042-4

Ⅰ. ①社… Ⅱ. ①乌… ②何… ③代… Ⅲ. ①社区 - 护理学 - 教材 Ⅳ. ① R473.2

中国版本图书馆 CIP 数据核字（2019）第 180601 号

社区护理学

主　　编： 乌建平　何凤英　代爱英
出版发行： 北京大学医学出版社
地　　址：（100191）北京市海淀区学院路 38 号　北京大学医学部院内
电　　话： 发行部 010-82802230；图书邮购 010-82802495
网　　址： http://www.pumpress.com.cn
E-mail： booksale@bjmu.edu.cn
印　　刷： 北京溢漾印刷有限公司
经　　销： 新华书店
责任编辑： 杨　杰　　**责任校对：** 靳新强　　**责任印制：** 李　啸
开　　本： 850 mm×1168 mm　1/16　**印张：** 11.75　**字数：** 337 千字
版　　次： 2019 年 8 月第 1 版　2023 年 12 月第 7 次印刷
书　　号： ISBN 978-7-5659-2042-4
定　　价： 29.00 元

出版说明

《国务院办公厅关于深化医教协同进一步推进医学教育改革与发展的意见》要求加快构建标准化、规范化医学人才培养体系，全面提升人才培养质量。明确指出要调整优化护理职业教育结构，大力发展高职护理教育。**《国家职业教育改革实施方案》**指出要促进产教融合育人，建设一大批校企“双元”合作开发的国家规划教材。新时期的护理职业教育面临前所未有的发展机遇和挑战。

高质量的教材是实施教育改革、提升人才培养质量的重要支撑。为深入贯彻**《国家职业教育改革实施方案》**，服务于新时期高职护理人才培养改革发展需求，北京大学医学出版社在教育部、国家卫生健康委员会相关机构和职业教育教学指导委员会的指导下，经过前期广泛调研、系统规划，启动了这套“双元”数字融合高职护理教材建设。指导思想是：坚持“三基、五性”，符合最新的国家高职护理类专业教学标准，结合高职教学诊改和专业评估精神，突出职业教育特色和专业特色，与护士执业资格考试大纲要求、岗位需求对接。体现以人为本、以患者为中心的整体护理理念，强化技能训练，既满足多数院校教学实际，又适度引领教学。实践产教融合、校院合作，打造深度数字融合的精品教材。

教材的主要特点如下：

1. 全国专家荟萃

遴选全国近 40 所院校具有丰富教学经验的骨干教师参与建设，力求使教材的内容和深浅度具有全国普适性。

2. 产教融合共建

吸纳附属医院或教学医院的临床护理双师型教师参与教材编写、审稿，学校教师与行业专家“双元”共建，保证教材内容符合行业发展、符合多数医院护理实际和人才培养需求。

3. 双重专家审定

聘请知名护理专家审定教材内容，保证教材的科学性、先进性；聘请知名职教专家审定教材的职教特色和规范。

4. 教材体系完备

针对各地院校课程设置的差异，部分教材实行“双轨制”。如既有《正常人体结构》，又有《人体解剖学》《组织学与胚胎学》；既有《护理学基础》，又有《护理学导论》《基础护理学》，便于各地院校灵活选用。

5. 职教特色鲜明

结合护士执业资格考试大纲，教材内容“必需、够用，图文并茂”。以职业技能和岗位胜任力培养为根本，以学生为中心，贴近高职学生认知，采用布鲁姆学习目标，加入“案例 / 情景”“知识链接”“小结”“实训”“自测题”等模块，提炼“思维导图”。

6. 纸质数字融合

将纸质教材与二维码技术相结合，融 PPT、图片、微课、动画、护理技能视频、模拟考试、护考考点解析音频等于一体，实现了以纸质教材为核心、配套数字教学资源的融媒体教材建设。

7. 课程思政融入

全面贯彻党的教育方针，落实立德树人根本任务，将课程思政全面融入教材。坚持中国化时代化马克思主义人民至上的立场，运用系统观念，守正创新，传承精华，守护人民生命健康安全，建设中国特色高质量医药卫生类职业教育教材体系。

本套教材的组织、编写得到了多方面大力支持。很多院校教学管理部门提出了很好的建议，职教专家对编写过程精心指导、把关，行业医院的临床护理专家热心审稿，为锤炼精品教材、服务教学改革、提高人才培养质量而无私奉献。在此一并致以衷心的感谢！

本套教材出版后，出版社及时收集使用教材院校师生的质量反馈，响应《关于推动现代职业教育高质量发展的意见》，按职业教育“岗课赛证”融通教材建设理念及时更新教材内容；对照《高等学校课程思政建设指导纲要》《职业教育教材管理办法》等精神要求，自查自纠，在修订时深入贯彻党的二十大精神，更新数字教学资源；力争打造培根铸魂、启智增慧，适应新时代要求的精品卫生职业教育教材。

希望广大师生多提宝贵意见，反馈使用信息，以臻完善教材内容，为新时期我国高职护理教育发展和人才培养做出贡献！

“十三五”卫生高等职业教育
校院合作“双元”规划教材审定委员会

序

湛蓝天空映衬昆明湖碧波粼粼，湖畔长廊蜿蜒诉说历史蹉跎，万寿山风清气爽，昂首托起那富贵琉璃的智慧海、吉祥云。护理融有科学、技术、人文及艺术特质，其基本任务是帮助人维持健康、恢复健康和提升健康水平。护士被誉为佑护健康与生命的天使。在承载这崇高使命的教育殿堂，老师和学生们敬畏生命、善良真诚、严谨求实、德厚技精。

再览善存之竖版护理教材——《**护病新编**》（1919 年，车以轮等译，中国博医会发行），回想我国护理教育发展历程，尤其 20 世纪 80 年代以来，在护理和教育两个领域的研究与实践交汇融合中，护理教育经历了“医疗各科知识 + 护理、各科医学及护理、临床分科护理学或生命周期分阶段护理”等三个阶段。1985 年首开英护班，1991 年在卫生部相关部门支持下，成立全国英护教育协作会，从研究涉外护理入手，进行护理教育改革；1989 年始推广目标教学，建立知识、技能、态度的分类目标，使用行为动词表述，引导相应教学方法的改革；1994 年开始推进系统化整体护理；1997 年卫生部颁布护理专业教学计划和教学大纲，建构临床分科护理学课程体系，新开设精神科护理、护士礼仪等六门课程。2000 年行业部委院校统一划转教育部管理，为中高职护理教育注入了现代职业教育的新鲜“血液”。教育部组织行业专家制定了专业目录，将护理专业确定为 83 个重点建设专业之一，并于 2003 年列入教育部技能型紧缺人才培养培训工程的 4 个专业之一，在国内首次采用了生命周期模式，开始推进行动导向教学；2018 年高职护理专业教学标准（征求意见稿）再次采纳了生命周期模式。客观地看，在一个历史阶段，因为教育理念和教学资源等差异，院校可能选择不相同的课程模式。

当前，全国正在落实《**“健康中国 2030”规划纲要**》和《**国家职业教育改革实施方案**》，在人民群众对美好生活的向往和护理、职业教育极大发展的背景下，护理教育教学及教材的改革创新迫在眉睫。北京大学医学部是百余年前中国政府依靠自己的力量开办的第一所专门传授现代医学的国立学校，历经沧桑，文化厚重，对中国医学事业发展有着卓越贡献。北京大学医学出版社积极应对新时期、新任务和新要求，组织全国富有教学与实践经验的资深教师和临床专家，共同编写了本套高职护理专业教材，为院校教改与创新提供了重要保障。

教材支撑教学，辅助教学，引导学习。教学过程中，教师需要根据自己的教学设计对教材进行二次开发。现代职业教育不是学科化课程简版，不应盲目追求技术操作，不停留在零散碎片的基本知识或基本技能的“名义能力”层面，而是从工作领域典型工作任务引导学习领域课程搭建，以工作过程为导向，将知识和操作融于工作过程，通过产教融合和理实一体，系统地从工作过程出发，延伸到工作情境、劳动组织结构、经济、使用价值、质量保证、社会与文化、环境保护、可持续发展及创新等方面，培养学生从整体角度运用相对最佳的方法技术完成工作任务。这些职业教育需达成的基本能力维度与护理有着相近的承载空间，现代职教理念和方法对引导我国护理教育深化与拓展具有较大的意义。

本套教材主编、编者和出版社老师们对课程体系科学建构，教学内容合理组织，字里行间精心雕琢，信息技术恰当完善。本套教材可与情境教学、项目教学、PBL、模块教学、任务驱动教学等配合使用。新技术的运用丰富了教学内容，拓展了学生视野，强化了教学重点，化解了教学难点，提示了护考要点，将增强学生专业信心，提高学生学习兴趣。

教材与教学改革相互支撑，相辅相成，它们被人类社会进步不断涌现的新需求、新观念、新理论、新方法、新技术引导与推动，永远不会停步。它是朝阳，充满希望；是常青树，带给耕耘者硕果累累。

刘晨

前言

社区护理学是将公共卫生学及护理学理论相结合，用以促进和维护社区人群健康的一门综合学科。社区护理以健康为中心，以社区人群为对象，以促进和维护社区人群健康为目标。随着社会的进步、医学模式的转变及人类疾病谱的变化，社区卫生服务已逐步成为我国卫生工作的重要组成部分。而社区护理又是社区卫生服务的重要组成部分，是护理学领域一门新兴的应用型学科，是护理专业的一门必修课程。

基于历史赋予21世纪护理人员的重要任务，本教材综合医学、护理学、预防医学、流行病学、心理学、社会学等多学科教学需要，立足社区改革和功能转化，对现有的社区护理学教材内容进行整合、扩充、更新，以及有序编排。

本教材编写工作力求符合应用型社区护理人才培养目标，满足我国社区护理服务的重点内容，力争与职业岗位标准接轨，与用人单位接轨，与国家护士执业资格认证接轨；力求做到科学性、先进性、创新性和实用性相结合；始终把握“必需”和“够用”的原则；在观点上力争做到“新颖”，在形式上体现“独特”，在学习上做到“灵活”，在使用上能够“实用”，在内容上做到“精练”。

本教材参考学时为44学时，共分九章，包括理论教学和实训两部分内容。理论教学中的“学习目标”是针对国家护士执业资格考试大纲要求列出的护理专业学生必须掌握的知识点。“情景导入”以生活或临床实例为引导，促使学生带着问题学习，在学习中寻找答案。“知识链接”注重科学性、启发性、趣味性和新颖性，用于扩展学生知识面。“自测题”用于学生检验学习效果。

本书在编写过程中参考了部分院校相关教材，得到了北京大学医学出版社和编者单位领导的大力支持及帮助，在此一并表示衷心的感谢！

由于编者学识水平有限，编写时间仓促，书中难免有不足之处，敬请广大师生和读者指正。

编　者

二维码资源索引

资源名称	资源类型	页码
考点解析	下载资源	3
社区卫生服务机构标识	下载资源	4
考点答案与解析	下载资源	18
考点答案与解析	下载资源	20
考点答案与解析	下载资源	22
考点答案与解析	下载资源	36
考点答案与解析	下载资源	46
护理诊断的表述方式	下载资源	62
考点解析	下载资源	63
翻身侧卧技术	视频	129
轴线翻身技术	视频	129
移向床头技术	视频	129
轮椅运送法	视频	130
平车运送法	视频	130
协助进食	视频	130
协助排泄	视频	130
拐杖使用技术	视频	130
助行器使用技术	视频	130
考点解析	下载资源	154

目 录

第一章 绪论…………………………………………………… 1

第一节 社区和社区卫生服务 ………………………………… 1

一、社区 ………………………………………………………… 1

二、社区卫生服务 ……………………………………………… 3

第二节 社区护理 ……………………………………………… 5

一、概述 ………………………………………………………… 5

二、社区护士 …………………………………………………… 6

第三节 流行病学在社区护理中的应用 ……………………… 8

一、概述 ………………………………………………………… 8

二、研究方法 …………………………………………………… 9

三、应用 ………………………………………………………… 10

第二章 以社区为中心的护理……………………………… 16

第一节 社区护理评估 ………………………………………… 16

一、评估内容 …………………………………………………… 16

二、评估方法 …………………………………………………… 18

三、社区健康资料的整理与分析 ……………………………… 19

第二节 社区护理诊断 ………………………………………… 19

一、社区护理诊断的确定 ……………………………………… 20

二、优先顺序的确定 …………………………………………… 21

三、OMAHA 系统 ……………………………………………… 21

第三节 社区护理的计划、实施与评价 ……………………… 23

一、社区护理的计划 …………………………………………… 23

二、社区护理的实施 …………………………………………… 23

三、社区护理的评价 …………………………………………… 24

第四节 社区健康档案的建立与应用 ………………………… 26

一、建立社区健康档案的目的和作用 ………………………… 26

二、社区健康档案的内容 ……………………………………… 27

三、社区健康档案的管理 ……………………………………… 28

第三章　社区健康教育与健康促进……34
第一节　概述……34
一、概念……34
二、相关理论……37
第二节　社区健康教育……41
一、社区健康教育的策略和形式……41
二、社区健康教育的程序……44
三、社区健康教育的特点与意义……48
第三节　社区健康促进……49
一、概述……49
二、社区健康促进程序……49
三、社区健康促进的常见工作方法……52

第四章　以家庭为中心的护理……56
第一节　家庭与家庭健康……56
一、概述……56
二、家庭生活周期及其护理要点……58
第二节　家庭护理程序……59
一、家庭护理的评估……60
二、家庭护理的诊断……61
三、家庭护理的计划、实施与评价……62
第三节　家庭健康护理方法……63
一、家庭访视……63
二、居家护理……65

第五章　社区儿童、妇女与老年人保健……69
第一节　社区儿童保健……69
一、概述……69
二、学龄前儿童保健指导……70
三、学龄儿童保健指导……73
四、预防接种……74
第二节　社区妇女保健……76
一、概述……76
二、妇女不同时期的保健指导……77
三、妇女常见健康问题及保健指导……83
第三节　社区老年人保健……85
一、概述……85
二、老年人与人口老龄化……85
三、养老及养老模式……87
四、老年人常见健康问题与保健指导……88

第六章 社区慢性病患者的护理与管理……97
第一节 概述……97
一、慢性病的概念及其特点……98
二、慢性病的流行病学特点……98
三、慢性病的社区管理模式……99
第二节 常见慢性病患者的社区护理与管理……100
一、高血压患者的社区护理与管理……100
二、糖尿病患者的社区护理与管理……103
第三节 缓和护理与临终关怀……107
一、缓和护理……107
二、临终关怀……107
第七章 社区传染病患者的护理与管理……113
第一节 概述……113
一、传染病的概念、流行条件及分类……113
二、传染病的预防原则……115
三、传染病的社区访视管理……116
第二节 社区常见传染病患者的护理与管理……116
一、病毒性肝炎患者的社区护理与管理……117
二、肺结核患者的社区护理与管理……118
三、艾滋病患者的社区护理与管理……120
第八章 社区康复护理……124
第一节 概述……124
一、康复和社区康复的概念……124
二、社区康复管理体系……126
第二节 社区常用康复护理的内容和方法……126
一、社区康复护理的内容……126
二、社区常用的康复护理技术和方法……127
第三节 社区常见病、伤、残患者的康复护理……131
一、脑血管意外患者的社区康复护理……131
二、脊髓损伤患者的社区康复护理……135
三、重性精神病患者的社区管理及康复护理……137
第九章 社区灾害事件的应急管理与护理……145
第一节 社区灾害概述……145
一、灾害……145
二、灾害医学及护理人员应具备的能力……146
第二节 社区灾害的管理……147
一、社区灾害的管理……147
二、社区灾害的应急管理……148
三、社区突发公共卫生事件预警处理机制……150

第三节 社区灾害的救护 …… 153
一、社区灾害的预检分诊 …… 153
二、社区灾害的现场救护 …… 154
第四节 社区灾害后的管理与护理 …… 155
一、社区灾害后的常见心理问题 …… 155
二、社区灾害后的现场救护 …… 156

实训一 社区健康教育 …… 161

实训二 社区卫生服务机构参观与调查 …… 162

实训三 社区慢性病患者管理与护理 …… 163

实训四 社区灾害事件的应急管理与护理 …… 164

实训五 社区偏瘫患者的康复训练 …… 165

自测题答案 …… 168

中英文专业词汇索引 …… 170

参考文献 …… 171

第一章 绪 论

思政之光

学习目标

1. 准确说出社区、社区卫生服务、社区护理、流行病学的定义。
2. 归纳出社区构成的基本要素和功能。
3. 能说出社区卫生服务、社区护理的内容和特点。
4. 会描述社区护士在社区护理中的角色和应具备的能力。
5. 能树立"敬畏生命、救死扶伤、甘于奉献、大爱无疆"的职业精神。

情景导入

小张，女，20岁，某年毕业后打算到社区卫生服务机构工作。面试专家提出如下几个问题，其应如何回答？

1. 构成社区的要素有哪些？社区有什么功能？
2. 社区护理的工作内容有哪些？社区护士与临床护士有什么不同？
3. 社区护士在社区护理过程中充当哪些角色？应具备怎样的能力？

随着现代医学模式的转变和人们对健康水平的不断追求，社区卫生服务已在全国各地不同程度地开展起来。作为社区卫生服务的重要组成部分，社区护理也随之逐步深入地开展起来，并以其旺盛的生命力为社区人民群众提供方便、及时、经济、综合的卫生保健护理服务。社区护理的开展不仅将护理场所由医疗机构延伸至社区，将护理对象由患者扩展至健康人群，而且将护理工作内涵从医疗性护理拓宽至预防保健性护理，因此它是一种新的护理形式。

第一节 社区和社区卫生服务

一、社区

（一）社区的概念

社区是若干社会群体或社会组织聚集在某一个领域里所形成的一个生活上相互关联的大集体，是社会有机体最基本的内容，是宏观社会的缩影。社会学家给社区下的定义有140多种。社区是具有某种互动关系和共同文化维系力的，是在一定领域内由相互关联的人群形成的共同体及其活动区域。

尽管社会学家对社区的定义各不相同，但对构成社区的基本要素的认识还是基本一致的，普遍认为一个社区应该包括一定数量的人口、一定范围的地域、一定规模的设施、一定特征的文化，以及一定类型的组织。社区就是这样一个“由聚居在一定地域范围内的人们所组成的社会生活共同体”。

课堂互动

根据正文中列出的几个社区的定义，请你说出它们有哪些共同点。

（二）社区构成的基本要素

一般来说，社区应该包括五个基本要素：

1. **人口** 社区由居住在一起的、有相似风俗习惯和生活方式的人组成。一定素质（文化程度、健康状况）、数量和密度的人口是社区生活的必要前提，人口过多或过少都不利于社区的正常分工和协作。

2. **空间** 社区位于一定的地理位置中，社区范围大小不定，可按行政区域来划分界限或按其地理范围来划分。地域面积的大小无一致的标准，如我国社区范围可指街道、乡镇或自然村。

3. **设施** 社区生活的需要是多方面的，因而要求有各种相应的设施，包括学校、医疗机构、商业网点、娱乐场所、交通、通讯等。这些生活服务设施可以满足社区居民的物质需要和精神需要。社区设施的分布，对社区居民生活会产生影响，合理的结构能提高社区的生产效益，方便居民生活，美化社区环境，促进居民健康。

4. **社区文化** 各具特色的社区文化是社区居民在长期的共同生活中积淀而成的，是许多社区相对独立又相互区别的一个主要标志。社区文化是社区认同感、归属感和社区凝聚力、影响力的重要基础。

5. **社区组织** 作为具有多重功能的地域性生活共同体，社区是一个有组织、有秩序的实体。每个社区都要有相对独立的组织机构来管理社区的公共事务，调解人际关系和民间纠纷，维护社区的共同利益，保证社区生活的正常进行。

上述社区的5个基本要素中，一定数量的人口和相对固定的地域是构成社区的最基本要素，是社区存在的基础。在此基础之上，满足居民生活需要的服务设施、特有的社区文化、一定的管理机构是社区人群相互联系的纽带，是形成一个“生活上相互关联的大集体”的基础，是社区发展的保障。

知识链接

社区卫生服务机构的设置，以社区卫生服务中心为主体。社区卫生服务中心一般以街道办事处所辖范围设置，服务人口为3万～5万。对社区卫生服务中心难以覆盖的区域，以社区卫生服务站作为补充。社区卫生服务机构应充分利用社区资源，避免重复建设，择优鼓励现有基层医疗机构通过结构和功能双重改造成为社区卫生服务机构。

社区卫生服务中心的命名原则是：区名＋所在街道名＋识别名（可选）＋社区卫生服务中心；社区卫生服务站的命名原则是：所在街道名＋所在居民小区名＋社区卫生服务站。

（三）社区的功能

社区具有很多功能，但其主要功能有以下五种：

1. **空间功能** 社区为人们的生存和发展提供了空间。没有这个空间，人们就无法生存、繁衍，更无法发展。因此，空间功能是社区最基本、最主要的功能之一。

2. **连接功能** 社区在为人们提供空间的基础上，将具有不同文化背景、生活方式、人生观和价值观的个人、家庭、团体聚集在一起，提供彼此沟通、交流的机会，提倡共同参与社区活动、相互援助，从而将居民密切连接起来，构成一个小社会。

3. **传播功能** 社区因拥有密集的人口，从而成为文化源、知识源、技术源、信息源，为传播提供了条件。各种信息在社区内外，以各种方式迅速传播、辐射，为人们及社区本身的发展奠定了基础。

4. **管理功能** 社区通过各种规章制度、道德规范有效地维持秩序，保护社区居民的安全。

5. **社会化功能** 社区不仅将具有不同文化背景、生活方式的居民连接在一起，而且通过不断的社会化过程，相互影响，逐步形成社区的风土人情、人生观和价值观。

二、社区卫生服务

（一）社区卫生服务的概念

社区卫生服务（community health service，CHS）是社区建设的重要组成部分，是在政府领导、社区参与、上级卫生机构指导下，以基层卫生机构为主体，全科医师为骨干，合理使用社区资源和适宜技术，以人的健康为中心、家庭为单位、社区为范围、需求为导向，以妇女、儿童、老年人、慢性病患者、残疾人、贫困居民等为服务重点，以解决社区主要卫生问题、满足基本卫生服务需求为目的，融预防、医疗、保健、康复、健康教育、计划生育技术服务功能等为一体，是有效、经济、方便、综合、连续的基层卫生服务。

社区卫生服务强调服务的场所必须是社区，并成为社区建设的一部分；服务的目标必须以社区居民需求为导向；服务的内容是集预防、医疗、保健、康复、健康教育、计划生育技术指导等为一体的全方位服务；服务必须是居民在经济上能够承担且能够方便地接受。

下载资源：
考点解析

➢ **考点：**三级预防措施。

知识链接

受人口老龄化、环境污染、疾病谱改变，以及医疗费用上涨等因素的影响，原有卫生服务体系的弊端逐渐显露，单纯的专科医疗保健服务已不能满足人们日益增长的健康需求。社区卫生服务提供“六位一体”的服务，并以其医疗照顾的完整性、连续性、低廉的医疗费用和就医方便等特点，为解决当代医学在社会发展中的突出矛盾提供了新途径，成为理想的初级卫生保健模式。

（二）社区卫生服务的内容

1. **社区预防** 社区预防是社区卫生服务的重要组成部分，主要包括：①传染病和多发病的预防；②卫生监督和管理；③慢性病控制。

2. **社区医疗** 社区医疗是全科医生向社区内的居民及其家庭提供的以门诊和出诊为主要形式的基层医疗服务，是社区卫生服务工作中主要的服务项目，也是社区卫生服务工作的基础。与传统的基层医疗服务相比，社区医疗最显著的特点在于它是以社区为范围、以家庭为单位的连续性和人性化的医疗服务。

3. **社区保健** 社区保健的范围包括从小到老，重点是脆弱人群保健（儿童保健、妇女保健和老年人保健）。

4. **社区突发事件的预防** 是指对隐藏在“健康人群”内的可能突发严重卫生问题的监测预防。

5. **社区健康教育** 社区健康教育是以社区为基本单位，以社区人群为教育对象，以促进居民健康为目标，有计划、有组织、有评价的健康教育活动。社区健康教育的对象包括健康人群、高危人群、患病人群、患者家属及照顾者。

6. **社区康复** 社区康复是在社区范围内，依靠社区的领导和行政组织，依靠社区的人力、财力、物力、信息和技术等资源，在基层条件下，以简便、实用的方式向患者或残疾人提供必要的医疗、教育、职业的社会康复服务。

（三）社区卫生服务的特点

1. **基层性服务** 社区卫生服务的对象是社区全体居民，包括各类人群，即健康人群、亚健康人群、高危人群、患病人群及患者家属等。

2. **综合性服务** 针对不同人群，社区卫生服务的内容由预防、保健、医疗、康复、健康教育、计划生育技术指导服务等综合而成，并涉及健康的生物、心理、社会各个层面，故具有综合性。

3. **可及性服务** 社区卫生服务必须从各方面满足服务对象的各种需求，如社区卫生服务的内容和价格、开设的时间和地点等，以确保社区居民充分享受社区卫生服务，从而真正达到促进和维护社区居民健康的目的。

4. **连续性服务** 社区卫生服务始于生命的准备阶段直至生命结束，覆盖生命周期的各个阶段以及疾病发生、发展的全过程。社区卫生服务不因某一健康问题的解决而终止，而是根据生命各周期及疾病各阶段的特点和需求，提供有针对性的服务，故具有连续性。

（四）社区卫生服务的建设

1. **重视完善以社区卫生服务为基础的城市医疗卫生服务体系建设** 努力建成机构设置合理、服务功能健全、人员素质较高、运行机制科学、监督管理规范的社区卫生服务体系。建议因地制宜地调整建设标准，对患者多、业务量大的社区卫生服务中心提高建设标准。对地处中心位置的社区卫生服务中心，建设标准应根据实际需要进行规划，杜绝新建“豪华”空置社区卫生服务中心。建议二、三级医疗机构尝试参与当地经营和管理不善的社区卫生服务中心的建设和管理，促进医者、患者、管理的一体化，形成自然、合理、科学的人员流动机制，以确保居民方便、安全地就医。

下载资源：
社区卫生服务机构标识

2. **逐步实现以硬件投入为主向以政府购买服务为主的转变** 对社区卫生服务中心的基本医疗和国家基本公共卫生服务的成本以及人员成本进行全面测算，根据各地经济发展水平，确定合理的政府投入水平，并形成制度。转变以硬件投入为主的方式，更加重视对人员经费和运行成本的投入。通过增加对基层公共医疗卫生的人力资源投入和运行机制投入来继续推进“强基层”。

3. **实行激励性薪酬制度，完善全科医师队伍的近、远期建设** 对绩效工资总量进行动态管理，合理确定基础性绩效和奖励性绩效工资比例，建立分级分层的绩效考核机制，通过按绩取酬的分配激励机制，激发医务人员工作和学习的积极性，提升服务水平和能力。加速全科医师培养，对全科医师的培训及职能重新规范设计和定位。加强人才队伍与强化绩效考核齐头并进，着力建立长效发展机制。

第二节　社区护理

一、概述

（一）社区护理与社区护理学的概念

社区护理学是将公共卫生学及护理学的知识与技能相结合，借助有组织的社会力量，以社区为基础，人群为服务对象，对个人、家庭及社区提供促进健康、保护健康、预防疾病及残障等服务，以提高社区人群健康水平的一门综合性学科。

社区护理可称为社区卫生护理或社区保健护理。根据美国护理协会的定义，社区护理学是将公共卫生学及护理学理论相结合，用以促进和维护社区人群健康的一门综合学科。社区护理以健康为中心，以社区人群为对象，以促进和维护社区人群健康为目标。

社区护理学是综合应用护理学和公共卫生学的理论与技术，以社区为基础、以人群为对象、以服务为中心，将医疗、预防、保健、康复、健康教育、计划生育等融于护理学中，并以促进和维护社区人群健康为最终目的，提供连续性的、动态的和综合的护理服务。社区护理学是社区卫生服务的重要组成部分。

知识链接

目前发达国家社区卫生的主要机构

1. 附属于医院的社区服务部门，主要服务对象是医院所处地域内的社区人群，并对本院出院后患者进行家庭访视等。

2. 独立的社区服务诊所，提供家庭访视、临终关怀、上门注射或换药服务，为老年人定期进行健康检查，提供本地区儿童免疫接种及孕产妇咨询等。

（二）社区护理的特点

社区护理将公共卫生学与护理学有效地结合在一起，既强调疾病的预防，又强调疾病的护理，最终达到促进健康、维护健康的目的。因此，社区护理既具有公共卫生学的某些特点，又具有护理学的某些特点，但与公共卫生学和护理学相比较，社区护理在以下 5 个方面更为突出。

1. **以健康为中心**　社区护理的主要目标是促进和维护人群的健康，所以预防性服务是社区护理的工作重点。

2. **以人群为对象**　护理的对象是社区全体人群，即包括健康人群和患病人群。

3. **自主性**　在社区护理过程中，社区护士往往独自深入家庭进行各种护理，故要求社区护士具备较强的独立工作能力和高度的自主性。

4. **团队协作**　社区护理的内容及对象决定社区护士在工作中不仅要与卫生保健人员密切合作，还要与社区居民、社区管理人员等相关人员紧密协调。

5. **长期性与连续性服务**　社区中的慢性病患者、残疾人、老年人等特定服务对象对护理的需求具有长期性。另外，社区护理服务不能因服务对象某一健康问题的解决而中断，而是需要在不同的时间、空间范围内提供连续的、全面的整体护理。

（三）社区护理工作的主要内容

1. **社区预防性卫生服务**　社区预防性卫生服务是指针对社区的环境、饮食、学校及职业卫生等方面提供相应的预防性服务，如废气、废水、废渣（三废）的处理，居民环境的保护与改善，水源、饮用水及饮食行业的卫生监督，学生健康状况监测，生产环境监测及从业人员安全与劳动保护指导。

2. **社区保健服务** 社区保健服务是指向社区各类人群提供不同年龄阶段的身心保健服务。其重点人群为儿童、妇女、老年人，服务内容包括计划免疫、计划生育、合理营养、体育锻炼、健康体检等。

3. **社区健康教育** 社区健康教育是指以社区为基本单位，以社区人群为教育对象，以促进居民健康为目标，有计划、有组织、有评价的健康教育活动。其主要目的是促使社区居民自觉地接受有益于健康的生活方式和行为。

4. **家庭访视和家庭护理** 家庭访视是指为了促进和维护个人及家庭的健康，在服务对象家中进行有目的的交往活动。其主要目的是预防疾病和促进健康。家庭护理是在有医嘱的前提下，社区护士直接到患者家中，应用护理程序，向社区中有疾病的个人即出院后的患者或长期需要家庭疗养的慢性病患者、残障人、精神障碍者，提供连续的、系统的基本医疗护理服务。在我国，多数以家庭病床的形式进行家庭护理。

5. **社区急、重症患者的转诊服务** 社区急、重症患者的转诊服务是指帮助那些在社区无法进行适当护理或管理的患者和急、重症患者转入适当的医疗机构，以使其得到及时、必要的救治。

课堂互动

开展社区护理工作的主要方法有哪几种？

6. **社区临终服务** 社区临终服务是指向社区临终患者及其家属提供他们所需要的各类身心服务，以帮助患者走完人生的最后一段，同时尽量减少对家庭其他成员的影响。

7. **社区康复服务** 社区康复服务是指向社区内因急、慢性疾病，创伤及残疾所致的身心功能障碍者提供的康复护理服务，以帮助他们改善健康状况，恢复功能。

在向社区居民提供护理服务时，社区护士可采用不同的工作方式和方法，其中，健康教育、家庭访视及护理程序等将成为主要工作方法。无论是提供预防保健服务，还是慢性病患者的护理和管理服务，或是康复护理服务，社区护士都将通过健康教育取得服务对象的理解、支持和配合；通过家庭访视突出以家庭为单位的社区护理的特色；通过应用护理程序，使社区护理服务更加科学化、规范化。

二、社区护士

（一）社区护士的角色

情景导入

某患者住院第二天需要做肝功能和X线钡餐检查。

问题：护士在这个案例中的角色功能有哪些？

由于社区护理工作范围非常广泛，因此会导致社区护士在不同场合、不同情况及不同时间扮演着不同的角色。其主要角色有：

1. **护理照顾者** 向社区居民提供各种照顾，包括生活照顾及医疗照顾。

2. **教育者与咨询者** 向社区居民提供有关卫生保健及疾病防治咨询服务，解答社区居民有关疑难问题。向社区居民提供各种健康教育和健康指导服务，包括患者教育、高危人群教育、患者家属及其照顾者的健康指导等。

3. **健康代言人** 社区护士需熟悉国际及国内有关的卫生政策及法规，并对威胁社区居民健康的环境等问题（如空气污染、水质污染等），采取积极措施予以解决，或上报有关部门，以保护社区居民的健康。

4. **协调者与合作者** 社区护士的工作是在社区的家庭、卫生机构（如医院、门诊、保健所）、社会机构（如学校、幼儿园、厂矿）及行政机构（如街道办事处、居民委员会）中穿梭进行的。因此，社区护士必须要有较好的人际沟通能力和协调能力，协调好各方人员的关系，团结各方力量，发扬团队精神，相互配合，才能顺利解决问题，实现工作目标。

5. **组织者与管理者** 根据社区的具体情况及居民的需求，安排好人力、物力、财力，组织开展各种促进和维护社区居民健康的活动。

6. **观察者与研究者** 社区护士不仅要向社区居民提供各种卫生保健服务，而且要注意观察、探讨、研究与护理及社区护理相关的问题，为护理学科的发展及社区护理的不断完善贡献自己的力量。

社区护士在社区护理工作中能把角色扮演到什么程度，起到什么效果，则要靠社区护士的知识储备、技巧和应用能力。

（二）社区护士必备的能力

社区护理的工作范围、社区护士的角色对社区护士的能力提出了较高的要求，要求社区护士除了要具备一般护士所应具备的基本护理能力外，还需特别强调以下能力的培养。

1. **人际交往和沟通能力** 在社区护理工作中，社区护士需要通过人际交往，获得各种信息，得到社区各方面的支持和帮助，达到社区人人参与卫生保健的目的，就必须掌握一定的沟通技巧。社区中的人际沟通主要包括与护理对象、其他卫生工作人员和社区有关部门的沟通。有效的人际沟通与团队协作是实现护理目标的前提。

2. **综合护理能力** 由于社区护士的主要工作场所是在社区，服务对象不仅是患者，还包括健康人群，服务的内容不仅是疾病的护理，而且还包括对社区卫生保健的全面负责，所以这就要求社区护士必须具备综合护理能力。这种能力来源于对社区的充分了解、敏锐的思维和准确的判断。因此，社区护士在社区护理工作中要应用科学的工作方法，了解社区，找出社区中存在的复杂性的卫生问题，并对这些问题进行综合分析，以采取正确的护理保健措施。

3. **独立判断和解决问题能力** 社区护士在工作中，常常处于独立工作状态，即独立地进行各种护理操作、独立地运用护理程序、独立地开展健康教育、独立地进行咨询或指导。此外，无论是社区服务站还是患者家里，其护理条件及设备均不如医疗机构，这就要求社区护士具备较高的独立判断、解决问题或应变能力。

4. **预见能力** 预见能力主要应用于预防性服务，而预防性服务是社区护士的主要职责之一。社区护士有责任向患者或残疾人、健康人或家庭提供预防性指导和服务，即在问题发生之前，找出可能导致问题发生的潜在因素，从而提前采取措施，避免或减少问题的发生。因此，预见能力也是社区护士所应必备的能力之一。

5. **组织与管理能力** 社区护士在向社区居民提供直接护理服务的同时，还要调动社区的一切积极因素，开展各种形式的健康促进活动。社区护士有时要负责人员、物资和各种活动的安排；有时要组织本社区有同类兴趣或问题的人员学习，如老人院中服务员的培训或餐厅人员消毒餐具的指导，这些均需要具备一定的组织、管理能力。

6. **健康教育能力** 健康教育是社区护理的一项重要内容。社区护士要教给人们必要的知识，改变他们对健康的认知和态度，帮助人们实现健康的生活方式和行为。同时，由于社区中的老年人和慢性病患者增多，需要越来越多的非专业护理人员，因此社区护士不仅要教会护理人员相关护理知识和技术，而且要教会非护理人员（患者及其家属、社区服务人员）掌握必要的护理技术，如教育高血压患者如何自己测量血压，教会糖尿病患者如何自己进行胰岛素注射等。

课堂互动

健康教育的主要目的是什么？

7. **调研与科研能力** 社区护士不仅担负着向社区居民提供社区护理服务的职责，同时也肩负着发展社区护理、完善护理学科的重任。因此，社区护士应掌握科研相关基本知识，能独立或与他人共同进行社区护理科研活动。在社区护理实践中，善于总结经验，提出新观点，探索适合我国国情的社区护理模式，推动我国社区护理事业的发展。

8. **自我防护能力** 社区护士常常在非医疗机构或场所提供有风险的医疗护理服务，所以应特别需要加强法律意识，不仅要完整、准确地记录患者病情及护理内容，还要在提供一些医疗护理服务前与患者或家属签订有关协议书，以作为法律依据。其次，社区护士在非医疗机构或场所提供护理服务时，应避免携带贵重物品，并注意自身防护。

总之，社区护士在社区护理工作过程中应当具备以上能力，这样既可有效地保护自己，又可为社区、家庭、个人提供优质的护理服务。

第三节　流行病学在社区护理中的应用

随着环境与防病工作的实际需要，以及对疾病人群现象认识的不断深入，流行病学的原理与方法正朝着不断完善、精确和系统化的方向发展，其应用范围日益扩大。流行病学已不仅是一门预防和控制疾病、促进健康的实用学科，而且作为一门方法学，其原理和方法已渗透到医学，甚至非医学的各个研究领域。

随着我国卫生改革的不断深化，社区卫生服务水平日益提高，社区护理的重要性也越来越突出。社区医护人员在开展社区卫生保健服务的过程中，首先要通过调查了解社区的基本情况，如社区卫生资源、居民健康状况及卫生保健需求，以便进行工作规划与实施计划；开展工作之后要进行研究，总结经验，进一步确定新的护理目标。所有这些调查研究工作都需要正确的方法，而流行病学正是一门从群体水平研究环境与健康关系的方法学。应用流行病学方法在社区人群中进行调查研究，这便是流行病学研究。因此，在社区护理工作中离不开流行病学原理及方法的应用。

一、概述

流行病学是研究人群中疾病与健康状况的分布及其影响因素，并制订预防、控制和消灭疾病及促进健康的策略和措施的科学。流行病学是预防医学的一个重要组成部分，是预防医学的基础。它具有以下特征：从群体的角度研究疾病与健康；研究各种疾病及健康有关问题；描述疾病发生的频率和三间分布（时间分布、地区分布、人群分布）情况；探索病因和影响疾病流行的因素；预防与控制疾病，增进人群健康。

知识链接

流行病学是人们在不断地与危害人类健康的疾病作斗争的过程中发展起来的。传染病曾在人群中广泛流行，给人类带来极大的灾难。人们针对传染病深入地进行了流行病学调查研究，并采取了相应的防治措施。随着主要传染病逐渐得到控制，流行病学又应用于非传染病特别是慢性病（如心、脑血管疾病，恶性肿瘤，糖尿病）及伤、残的研究中。此外，流行病学还应用于促进人群健康状况的研究。

二、研究方法

流行病学是一门应用科学，具有逻辑性很强的科学研究方法。按照设计特点可将流行病学研究方法分为四类：描述性研究、分析性研究、实验性研究、理论性研究。

（一）描述性研究

描述性研究是将常规记录或专门调查所获得的资料，按不同时间、地区、人群特征分组，以展示人群中疾病或健康状况的分布特征。主要有以下几种方法：

1. **横断面研究** 又称现况研究，它是在某一时点或在一个短暂时间内调查一个特定人群中的疾病或健康状况，以及人群的某些特征与疾病之间的关系，好像时间的一个横断面，故称横断面研究或横断面调查。横断面研究可以采用普查、抽样调查等方法。

2. **筛检** 是从大量表面上无病的人群中通过快速简便的试验、检查和其他方法，去发现那些未被识别的、可疑的患者或者有缺陷的人。其目的在于早期发现、早期诊断和早期治疗患者。例如对育龄期妇女的宫颈癌筛查，采用以巴氏涂片宫颈细胞学检查为主的方法，可使宫颈癌的诊断提前到临床前阶段。

情景导入

某社区卫生服务中心为了解社区居民高血压患病情况，以指导社区护理工作，首先查阅居民户籍资料，显示全社区 35 岁以上常住人口数为 4220 人，然后随机抽取 1500 人（其中男性 560 人，女性 940 人）进行调查，获得该社区常住人口的一般状况、生活方式与行为习惯、家族史资料，并进行相关的体格检查和实验室检查。问题：

1. 以上调查采用了何种流行病学研究方法？
2. 两次调查方法有何不同？
3. 根据调查资料可以计算什么指标？
4. 根据调查结果可以得出什么结论？

3. **生态学研究** 是以群体为研究单位，描述某因素的暴露情况与疾病之间的关系。其用途主要在于研究与疾病有关的病因线索和评价社区护理干预的效果。例如可以通过收集各地食盐人均消耗量及其高血压患病率，来分析、比较食盐消耗量与高血压患病率之间的关系。

（二）分析性研究

分析性研究又称分析流行病学，是在描述性研究的基础上，进一步观察可疑病因与疾病和健康状况之间的关系，主要有病例对照研究和队列研究两种方法，其目的在于检验病因假设，估计危险因素的作用程度。

1. **病例对照研究** 以某人群中一组患有所研究疾病的人群和未患该病的人群作为研究对象，调查并比较他们过去是否暴露于某种或某些可疑因素和（或）暴露程度，从而推断该暴露因素与该疾病是否有联系及关联程度。

2. **队列研究** 根据是否暴露于所研究的可疑因素或暴露程度将研究对象分组，然后观察并比较暴露组和非暴露组某种或多种疾病的发病率或死亡率。

（三）实验性研究

将研究人群随机分为实验组与对照组，对实验组人群施加或去除某种干预因素，不给予对照组该因素，随访并比较两组人群发生疾病或健康方面的情况，以判断干预因素的效果。实验性研究可分为临床试验、现场试验和社区干预试验三种。

（四）理论性研究

理论性研究又称理论流行病学研究、数学模型研究，它使用数学公式反映病因和环境之间构成的疾病流行规律，同时从理论上探讨不同防治措施的效应。

三、应用

社区护理的特性要求护士提供的服务从个体扩大到人群，服务范围从治疗性护理扩大到预防疾病与促进健康。社区护理以群体服务为主体，关心社区人群的健康状况，并拟订促进全民健康的卫生服务计划，故与流行病学的应用关系密切。

社区护理日常工作记录是常规性资料的重要组成部分，如家庭健康档案、家庭护理记录、定期体格检查记录、妇幼服务记录、预防接种记录等。社区护士也需要做些流行病学专题调查，以弥补常规性资料的不足。与社区护理相关的流行病学应用可归纳为如下几个方面。

（一）进行社区诊断

社区诊断是通过一定的方式和手段，收集必要的资料，通过科学、客观的方法确定，并得到社区人群认可的该社区主要的公共卫生问题及其影响因素的一种调查研究方法。社区诊断是社区卫生服务工作的重要环节，也是制订预防保健计划的基础。

例如，通过流行病学调查，可以得知哪些是危害健康的主要疾病，它们与哪些行为生活方式有关，与哪些因素有关，人群中存在哪些主要卫生问题等。除了解人群的疾病状况外，还可以将居民卫生服务需求、居民卫生习惯、生活方式、健康知识掌握水平等作为调查内容。在了解情况的基础上方可确定社区卫生服务工作的侧重点，科学地制订社区服务计划、措施并保证实施。

（二）发现高危人群

通过观察到的疾病分布现象，可以从中发现与疾病有关的高危人群（易患某病的人群）。如孕妇在哪一时期最易出现健康问题，不同年龄、性别职业的人容易患哪种疾病。

不同的疾病通常有特征性的高危易感人群，对其认识、保护和定期监测是一级、二级预防的重要任务。

（三）识别疾病的危险因素

流行病学从疾病在不同人群中分布的差异出发，提出病因假设，并结合各种研究手段推理论证。流行病学的病因学研究往往并不能证实疾病发生的确切原因，例如，Snow 发现霍乱流行与饮水有关。又如 Doll 和 Hill 两位学者证实吸烟是肺癌的危险因素。水与烟草并非致病菌和致癌物。但研究结论的重要性在于：①为日后进一步运用实验室技术证实确切病因指出了方向；②在病因尚未明确时，人类至少可以有效地预防与控制疾病。

作为社区卫生服务工作者，社区护士主动进行病因学研究的机会并不多，因为与疾病有关的病因大多已经明确。但社区护士应具备在实践中善于运用病因学研究成果的能力，以便有效地开展疾病预防与控制工作。

（四）探究导致疾病流行的原因

对社区卫生服务而言，探究导致疾病流行的原因或环节通常比识别病因更切合实际，是有针对性地预防及控制疾病的前提。

疾病发生取决于三类因素：①致病因素；②环境因素；③人体抗病能力。其中，病因能否侵袭人体取决于多种环境影响的因素，故导致疾病每次流行的原因或环节可能不同。当病因明确时，就可以制止疾病流行，也有助于采取对策预防疾病的再次流行。以 1987 年上海甲型病毒性肝炎大流行为例，经流行病学调查发现一系列相关的病因，如上海市民有生食毛蚶的习惯，人群对甲型病毒性肝炎缺乏抵抗力，毛蚶产地水源受到污染使毛蚶携带了甲型肝炎病毒等。为此，采取的对策是研制和推广接种甲型病毒性肝炎疫苗，严禁输入、销售和食用可疑水产品。实践证明了该对策的有效性。

在社区卫生服务中，这一应用除了经常用于传染病、食物中毒、职业病等疾病外，对心、脑血管疾病，恶性肿瘤，糖尿病等慢性病的作用也日益受到重视。

（五）评价干预措施的效果

在社区卫生服务实践中，各种健康促进和疾病防治措施层出不穷，只有当被证实有效时，才具有推广应用的价值。如纠正人群高盐饮食的习惯可否采用向居民发放食盐量勺的方法；针对脑卒中（中风）偏瘫患者的几种康复性护理措施，哪一种效果最好。无论是在专科医院护理还是在社区护理领域，这都是很常见的流行病学应用。

当然，各种流行病学方法的应用只有结合到具体的社区护理程序之中，才能使社区护士更准确地认识与解决人群的健康问题，从而提高社区护理服务的质量。

以社区高血压防治为例，首先可以对本社区居民抽样做现况研究，测量血压值以了解高血压的患病率，然后进一步调查本社区居民的饮食喜好等生活习惯及与各种危险因素的接触频率，分析该频率在患者与健康者中的分布有无差异及其产生的原因。同时，明确本社区高血压高危人群的主要特征，患者定期就医及按时服药的情况，以及患者是否知晓不控制血压的后果。

综合上述资料进行评估，作出社区诊断，找出社区主要健康问题，制订干预计划。例如，高血压患者不能定期就医及按时服药的原因可能是：①不知道定期就医和按时服药的重要性，也不知道血压控制不佳的后果；②就医难，如就医不方便、承受医疗费用的能力有限等；③患者自我保健意识薄弱，认为是否服药都没关系等。

然后拟订干预计划，如对患者采取哪些措施，对高危人群采取哪些措施，对环境采取哪些措施，并将前期调查的统计指标作为人群干预的“本底”数据，作为评价干预措施效果的依据。以解决上述患者不能定期就医及按时服药的原因为例，制订的相应办法有：①健康教育，向患者讲解有关高血压防治的知识，使其了解遵医嘱治疗的重要性；②提供适宜服务，考虑就近开设医疗服务点或加强家庭访视，避免不必要的检查，提供有效、价廉的药物等。考虑实施的干预措施应该是可行的和可操作的，且有机地结合，形成对社区的整体护理。

经过一段时间的实施，同样经调查收集资料，以相同的统计指标与“本底”数据相比较，或采用实验性流行病学研究来反馈评价干预措施。如高危人群中高血压的发生率是否低于对照人群、高血压患者的血压控制率是否得以提高、人群中的不良行为是否改善等。以便改进与完善干预措施，从而获得最大的社会效益和经济效益。

本章小结

通过本章的学习使学生对社区、社区卫生服务、社区护理、社区护士、流行病学等知识形成初步认识。本章重要的基本概念有社区、社区卫生服务、社区护理和流行病学。重点描述的内容有：社区构成的基本要素和功能；社区卫生服务、社区护理的内容和特点以及流行病学研究方法；社区护士在社区护理工作中充当的角色和应具备的能力；流行病学在社区护理工作中的应用。

自测题

A1 型题

1. 构成社区最基本的要素是（　　）
   A. 一定规模的社区设施　B. 人群和地域
   C. 一定特征的社区文化　D. 一定类型的社区组织
   E. 一定范围的地域空间
2. 社区的主要功能是（　　）
   A. 连接功能　B. 空间功能　C. 社会化功能
   D. 控制、传播功能　E. 以上都是
3. 社区卫生服务以________为中心
   A. 家庭健康　B. 个体健康　C. 人群健康
   D. 妇婴健康　E. 老年人健康
4. 社区卫生服务以________为导向
   A. 慢性病　B. 传染病　C. 残疾人
   D. 需求　E. 家庭
5. 不属于社区卫生服务“六位一体”的内容是（　　）
   A. 保健和预防　B. 医疗和康复　C. 健康教育
   D. 基因疗法的探索　E. 计划生育技术指导
6. 不属于社区卫生服务特点的内容是（　　）
   A. 间断性服务　B. 广泛性服务　C. 综合性服务
   D. 可及性服务　E. 连续性服务
7. 社区卫生护理的主要目标是（　　）
   A. 降低慢性病发病率　B. 预防传染病发生
   C. 促进和维护人群健康　D. 维护儿童、妇女、老年人健康
   E. 恢复残疾人自理能力
8. 社区护士担当角色中错误的是（　　）
   A. 代言者　B. 管理者　C. 咨询者
   D. 协调者　E. 领导者
9. 下列哪一条是病例对照研究的优点（　　）
   A. 可同时研究一种可疑因素与多种疾病的联系
   B. 适用于常见病的病因研究
   C. 样本量小，省人力、物力，获得结果快
   D. 偏倚少，结果可靠
   E. 可计算发病率
10. 流行病学调查方法中的筛检，其目的是（　　）
    A. 筛选可疑危险因素　B. 探究病因
    C. 描述疾病三间分布　D. 早期发现可疑患者
    E. 确诊患者
11. 由果到因的研究方法是（　　）
    A. 现况研究　B. 队列研究　C. 病例对照研究
    D. 临床试验　E. 社区干预试验

A2 型题

12. 护士与一糖尿病的患者及家属共同研究和讨论患者出院后的饮食安排问题，此时其最主要的角色是（ ）
A. 管理者 B. 照顾者 C. 教导者
D. 协调者 E. 咨询者
13. 王某，女性，45 岁，现确诊为乳腺癌晚期，护士与患者交谈时的正确方法是（ ）
A. 将病情如实告诉患者 B. 说明该病的危险后果
C. 不与患者谈论病情 D. 向患者承诺康复出院日期
E. 婉转说明并安慰患者
14. 患儿，张某，4 岁，因肺炎入院治疗，时常哭闹不安，此时护士应采取哪种沟通技巧（ ）
A. 仔细倾听 B. 细语安慰 C. 亲切抚摸
D. 沉默不语 E. 不理睬
15. 陈某，男性，40 岁，主诉头晕。测收缩压 158 mmHg，舒张压 90 mmHg，应考虑为（ ）
A. 高血压 B. 低血压 C. 舒张压偏低
D. 收张压偏低 E. 临界高血压

A3 型 /A4 型题

（16 ~ 19 题共用题干）
患者，男性，75 岁，因前列腺增生引起尿潴留，医嘱给予导尿术。
16. 护士为患者行导尿术前的解释内容，下列哪项应除外（ ）
A. 导尿的目的 B. 导尿的方法 C. 患者应做的准备
D. 操作后的注意事项 E. 适当的承诺
17. 护士为该患者进行前列腺增生相关知识健康教育时应采取的沟通距离是（ ）
A. 0 ~ 4.6 m B. 0.46 ~ 1.2 m C. 1.2 ~ 3.6 m
D. 3.6 ~ 4 m E. 大于 4 m
18. 与患者交流时护士**不规范**的坐姿是（ ）
A. 头正，颈直 B. 捋平护士服下端
C. 平稳地坐于椅面的前 2/3 D. 双膝分开足后收
E. 两手轻握置于腹部前
19. 护士为患者行导尿术，此时护士与患者的人际距离是（ ）
A. 亲密距离 B. 个人距离 C. 社会距离
D. 公众距离 E. 心理距离

（20 ~ 22 题共用题干）
某县有人口 10 万，2007 年因各种疾病死亡 1000 人。该年共发生结核 300 人，原有结核 400 人，2007 年共有 60 人死于结核。
20. 该县的总死亡率为（ ）
A. 300/10 万 B. 60/1000 C. 60/10 万
D. 1000/10 万 E. 资料不足，不能计算
21. 该县结核的病死率为（ ）
A. 60/300 B. 60/400 C. 60/700
D. 60/100 E. 60/10 万

22. 该县结核的发病率为（　　）
A. 300/10 万　B. 400/10 万　C. 700/10 万
D. 300/1000　E. 400/1000

（23 ～ 26 题共用题干）
某地 2007 年有 20 万人口，原有肝硬化患者 1000 人，当年有 600 人发生了肝硬化，其中男性 400 人，女性 200 人。

23. 欲了解该地 2007 年肝硬化的患病率，计算结果为（　　）
A. 1000/20 万　B. 600/20 万　C. 1600/20 万
D. 120/1600　E. 120/600

24. 肝硬化患者经过治疗后，300 人因严重并发症死亡，欲了解肝硬化的治疗效果，计算病死率为（　　）
A. 300/20 万　B. 600/20 万　C. 300/1600
D. 300/1000　E. 300/600

25. 该地疾病预防控制中心采取了一系列社区干预措施，如进行社区乙型病毒性肝炎筛查、乙型病毒性肝炎防治知识宣传教育、肝硬化患者的早期诊断及治疗等，取得了较好的效果，2008 年该地肝硬化的哪项指标应有所下降（　　）
A. 死亡率　B. 患病率　C. 病死率
D. 发病率　E. 感染率

26. 2010 年该地肝硬化病死率较 2007 年明显下降，说明该地肝硬化的（　　）
A. 疾病预防效果显著　B. 治疗效果显著提高
C. 发病人数显著减少　D. 患病人数显著减少
E. 死亡人数显著减少

B 型题

（27 ～ 28 题共用备选答案）
A. 表情　B. 姿态　C. 沉默
D. 触摸　E. 倾听

27. 在交流刚开始时不宜应用（　　）
28. 护士的非语言行为中最需谨慎应用的是（　　）

（29 ～ 30 题共用备选答案）
A. 充沛的精力　B. 整洁、大方的仪表
C. 规范的护理操作　D. 稳定的情绪
E. 较高的修养

29. 属于护士的思想品德素质的是（　　）
30. 属于护士的专业素质的是（　　）

（31 ～ 33 题共用备选答案）
A. 县级医院　B. 市级医院
C. 省级医院　D. 社区卫生服务中心
E. 专科医院

31. 能提供“六位一体”服务的是（　　）
32. 为居民建立健康档案的机构是（　　）
33. 以全科医生为主要形式提供医疗服务的机构是（　　）

（乌建平　代爱英）

思政之光

第二章 以社区为中心的护理

学习目标

1. 准确说出社区护理评估、诊断、计划、实施、评价和社区健康档案的定义。
2. 能说出社区护理问题的优先顺序的依据。
3. 归纳出社区资料的分析和社区护理诊断形成的过程。
4. 会描述社区健康档案的内容和管理方法。
5. 能说出社区护理评估和评价的内容和方法。
6. 能正确制定社区护理计划中的护理目标和干预措施。
7. 能体会“社区卫生服务标识”和“社区卫生服务体系”的内容，提升学生的归属感。

情景导入

张护士的工作单位从某医院调动至社区卫生服务中心，工作岗位依然是护理岗位。据了解，该社区空巢老人居多，他们虽然健康意识强，但是没有专业人士对其进行健康知识普及和健康指导。

1. 张护士如何全方位地对该社区进行评估?
2. 确定社区护理诊断包括哪几个步骤?
3. 结合该社区的实际情况，张护士应怎样收集所需要的资料?

护理的宗旨是满足人的健康需求。社区护理作为护理学的特殊领域，目标是提高整个社区的健康水平。社区护理是建立在人际关系基础上的以社区健康需求为导向，以人群健康为中心的护理。

社区护理的服务对象是社区人群，与医院临床护理相比，更加重视社区的群体健康。因此，社区护理服务应运用护理程序的方法，以社区健康评估和社区康复需求分析为基础，发现社区的健康问题，提出护理诊断，制订护理计划，采取护理措施并评价护理效果。

第一节 社区护理评估

一、评估内容

社区护理评估作为诊断社区卫生服务需求及制订社区护理计划的依据，是社区护理程序的第一步，指立足于社区，收集、记录、核实、分析和整理社区内个体、家庭、群体及其社区的健康状况资料的过程。社区护理评估的内容主要包括以下三个方面。

（一）社区人群

人是社区的核心，不同人群的健康需求不同，满足社区人群的健康需求是社区护理的目标，群体的健康状况可能影响整个社会的健康水平。因此，只有了解社区人群的特征，才能提供适合社区人群健康需求的护理服务。社区人群的特征主要包括以下4个方面：

课堂互动

社区护士要收集社区人群的哪些资料才能够反映人群的健康水平？

1. **人口数量及分布** 人口数量及分布影响社区所需医疗保健服务的数量及类型。社区人口多且分布密集，不仅带来生活的不便，还容易造成环境污染、传染病流行，影响社区人群健康。社区人口数量过少且居住分散，不利于卫生服务的供方为需方提供社区卫生保健资源和服务。

2. **人口构成** 社区中不同的人口构成会有不同的医疗保健需求，如一个退休者比例较高的社区，居民的兴趣爱好和医疗保健需求等会有很大的差异。因此，在社区护理评估过程中，应评估社区人群的年龄、性别、婚姻、文化程度、职业和经济收入等信息。

3. **人口变动情况** 由于某些因素的影响，社区人口可出现大量的增长或流失，从而增加或减少对社区卫生服务的需求。因此，应注意评估所在社区人口的变动情况。

4. **健康水平** 社区护士要评估社区人群的死亡指标和疾病指标，如死亡率、发病率、患病率、健康相关行为等情况，以掌握社区人群的健康水平。

（二）社区地理环境

每个社区都有其独特的地理环境，与社区的健康密切相关。它既能为社区提供得天独厚的自然资源，又可给社区带来威胁，健康的社区既能合理利用资源，又能做好应对威胁的准备。因此，在社区评估过程中，不仅要收集地理环境的相关资料，而且要发现其与社区健康的关系，例如社区护士可以调查社区居民对环境威胁的认识，了解社区居民对自然灾害进行应对的准备情况，为社区居民提供相关资源和危险因素资料的情况等。社区地理环境主要包括以下几个方面：

1. **基本情况** 社区护士在进行社区评估时，应了解社区的区域范围、面积大小及其与整个大环境的关系等基本情况。

2. **地理特征** 社区的地理环境可影响社区的健康。因此，应及时评估社区的地理位置、可利用资源、容易发生的问题及其应对能力。

3. **气候** 骤然改变的气候会影响社区人群的日常生活和工作，从而影响社区居民的健康。因此，应评估社区的温度、湿度及其变化范围，社区应对气候骤变的能力等。

4. **动、植物** 社区的动、植物群体取决于社区的地理环境。评估时应注意观察该社区现有的动、植物是否会对居民健康造成威胁，如东北地区某些社区地处茂密的树林周围，居民误采、误食毒蘑菇后出现中毒，有无相应的急救措施和条件。

5. **人为环境** 每个社区都有一些人为因素引起的社区环境变化，这些变化在满足人类生存、生产需求的同时，也会对社区健康产生影响。如把森林变成耕地，农业生产中化学肥料和杀虫剂的使用会给社区健康带来潜在的威胁。

（三）社会系统

社会系统由人构成，每个人在社会系统中承担多种角色。某些角色之间联系比较密切，如教师和学生，护士和患者，这种角色之间的联系模式和相互作用构成了组织。具有相似功能的组织联系在一起，即形成社区的社会系统。社区的社会系统各个部分之间相互作用、相互影响，构成整体并决定整体的健康，因此，社区护士应评估以下九大社会系统。

1. **保健系统** 医疗卫生保健系统是社区社会系统中最重要的内容。社区护士应评估医疗卫生保健机构的种类和数量、卫生服务资源利用率、人力资源配备情况、卫生经费的主要来源，急救时可利用的机构和设施，医疗卫生保健系统与其他社会系统间的关系等。

2. **教育系统** 评估社区居民的受教育程度，教育基础设施是否完善，学校层次是否健全，学校数量以及能否满足社区居民的教育需求等。

3. **政治系统** 评估居民对社区管理者的了解程度，政府组织的分布及办公时间，医疗、卫生、保健政策的颁布情况，卫生计划的执行情况，居民对政府组织的满意度等。

4. **经济系统** 相关研究表明，经济状况与居民的健康状况密切相关。应评估社区居民的经济水平（包括家庭收入和个人收入）和所从事的职业，根据社区居民的失业率、未就业情况、贫困人口基本情况等信息，制订社区居民的卫生保健计划。

5. **福利系统** 评估居民对社区目前的福利机构（如养老院、托儿所）的接受程度和利用率。

6. **娱乐系统** 社区的娱乐设施关系到居民的生活质量，故应评估社区娱乐场所的类型、数量、分布情况和利用率，尤其应注意是否存在火灾、触电等人身安全隐患。

7. **安全与交通系统** 评估社区保护性的服务机关（如派出所）的数量、分布，是否对居民进行过安全意识方面的教育，安全设施（如灭火器等）的配备情况。评估基本交通设施的种类及分布，是否方便社区居民及时乘坐交通工具就近就医。

8. **通讯系统** 社区的通讯设施是否完善、发达，大众媒体（如电视、广播、报纸、杂志等）的利用情况，电话、信件、网络的分布及通讯的效果。

9. **宗教信仰系统** 评估社区内有无宗教组织，其组织形式、活动场所等。

下载资源：
考点答案与解析

➤ **考点：**社区护理评估的重点内容是：

A. 社区的自然环境特征　　B. 社区的社会环境特征
C. 社区的人群特征　　D. 社区的健康资源
E. 社区卫生保健机构的服务质量

二、评估方法

完整的社区评估资料应包括主观资料和客观资料两部分。主观资料是评估者凭借个人感官（如视、触、听、嗅、味等感觉）获得的社区资料。客观资料来自社区统计报表和社区调查。

1. **社区实地调查** 也称挡风玻璃式调查法，是指社区护士利用个人的感官主动搜集社区的资料，以了解社区的特征，如社区居民生活状态、周围的自然环境和社会环境、公共基础设施的建设和利用情况、是否存在交通拥堵、噪声污染和水污染等。

2. **重要人物的访谈** 重要人物的访谈是指通过访问重要人物，了解社区情况，以达到准确评估社区的目的。社区重要人物必须来自社区各个阶层，非常了解社区，能够从不同角度反映社区的基本情况和问题，他们可以是社区居民、社区工作人员，也可以是社区中有影响力的人。

3. **观察** 即参与式观察，有目的地参与社区活动，在活动中有意识地对社区进行观察，以了解社区居民的知识、信念、态度、健康相关行为和健康状况、疾病流行分布特点等。

4. **问卷调查** 问卷的设计和质量控制是调查成功的基础，可用开放式问卷，也可用封闭式问卷，但无论哪种问卷形式，设计时均应注意以下事项：①一个问题只能询问一件事，避免一题多问，以便于调查对象给出明确的答复；②避免诱导性的问题；③慎重处理敏感与隐私问题；④研究问卷的信度和效度应处于可接受范围；⑤认真考虑问题的排列顺序。

问卷调查最好采用随机抽样的方法，以便结果具有代表性。收集资料的方法主要有邮递方式和访谈方式。邮递方式通过邮寄将问卷发给调查对象，由调查对象自己填写后寄回，具有高效、经济、调查范围广泛等优点。主要缺点是回收率低。访谈方式是由经过培训的调查员对调查对象进行访谈来收集资料。优点是回收率高、灵活性强。缺点是可能存在调查员的偏倚，受时间和经费的限制。

5. **查阅文献** 查阅文献所得的资料虽多为二手资料，但它仍是资料收集的重要途径。这些资料包括国家正式的人口普查资料、卫生统计年鉴、医院出入院记录、门诊人数及类别统计、流行病学调查资料、社区户籍资料、地方简报、地图等。通过以上资料可以在短时间内获得大量的信息，这要求社区护士具有较强的阅读、归纳、分析和提炼信息的能力。

三、社区健康资料的整理与分析

根据社区护理评估方法，获得社区健康相关资料后，资料的整理与分析就是社区护理程序的重要环节，具体步骤如下：

1. **资料的整理与复核** 将收集的资料按社区健康水平、地理环境、社会经济以及保健资源或服务等进行整理分类，可以用表格、图形等形式反映出来，然后由社区评估组或其他人员对资料进行复核，检查有无遗漏，并将主观资料与客观资料进行比较，以确定资料的客观性、有效性和准确性。

2. **资料的分析** 一般运用计算机分析软件对所收集资料进行统计分析。处理定量资料，如计算死亡率时，可以分别计算年龄别死亡率、疾病别死亡率等。对定性资料，通常按内容分类，根据问题的频率确定问题的严重度。

3. **评估结果的报告** 将最终分析结果及时向社区的评估小组成员、领导及社区居民等报告，并记录反馈情况。

知识链接

国外社区护理模式

怀特的“公共卫生护理概念”模式，首先强调社区护士在进行社区护理时必须要了解影响个体或群体健康的因素；其次，护理人员在制订计划时应按照优先次序，最后再执行护理措施。

斯坦诺普与兰开斯特的“以社区为焦点的护理程序”模式，首先强调必须与个体建立“契约式的合作关系”，使居民了解社区护士的角色功能与护理目标。其余5个阶段与护理程序基本对应。

安德逊根据纽曼的系统模式，提出了“与社区为伙伴”的概念架构。此模式将压力、压力源所引起的反应、护理措施，以及三级预防的概念，纳入护理程序中，强调在社区护理中应注意社区压力源的评估。

第二节 社区护理诊断

通过各种方法收集的原始资料，必须经过整理、分析才能发现社区的健康问题，作出护理诊断。社区护理诊断是社区护士对所收集的资料进行分析的结果。20世纪70年代，美国护理协会将“诊断”列为护理程序的第二步，20世纪80年代，北美护理诊断协会成立，并开始发展护理诊断。1999 年增加了家庭诊断分类，使护理诊断的范围从以患者的问题为主，扩大到家庭。内布拉斯加州奥马哈访视护士协会在 Martin 的带领下，从 20 世纪 70 年代中期开始发展了适合社会卫生服务的 OMAHA 系统。

1994 年，Neufeld 和 Harrison 将 Jayron 提出的护理诊断运用于社区护理，“患者”一词被“个人、家庭群体或集合体”所取代，因此，把社区护理诊断定义为“对于个人、家庭、群体或社区现存的或潜在的健康问题的反映及相关因素的陈述，并且这些反映可以通过护理干预得以改变，从而导向健康的方向。”

一、社区护理诊断的确定

通过记录、整理、分析和综合收集到的与社区健康相关的资料，即可看到社区存在的健康问题。下一步就是作出社区护理诊断。社区护理诊断的重点是社区健康而不是个人健康。提出社区护理诊断时，可考虑以下几个方面：公共设施方面，死亡率、发病率和传染病发生率，社区人群中的危险问题、健康需求、社区功能和环境危险。所得出的护理诊断必须符合以下标准：①能反映目前的健康状况，以考虑到与社区健康需求有关的各种原因；②每个诊断合乎逻辑且确切；③诊断必须依据现有的各项资料得出。

课堂互动

社区护理诊断和护理诊断的重点是否是一样的？

（一）社区护理诊断的陈述

社区护理诊断包括三个要素，分别是：① P（problem），问题，即护理诊断的名称；② E（etiology），病因，即相关因素；③ S（symptoms and signs），症状和体征，包括实验室检查结果。主要包括以下三种陈述方式：

1. **三部分陈述** 即 PES 公式，对社区现存的健康问题进行陈述，如儿童的超重肥胖检出率偏高（P），与家长的过度喂养有关（E），儿童血压值高于同龄儿童（S）。

2. **两部分陈述** 即 PE 公式。如老年人皮肤完整性受损，与长期卧床有关。PE 用于现有和高危情况的护理诊断。

3. **一部分陈述** 只有 P，用于健康人的护理诊断，如社区老年人血糖控制情况良好（P）。

下载资源：
考点答案与解析

➤ **考点：**护理诊断公式中的 S 代表（　　）

A. 患者的健康问题　　B. 患者的现状

C. 症状与体征　　D. 患者的既往史

E. 患者健康问题发生的原因

（二）社区护理诊断的类型

1. **现存的健康问题** 对社区、家庭或护理对象进行评估时，健康资料显示目前存在的健康问题。

2. **潜在的健康问题** 资料显示健康相关问题尚未发生，有危害护理对象的因素存在，不采取护理措施将会发生的问题。陈述形式为：“有……危险”。

3. **可能的健康问题** 有可疑的因素存在，但缺乏有力的资料支持，或有关原因不明。陈述形式为：“有……可能”。

4. **良好的健康状态** 是对个体、家庭或社区具有向更高健康水平发展潜能的描述。陈述方式为：“潜在的……增强”“执行……有效”。

陈述社区护理诊断时必须写出引起社区健康问题的原因，这对于有的放矢地选择护理措施，达到预期的护理效果至关重要。由于社区护理的目的是最大限度地提高整个社区的健康水平，因此护士不仅仅是注意个人的健康问题，而应将社区作为一个整体，关注影响社区健康水平的各种因素。无论是积极的还是消极的，凡是影响从健康到疾病整个连续过程的因素，都是社区护理诊断的内容。

二、优先顺序的确定

社区护理诊断确定后，护士需判别哪个问题最重要，决定问题解决的优先顺序和护理的重点。基本原则有以下几个方面：①严重性，指所干预的危险因素对本地区人群有较大的危害；②可预防性，即已有有效控制干预对象和危险因素的手段；③有效性，指通过护理干预可改善不良的健康状况和控制危险因素；④可行性，采取的措施能得到政府或管理机构的关注和支持，有可利用资源。

通常采用1984年米克（Muecke）提出的优先顺序和量化8项原则：①社区对问题的了解；②社区对解决护理问题的动机；③问题的严重程度；④可利用资源；⑤预防的效果；⑥社区护士解决问题的能力；⑦健康政策与目标；⑧解决问题的效率与持续的效果。每个社区护理诊断可按0 ~ 2分的标准（0分表示不太重要，不需要优先处理；1分表示重要，可以处理；2分表示非常重要，必须优先处理），也可按1996年斯坦诺普（Stannope）与兰开斯特（Lancaster）提出的1 ~ 10分的标准，评定各个护理诊断的总分，得分越高，表示该问题越急需解决。

课堂互动

社区护士面临这样一个困惑：经过全面的社区护理评估，同时存在多个护理诊断，应该优先解决哪个问题？有何依据？

三、OMAHA系统

OMAHA系统是经美国护理协会（American Nursing Association，ANA）认可的一个标准化护理语言体系，在20世纪70年代由美国奥马哈访视护士协会研发。OMAHA系统在早期主要用于美国的社区护理实践，随着系统的不断成熟和完善，其应用已延伸至其他领域。该系统主要由护理诊断（问题）分类系统、护理干预分类系统和护理结果评定系统三部分组成。

（一）护理诊断（问题）分类系统

社区护理诊断（问题）分类系统常用于环境、心理社会、生理、健康相关行为四个领域，共有44个诊断（问题），见表2-1。

表2-1　护理诊断（问题）分类系统

领域	护理诊断（问题）分类
环境	收入、卫生、住宅、邻居/公共场所、其他
心理社会	与社区资源的联系、社会接触、角色改变、人际关系、精神压力、哀伤、情绪稳定性、照顾、忽略儿童/成人、虐待儿童/成人、生长发育、其他
生理	听觉、视觉、说话与语言、咀嚼、认知、疼痛、意识、皮肤、神经运动（肌肉、骨骼）系统与功能、呼吸、循环、消化、排便功能、生殖泌尿功能、产前及产后、其他
健康相关行为	营养、睡眠与休息状态、身体活动、个人卫生、物质滥用（酒精或药品）、家庭计划、健康指导、处方用药、特殊护理技术、其他

（二）护理干预分类系统

护理干预分类系统由类别、目标及有关信息组成。护理诊断（问题）分类系统和护理干预分类系统配合使用，利用社区服务团队成员间的沟通与协助，为社区护士提供了一个系统性的工具（表2-2）。

下载资源：
考点答案与解析

➢ **考点：**下列哪个类别不属于护理干预分类系统（　　）
A. 个体管理　B. 监督管理　C. 处理和程序　D. 评价

表2-2　护理干预分类系统

项目	内容
类别	指导、指引和咨询，处理和程序，个体管理，监督管理
目标	解剖/生理，行为修正，膀胱功能护理，肠道功能护理，维持呼吸道通畅，心脏功能的护理，照顾患者/父母，长期卧床护理，沟通，应对技巧，日间护理，管教，伤口护理，医疗设备，教育，职业，环境，运动家庭计划，喂养方法，财务，食物，行走，训练及康复，生长/发育，家务管理/居住环境，人际关系，检验结果，相关法律，医疗照顾，药物作用及不良反应，用药管理，协助用药安排，身体活动，辅助性护理活动，营养，营养咨询，造瘘口的护理，其他事务资源，个体照护，体位，康复，放松/呼吸技巧，休息/睡眠，安全，受伤护理，精神及情绪的症状、体征，皮肤护理，社会福利与咨询，实验室检查标本收集，精神护理，促进身心发展的活动，压力管理，物质滥用，医疗器材，支持团体，交通运送，促进健康，其他

（三）护理结果评定系统

护理结果评定系统以5分计分法测量个体在护理过程中的表现，可引导护理人员进行计划，为护理措施提供参考。结果评定系统包括知识、行为、症状和体征方面，见表2-3。

表2-3　护理结果评定系统

概念	含义	1分	2分	3分	4分	5分
知识	个体记忆与理解信息的能力	完全没有知识	具有一点点知识	具有基本的知识	认知适当	认知良好
行为	个体表现出的可被观察的反应和行为	完全不适当的行为	有一些适当的行为	不是很一致的行为	通常是合适的行为	一致且合适的行为
症状和体征	个体表现出的症状和体征	非常严重	严重	一般	很少	没有

情景导入

教育部等部门联合颁布的《综合防控儿童青少年近视实施方案》（以下简称《方案》）提出，到2023年，力争实现全国儿童青少年总体近视率在2018年的基础上每年降低0.5个百分点以上，近视高发省份每年降低1个百分点以上；到2030年，实现儿童青少年新发近视率明显下降、视力健康整体水平显著提升，6岁儿童近视率控制在3%左右，小学生近视率下降到38%以下，初中生近视率下降到60%以下，高中阶段学生近视率下降到70%以下。

1. 作为社区护士，在了解了所在社区小学生的近视现况以后，如何确定社区护理计划？
2. 结合《方案》的内容，试分析怎样对实施后的计划进行评价。

第三节　社区护理的计划、实施与评价

社区护理计划是经过社区护理评估、资料分析、确立护理诊断后，由社区护士制订的社区健康促进的计划。社区护理服务的对象是个人、家庭或群体，他们的行为和价值观体系可能与评估者有很大的差别，因此，制订计划的过程中要鼓励社区居民的参与，使整个社区护理计划能够针对社区居民的健康需要，确保为社区居民提供连续的高质量护理。

一、社区护理的计划

（一）制订护理目标

预期目标是通过各种护理干预后，期望个人、家庭、群体的健康状况所能达到的结果。预期目标包括宏观目标和具体行为目标。宏观目标是期望达到的最终结果。如改善社区居民的不良饮食习惯这一宏观目标，其具体的行为目标可由多个目标组成，每个目标均满足 SMART（special、measurable、attainable、relevant、timely），即特定的、可测量的、可达到的、相关的、有时间限制的，以便落实护理计划和进行护理评价。

（二）选择护理干预

社区护理干预应针对社区护理诊断的形成原因，为期望达到的社区护理目标而选择。因此，社区护士应与个人、家庭、群体协商，选择合适的、具体的干预措施。主要考虑以下几个方面：①确定目标人群；②组成实施计划小组；③落实可利用的资源，如人、财、物等；④选择达到目标的干预策略，如时间、地点、具体措施等。护理干预可以是一级预防、二级预防、三级预防或综合性的措施，以达到预防疾病、治疗疾病和促进康复的目的。

（三）形成书面护理计划

社区护理计划的内容应包括所收集的主观和客观资料、社区健康诊断、预期目标、具体护理措施和测量的方法等。社区护理计划形成后，仍需与护理对象进行探讨，发现问题并及时进行修改。

（四）评价护理计划

对于社区护理计划的评价，一般用 RUMBA 准则或 4W1H 原则叙述。

1. **RUMBA 准则**　指真实的（realistic）、可理解的（understandable）、可测量的（measurable）、行为相关的（behavioral）、可达到的（achievable）5 个准则。

2. **4W1H 原则**　是指确定参与者（who）、描述参与者完成的服务（what）、参与者完成目标的期限（when）、参与者完成目标的地点（where）、参与者完成目标的方法（how）。

▶ 课堂互动

根据正文给出的 4W1H 原则，举例说明该原则如何应用。

二、社区护理的实施

（一）定义

社区护理的实施是指社区护理的计划完成后，社区护士根据计划的要求和具体措施开展护理实践活动。社区护士常进行健康教育、发现危险因素、设置和运行服务设施、建立支持体系等护理活动。在这些活动中，社区护士多数情况下需要与社区居民和其他专业人员合作，帮助社区居民维持和促进健康。

（二）步骤

1. **明确任务**　在计划实施前，社区护士和护理对象都要明确：每个人所进行的活动，服务的参与者，服务的时间、地点、方法、预期结果及各自的责任。

2. **营造氛围** 为护理对象营造一种安全、舒适的氛围，计划的实施地点、环境、室温、设备等均应考虑在内。

3. **完成计划** 与其他人员分工合作，共同完成护理计划。

4. **记录护理计划的实施情况** 及时、如实、准确地记录护理计划的实施情况以及服务对象的反应，是否解决了目前存在的问题。

（三）影响社区护理实施的因素

1. **参与意识** 护理计划能否顺利落实，与社区居民的积极参与程度关系密切。在社区护理计划实施之前，应当充分做好现场调研和护理评估工作，优先选择社区居民共同面临的健康相关问题，同时做好宣传和动员工作，进行统一部署和全面协调。

2. **沟通与交流方式** 根据护理计划的实施对象，恰当地选择护理计划实施的具体方式，如形象生动的讲座、丰富多彩的宣传材料、灵活多样的现场演示等，满足护理对象的实际需求。

3. **质量控制** 在社区护理实施之前对社区护士等相关人员进行培训，实施过程中进行现场督导，出现问题及时纠正。

三、社区护理的评价

社区护理的评价是社区护理程序的最后一个步骤，主要是测量和判断目标实现的程度及措施的有效性。实际上，评价并不意味着护理程序的终止，在其他阶段，如评估、计划、实施过程中，也需要不断地评价，包括评价护理评估是否客观，护理干预是否有效等。

（一）评价目的

社区评价的最终目的是确定护理干预是否满足社区的健康需求。如果健康需求已经满足，则需评价满足的程度；如果健康需求没有满足，则需评价尚未满足的原因。例如，在对低收入老年妇女进行健康促进的计划中，评价标准主要包括四个方面，分别是躯体健康状况、心理健康状况、社会适应状况及道德修养状况。

（二）评价标准

评价标准在多数情况下是计划阶段已设立的目标（包括个人的和集体的目标与标准）。目标是达到期望的结果，标准是实现目标所必需的具体要求。例如，社区中有几位中年男性存在超重、肥胖问题，社区护士组织他们成立减重互助小组。每个成员设定一年内减重应达到的目标，根据实际的超重、肥胖情况，为每个人建立相应的标准，如控制每日膳食的热量、每周锻炼的次数，每次的锻炼时间和运动方式等，通过判断是否达到相应标准来评价个人目标的实现程度。为了增进小组间的相互支持，鼓励减重过程中的健康行为，社区护士可以通过确定小组目标的方式来衡量小组计划是否成功。由此可见，周密的计划对评价十分重要。

（三）评价内容

评价是通过判断，将社区实际健康状况与预期目标进行比较并找出二者的差距。当社区人群的实际行为与预期行为相符时，则为目标达到。如果目标没有达到，则需要找出原因，原因可能是在评估阶段资料收集得不全面，在社区护理诊断中的诊断结果不正确，社区护理计划不符合实际情况和未能有效实施等，也可能是环境、社区发生了变化或二者同时发生变化，还可能是在程序的一个或多个环节上社区服务对象未能充分参与。在确定没有达到目标的原因后，护士可重新评估、诊断、计划，并采取正确的护理干预措施，进入社区护理程序的下一个循环。

（四）评价类型

为确定计划和干预是否成功，社区护士可进行两种类型的评价，即结果评价和过程评价。结果评价是在社区经过护理干预后，出现结果再进行评价（如前所述）。过程评价则是按护理程序中各个阶段的质量标准加以评价。

过程评价的标准是所有专业人员执业上岗并具有相应的证书，实施符合当地卫生部门的标准，社区拥有足够的可利用资源来满足服务对象的需求。过程是指如何进行护理，重点在于实现健康目标的社区服务过程：社区护理服务符合政策与程序，照顾者具备服务对象所需的最新技术和实践技能，护理人员有充足的时间进行医疗文件书写并符合书写规范。

在社区护理中可任选一种方法评价，亦可二者结合，既有过程评价，又有结果评价。评价与其他阶段的流程一样，先计划，再系统地执行，评价后进行小结和记录。

（五）社区护理质量评价

在社区护理中，评价也包括服务质量的评价。护理质量评价包括以下步骤：

1. **计划质量评价活动** 回顾目标，确定评价人员，制订评价方案（包括内容、程序、时间、地点）。

2. **建立质量评价目标** 质量评价目标的制订可以参照国家、省级或市级相关行政部门规定的具体内容。

3. **收集评价资料** 可通过观察、交谈、问卷调查、对照质量标准检查等方法。

4. **分析资料** 检查、核对所有资料，并确保资料来源于服务对象总体或具有代表性的样本，对资料进行分析和解释，总结经验和教训。

5. **形成评价报告及结论** 确定负责报告的人员、报告形式及报告内容，对护理效果、效率、资源利用等情况做出全面的评价。同时，对社区改变后的健康状况重新进行评估，为下一步制订护理计划提供信息资源。根据评价时目标达到的程度，结果是否满意，最后决定当前护理计划是继续实施，还是修改或停止。

课堂互动

社区护士如何开展社区护理质量评价？

（六）社区护理程序的特征

1. **决策性** 社区护理程序要求社区护士依据充足的信息进行合理的判断，即要求社区护士在实践中独立思考、对疑难问题做出决策。另外，还需与社区团队合作，对社区人群的需求和存在的问题进行慎重审议和解决。

2. **适应性** 社区护理程序有很强的适应性，社区护士可以在各种情况下适当调整护理活动，灵活运用社区护理程序满足社区人群的健康需求。另外，社区护理程序的灵活性还有助于社区护士满足个人、集体和社区独特的健康需求。

3. **循环性** 社区护理程序是一个循环的、螺旋上升的过程，护士可在任何情况下与护理对象沟通，进行资料收集、分析、干预和评价。通过护士与服务对象的不断沟通，护理程序的各个步骤在实际应用时会出现交叉重叠或同时运用不同步骤的现象，即护士在护理程序的各个步骤进行资料收集和经验总结，及时了解服务对象的健康状况，并采取适当的干预措施。这是提高服务质量的有效途径，也是改善护理对象健康状况的最好方法。

4. **互动性** 社区护理程序是护士与服务对象在人际沟通时的一种互动过程，发出和接收准确信息可促进护士与服务对象之间的相互理解。另外，随着人们对服务对象的权利和自我护理观念的重视，护士与社区人群之间的关系更加密切，共同为社区健康负责，促进健康。护士与社区人群之间的关系是伙伴关系，是专业人员与服务对象共享经验的过程。

5. **服务对象中心性** 社区护理程序以服务对象的健康为中心，并强调护理对象参与护理过程。社区护士运用护理程序直接或间接帮助社区人群保持健康，无论是社区人群还是整个社区，都作为一个整体的系统，是护士运用护理程序进行社区护理服务的对象。

6. **社区健康需求导向性** 社区护理程序以社区健康需求为导向。由于此前运用护理程序解决患病人群的健康问题，因此，护理人员倾向于应用护理程序解决现存问题。除此之外，社区护士亦可应用护理程序预测社区健康需求，并予以满足。如果要实现保护、促进和恢复社区人群健康的目标，必须重视社区需求。

第四节 社区健康档案的建立与应用

情景导入

30名护理专业学生到社区卫生服务中心参加为期1周的社区护理见习。此次见习，除了对社区工作有更直观的了解，还需要学生协助医生进行入户调查，并为社区居民建立健康档案。

1. 请问为社区居民建立健康档案的意义有哪些?
2. 对于建立好的健康档案，应该如何进行后续的管理?

一、建立社区健康档案的目的和作用

健康档案是记录一个人从出生到死亡的过程中，自身所经历过的与健康相关的一切行为与事件，主要的内容包括个人的既往病史、家族疾病史、诊疗记录、体格检查结果、行为和生活习惯等。

社区健康档案是居民享有均等公共卫生服务的重要体现，是医疗卫生机构为社区居民提供医疗卫生服务过程的规范记录，是以居民个人健康为核心、贯穿整个生命过程、涵盖各种健康相关因素的系统化文件记录。

课堂互动

请举例说明社区居民的健康档案和临床病例有什么区别?

（一）目的

1. **规范化管理** 对社区居民个人的健康状况、社区居民的家庭健康状况和社区的医疗卫生服务状况进行有序、规范的管理，可以保证社区健康档案的真实性，以便正常使用。

2. **掌握本社区已存在的或潜在的健康问题** 通过收集健康档案的相关资料，可以对社区居民的基本健康状况和社区卫生资源的需求与利用情况有初步的了解，为今后开展有针对性的社区卫生服务活动提供客观的依据。

3. **提高社区卫生工作的质量和水平** 根据对社区健康档案进行规范化的管理，社区医疗卫生服务人员可以有效地开展工作，提高社区卫生服务的满意度，提升社区卫生工作的质量和整体水平。

（二）作用

1. **有利于持续追踪社区居民的健康状况** 居民健康档案详细记录了社区居民各个阶段的

健康信息，社区医务人员可以通过梳理和分析，掌握本社区居民的主要健康问题，及时总结规律和变化情况，有利于社区护士及时对所在社区居民的主要健康问题进行评估和社区诊断。

2. **有利于提供个体化干预措施** 居民健康档案不仅详细记录了个人的健康问题，还包括所患疾病及影响健康的危险因素，有助于有针对性地开展个体化的社区护理服务，如某社区针对糖尿病患者，定期进行社区中医护理、日常生活指导和健康教育，帮助患者配合相关治疗，掌握自我管理的方法及预防并发症的技巧。

3. **有利于合理配置社区卫生资源** 社区居民健康档案可以反映居民的主要健康问题、社区卫生资源分布情况及卫生资源利用情况，通过合理配置本区域的卫生资源，可以最大限度地满足社区居民基本卫生服务需求，推进社区卫生服务的可持续发展。

4. **为教学和科研工作提供重要的参考资料** 规范、完整的健康档案是教师、科研人员及医务人员非常重要的教学和科研资料，不仅可以应用于全科医生和社区护理教学中，培养学生的临床思维能力，而且可以根据这些丰富的健康信息数据，运用统计学等方法进行科研工作。

5. **有利于评价社区卫生服务效果** 健康档案的设计遵循程序化、格式化原则，定期更新所收集的居民健康档案信息，可以真实地反映社区卫生服务的实施过程，为社区卫生服务效果评价提供客观、连续的信息支持。

二、社区健康档案的内容

健康档案主要包括居民个人健康档案、家庭健康档案和社区健康档案。

（一）居民个人健康档案

居民个人健康档案内容包括个人基本信息、健康体检记录、重点人群健康管理记录和其他医疗卫生服务记录。对象为辖区内常住居民（指居住半年以上的户籍及非户籍居民），其中以 0 ~ 6 岁儿童、孕产妇、老年人、慢性病患者、严重精神障碍患者和肺结核患者等人群为重点。

1. **个人基本情况** 主要包括姓名、性别、文化程度、职业等基本人口学信息，以及医疗费用支付方式、药物过敏史、既往史、家族史、生活环境等健康相关信息。

2. **健康体检** 主要包括一般健康检查（包括体温、血压、身高、体重、腰围等指标的测量）、生活方式（包括体育锻炼、饮食习惯、吸烟情况、饮酒情况、职业病危险因素五个方面）、健康状况及其疾病用药情况、健康评价和健康指导等。

3. **重点人群健康管理记录** 主要包括国家基本公共卫生服务项目要求的 0 ~ 6 岁儿童、孕产妇、老年人，以及慢性病、严重精神障碍和肺结核患者等各类重点人群的健康管理记录。

4. **其他医疗卫生服务记录** 主要包括上述记录之外的其他接诊、转诊、会诊记录等。

（二）家庭健康档案

家庭健康档案是将家庭视为一个整体，记录家庭成员个人及整体的健康问题的系统性文件。

1. **家庭基本资料记录** 主要包括家庭成员的性别、年龄、职业等人口学信息和家庭住址、联系方式、经济收入等基本信息。

2. **家庭评估资料** 包括家庭类型、家庭功能、家庭危机、家庭重大事件、家庭生活周期所处的阶段等，其中家庭生活周期包括新婚期、孩子出生期、学龄前期、学龄期、青少年期、子女离家创业期、空巢期、退休期等八个主要阶段。评估工具可使用 APGAR 家庭功能调查问卷，即对家庭适应度（A）、合作度（P）、成熟度（G）、情感度（A）和亲密度（R）共 5 项内容的测量。评估工具也可使用家系图，这是一种客观的、结构性的家族树状图谱，可以用来简单地表示家庭内部结构、家庭成员之间的关系、家庭成员的疾病和健康史、家庭重大事件等。

3. **主要健康问题** 家庭成员遇到的重大生活事件、压力事件等，如失业导致情绪低落和抑郁。

（三）社区健康档案

以社区为单位，收集社区自身特征和健康问题的资料，并进行社区特征和健康需求评价，最终达到以社区为导向进行整体性、协调性的医疗卫生服务的目的。社区健康档案主要包括以下四个方面。

1. **社区基本资料**

（1）社区自然环境状况：地理位置、范围、自然气候条件及环境状况、卫生设施和卫生条件、水源、交通情况、宗教及传统习俗等。

（2）社区经济和组织状况：收入水平、消费水平，街道办事处、居委会、志愿者协会等组织机构。

（3）社会动员潜力：参与和支持活动的人力、物力、财力资源等。

2. **社区卫生资源**

（1）社区卫生服务机构：医院、社区卫生服务中心、私人诊所、妇幼保健院等。

（2）社区卫生人力资源：各类医疗、护理人员及卫生相关人员的数量、年龄结构、学历层次、职称结构和专业背景等。

3. **社区卫生服务状况** 指一定时期（通常为1年）内的门诊服务量、就诊病因分类、转诊率等。

4. **社区居民健康状况** 包括社区居民的疾病分布情况、人口出生和死亡情况及社区居民主要的健康危险因素等，如不良的生活习惯、生活压力事件等都会影响居民的身心健康状况。

三、社区健康档案的管理

（一）健康档案的建立

1. 健康档案应该由专人负责，在使用居民健康档案的过程中要注意保护其个人隐私，特别是针对电子健康档案要注意保护信息系统的数据库安全。

2. 乡镇卫生院、村卫生室、社区卫生服务中心（站）应通过多种信息采集方式建立居民健康档案，及时更新健康档案信息。将居民的纸质版档案和电子版档案同步更新，保持资料的连续性和一致性。

3. 以国家统一的行政区划编码为基础，以村（居）委会为单位，统一采用17位编码制为居民健康档案进行编码，编制居民健康档案唯一编码。同时，将建档居民的身份证号作为身份识别码，为在信息平台上实现资源共享奠定基础。

4. 保证记录内容的真实性、准确性、完整性和规范性，各类检查报告单据和转诊、会诊的相关记录应粘贴留存归档。

5. 健康档案管理要具有必需的档案保管设施设备，选择合适的环境妥善保管健康档案，指定负责人管理健康档案，维护电子健康档案（图2-1）。

（二）居民健康档案的使用与管理

1. 乡镇卫生院、村卫生室、社区卫生服务中心（站）的医务人员为辖区居民建档后，可在复诊时调取其健康档案，医务人员可根据复诊的实际情况，对档案内容进行更新。如居民需要转诊，接诊医生应及时填写转诊记录为其转诊。

2. 医务人员可以通过入户服务（调查）、疾病筛查、健康体检等多种方式为居民建立健康档案，已建档的可以在服务过程中进行记录，补充相关信息。

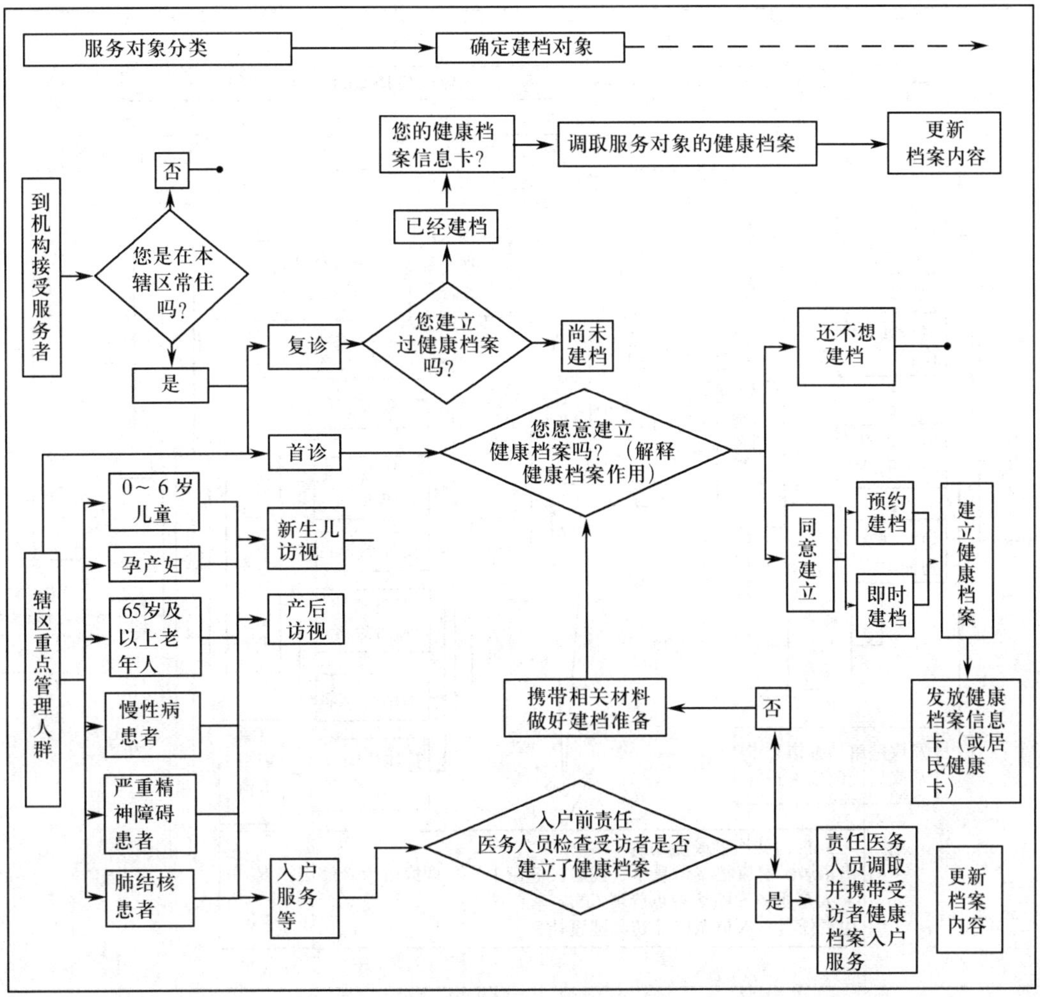

图 2-1　确定建档对象流程图

3. 已建立居民电子健康档案信息系统的地区应及时为居民建立电子健康档案，及时上传区域人口健康卫生信息平台，规范地上报电子版健康档案数据。

4. 填写的健康档案相关记录表单由责任人员统一进行汇总和存放（图 2-2）。

（三）居民健康档案的终止和保存

1. 居民健康档案的终止原因包括死亡、迁出、失访等，均需记录日期。对于迁出辖区的还要记录迁往地点的基本情况、档案交接记录等。

2. 纸质健康档案应逐步过渡到电子健康档案。纸质和电子健康档案，由健康档案管理单位（即居民死亡或失访前负责管理其健康档案的单位）参照现有规定中的病历的保存年限和方式负责保存。

知识拓展

实施国家基本公共卫生服务项目是促进基本公共卫生服务逐步均等化的重要内容，主要由乡镇卫生院和社区卫生服务中心负责组织实施，其中建立居民健康档案也是项目的重要内容。2011—2016 年，人均基本公共卫生服务经费补助标准从 25 元提高至 45 元，先后增加了中医药健康管理服务和结核病患者健康管理服务。

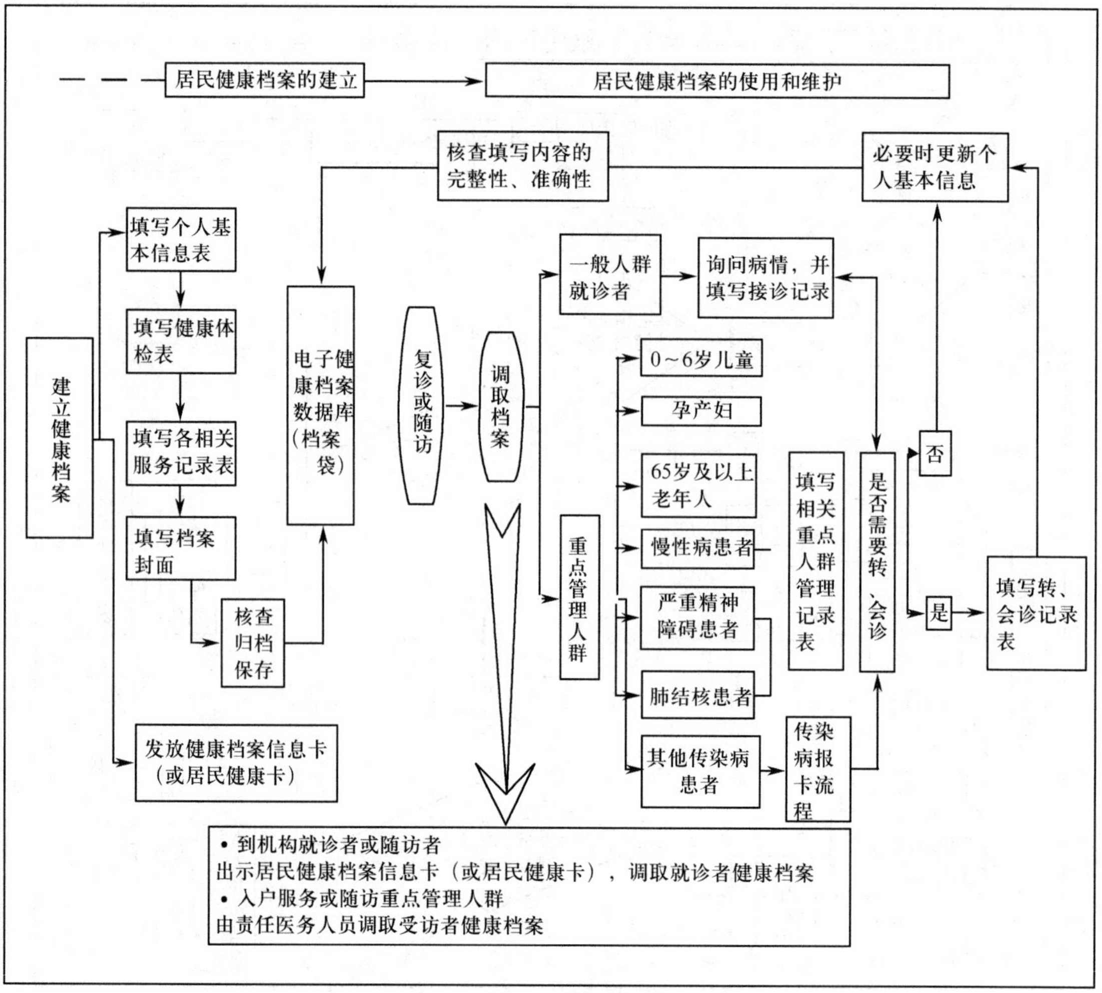

图 2-2　居民健康档案管理流程

本章小结

本章主要介绍了护理程序在社区护理中的应用，以及社区健康档案的建立与管理。社区护士运用护理程序进行评估、诊断、计划、实施和评价，对社区中的个人、家庭及社区人群实施整体护理的过程，是进行社区护理的科学工作方法，应用中强调综合性地考虑问题和突出以群体为对象的整体护理理念。社区健康档案的建立对维护社区居民的健康具有重要意义，规范化、系统化地建立和管理健康档案是社区医疗机构针对性地为居民提供医疗卫生服务的有力保证。

自测题

A1 型题

1. 社区护士需要对社会系统进行评估，以下不属于九大社会系统的是（　　）

A. 保健系统　　B. 教育系统　　C. 经济系统

D. 福利系统　　E. 疾病系统

2. 以下不属于社区评估方法的是（　　）
A. 观察　B. 个体研究　C. 现状调查
D. 监测　E. 分析二手资料

3. 下面哪项是不属于社区评估内容的（　　）
A. 社区基本状况　B. 社区健康状况
C. 社区卫生服务情况　D. 社区疾病状况
E. 人群知识、态度与行为的改变情况

4. 关于社区护理计划评价的 RUMBA 准则，下列选项中错误的是（　　）
A. 真实的　B. 可理解的　C. 可测量的
D. 行为相关的　E. 可解释的

5. 属于护理程序中计划阶段内容的是（　　）
A. 分析资料　B. 提出护理诊断　C. 确定护理目标
D. 实施护理措施　E. 评价患者反应

6. 社区健康评估中，人口基本情况不包括（　　）
A. 人口密度　B. 人口动态　C. 人口数量
D. 死因排序　E. 人口的分布

7. 下列哪项不属于 OMAHA 社区护理诊断系统的分类领域（　　）
A. 环境　B. 精神社会　C. 沟通
D. 生理　E. 健康相关行为

8. 下列哪项陈述属于社区护理诊断的内容（　　）
A. 气体交换受损　B. 体液过多　C. 皮肤完整性受损
D. 社区应对无效　E. 活动无耐力

9. 下列社区健康问题中对社区影响最大、最优先解决的问题应是（　　）
A. 社区居民滥用药物　B. 传染病的发生
C. 婴幼儿预防接种率低　D. 老年人的高血压问题
E. 孕妇的管理

10. 下列哪项不属于社区服务对象（　　）
A. 社区居住的个体　B. 家庭　C. 社区
D. 社区居住的人群　E. 重症监护患者

11. 建立社区健康档案具有重要意义，以下关于居民健康档案的建立，描述错误的是（　　）
A. 乡镇卫生院、村卫生室、社区卫生服务中心（站）负责建档
B. 建立居民健康档案是基本公共卫生服务中的基础工作，所以要强制建立
C. 居民健康档案的记录内容应齐全完整、真实准确、书写规范、基础内容无缺失
D. 健康档案管理要具有必需的档案保管设施设备
E. 医务人员可根据复诊的实际情况，对档案内容进行更新

A2 型题

12. 社区护士在对社区地理环境进行评估时，不必要的内容是（　　）
A. 社区的区域范围，是农村还是城市
B. 地理特征及其资源
C. 医疗保健服务的人员
D. 气候条件
E. 垃圾处理及废气处理等人文环境

13. 社区护士评价社区护理工作时首先要做的工作是（ ）
A. 确认评价标准
B. 收集与评价相关的资料
C. 分析达标情况及其原因
D. 确认评价内容
E. 明确接下来的工作方向

14. 为掌握社区居民的健康水平，社区护士在进行资料收集时最必要的资料是（ ）
A. 疾病分布
B. 年龄、性别分布
C. 家庭收入水平
D. 身高与体重测量值
E. 婚姻状况

A3 型 /A4 型题

（15 ~ 18 题共用题干）

护士小张经过 1 周的访谈、问卷调查和查阅文献，初步了解到该社区居民对婴幼儿的科学喂养知识匮乏。

15. 为了使调查结果更具代表性，社区护士进行问卷调查的最好方法是（ ）
A. 正式的随机抽样方法
B. 方便抽样方法
C. 不必考虑信度
D. 不必考虑效度
E. 目的抽样方法

16. 社区护士在设计问卷时，应注意（ ）
A. 一个问题可以多询问几件事
B. 避免诱导性问题
C. 不必考虑问卷的信度
D. 不必考虑问卷的效度
E. 为了获得更多信息，可以多询问隐私问题

17. 护士对社区进行评估后，接下来需要做的是（ ）
A. 社区护理评价
B. 社区护理诊断
C. 质量控制
D. 社区护理计划
E. 社区护理实施

18. 以下哪个不是社区护理诊断的类型（ ）
A. 现存的
B. 潜在的
C. 可能的
D. 健康的
E. 杜撰的

（19 ~ 20 题共用题干）

社区护士通过走访社区居民，查阅社区相关资料，发现该社区的退休居民中患有糖尿病的比较多，很多人认为服降血糖药就行，不需增加运动量、控制日常饮食。

19. 该社区存在的护理问题是（ ）
A. 家庭角色冲突
B. 特定的知识缺乏
C. 生活状态懒散
D. 治疗方案无效
E. 照顾者角色紧张

20. 下列护理措施中，不正确的是（ ）
A. 制订活动方案
B. 制订饮食计划
C. 立即住院治疗
D. 监测血糖
E. 进行健康教育

（21 ~ 23 题共用题干）

社区护士经过全方位的护理评估，对社区的基本情况有了深入的了解，制订了三个社区护理诊断。

21. 为了确定优先顺序，以下哪项不是应该遵循的原则（ ）
A. 严重性
B. 可预防性
C. 有效性
D. 可行性
E. 适用性

22. 社区护理诊断的重点是（　　）

A. 社区健康　　B. 个人健康　　C. 个人的生活习惯

D. 个人的饮食状况　　E. 个人的运动情况

23. 以下哪项不是社区护理诊断必须符合的标准（　　）

A. 能客观反映目前的健康状况

B. 考虑到与社区健康需求有关的各种原因

C. 社区护理诊断应该符合逻辑

D. 做出社区护理诊断，必须以目前取得的各项资料为依据

E. 护理人员不必进行社区护理评估，可直接借鉴其他社区的护理诊断

（24 ~ 27 题共用备选答案）

A. 社区护理评价　　B. 社区护理诊断　　C. 社区护理评估

D. 社区护理计划　　E. 社区护理程序

24. 对于个人、家庭、群体或社区现存的或潜在的不健康 / 健康问题，以及与其相关原因的陈述，属于（　　）

25. 鼓励社区居民参与，为社区居民提供连续的高质量护理，属于（　　）

26. 护理程序的最后一步，主要评价实施护理活动后的效果，是（　　）

27. 社区护理程序的第一个步骤是（　　）

（28 ~ 30 题共用备选答案）

A. 挡风玻璃式调查法　　B. 重要人物的访谈　　C. 查阅文献

D. 问卷调查　　E. 参与式观察

28. 社区护士利用个人的感官（如所见、所闻），主动收集社区的资料，以了解社区的基本特征，这是（　　）

29. 社区护士访问该社区的居委会主任及其他在该社区影响力比较大的人，了解社区情况，以达到准确评估社区的目的，这是（　　）

30. 社区护士有目的地参与社区举办的运动会、联欢会等活动，在活动中有意识地对社区进行观察，以了解社区居民的知识、信念、态度等，这是（　　）

（31 ~ 33 题共用备选答案）

A. 开放式　　B. 探索式

C. 偏向式　　D. 在一次提问中提出几个问题

E. 封闭式

31. 护士在所设计的问卷中提问："您对社区控烟计划有什么看法？"采用的提问方式是（　　）

32. 护士在所设计的问卷中提问："您为什么不赞成这个控烟计划？"采用的提问方式是（　　）

33. 护士在所设计的问卷中提问："您支持控烟计划和控制体重计划吗？"采用的提问方式是（　　）

（王　硕）

思政之光

第三章 社区健康教育与健康促进

学习目标

1. 说出健康教育、健康促进的概念。
2. 说出健康相关行为和分类。
3. 归纳健康教育的策略、形式和特点。
4. 熟记社区健康教育和健康促进的程序。
5. 能提升同呼吸共命运，勇敢逆行的伟大精神和民族自豪感。

社区护理的核心是预防疾病、维护和促进社区健康，健康教育和健康促进是达成这一目标的基本途径和措施。通过运用教与学的一些相关理论，可以增进人们的健康意识，帮助个体和群体改变不健康行为和建立健康行为，最终改善健康状况，提高生活质量。因此，健康教育和健康促进对于提高全民健康水平具有重要意义。

情景导入

某男性，35岁，被诊断为艾滋病，此消息被传开，从此以后他的亲朋好友都不和他来往了，小区里的居民看到他也是躲得远远的，还在背后指指点点。此患者很痛苦，觉得生不如死，一度想自杀。

请问：

1. 请问为什么会出现这样的局面？
2. 这时社区护士和有关人员应该怎么做？

第一节 概 述

一、概念

（一）健康教育的概念

健康教育（health education）是指通过信息传播和行为干预，帮助个人和群体掌握卫生保健知识，树立健康观念，合理利用资源，采纳有利于健康的行为和生活方式的教育活动与过程。健康教育的目的是消除或减轻影响健康的危险因素，预防疾病，促进健康，提高生活质量。

课堂互动

通过本章的学习，说出医院健康教育和社区健康教育的区别。

健康教育是有计划、有组织、系统的教育活动。对于人们消除和减轻行为危险因素，进而降低发病率、伤残率和死亡率，提高生活质量的教育效果，必须做出科学的评价。因此，健康教育又是有评价的教育活动，这就与传统意义上的卫生宣传有着较大的差别。卫生宣传通常只指卫生知识的单向传播，其特点是：宣传对象比较泛化；不注重反馈信息和行为改变效果；主要实际效果侧重于改变人们的知识结构和态度。社区健康教育具有对象明确、以双向传播为主、注重反馈和行为改变效果等优点，是卫生宣传在内容上的深化、范围上的拓展和功能上的扩充。

社区健康教育的实质是一种干预，它提供人们行为改变所必需的知识、技术与服务等，使人们在面临促进健康、预防疾病、治疗、康复等各个层次的健康问题时，在知情同意的前提下，有能力做出行为抉择。可以说，卫生宣传是健康教育的重要措施，而健康教育是整个卫生事业的组成部分，也是创造社区健康环境的“大卫生”系统工程的一部分。社区健康教育是以社区人群为教育对象，以促进全面的健康为目标，有组织、有计划、有评价的健康教育活动。其目的是帮助社区居民树立健康意识，及时发现自身、家庭和社区的健康问题，培养促进健康的行为和生活方式，提高个人、家庭及群体的保健能力和健康水平。它作为初级卫生保健的第一要素，是社区护理的工作重点。

（二）健康教育的任务

健康教育是在卫生行政部门和社区政府的领导及健康教育专门机构的指导下，在街道办事处、乡镇党政等有关部门的组织协调下，开展健康教育工作。

1. **建立或促进个人、社会对预防疾病和保持自身健康状况的责任感** 健康教育者帮助人们确定哪些行为有利于健康，哪些行为有害于健康。他们最主要的责任是促进人们自愿采用健康行为，帮助人们确立对自身和社会健康状况的责任感，以及对预防疾病和维护健康的自我责任感。

2. **促进个体和社会采用明智的决策或选择有利于健康的行为** 健康教育者的目的在于创造一个有利的社会环境，以利于某种行为的改变，并尽力提倡自觉自愿，而不是强制的。

3. **有效地促进全社会关心健康和疾病的预防问题** 社会的决策对人们的健康影响很大，应特别关注社会在维持、促进和改善健康方面的作用。

4. **创造健康的外部环境** 人类的健康与自然和社会环境息息相关。因此，进行健康教育，必须与有关部门协同，创造出一个安全、舒适、愉快和良好的生活与工作环境。

5. **促进社会主义精神文明建设** 健康教育的重要任务之一是促进社会的文明建设。通过提高全社会的科学文化水平，提倡文明、健康、科学的生活方式，改变不良的社会风俗习惯。

（三）健康促进的概念

健康促进（health promotion）在近 10 年内受到广泛重视，关于它的定义也在不断地完善。1986 年 WHO 在加拿大渥太华召开的第一届国际健康促进大会上发布的《渥太华宪章》中指出：“健康促进是促使人们提高、维护和改善他们自身健康的过程”。也就是说，健康促进的目的是增强个人和社区控制影响健康危险因素的能力，从而改善人群健康。1995 年 WHO 西太区办事处发布的《健康新地平线》中指出：“健康促进是指个人与家庭、社区和国家一起采取措施，鼓励健康的行为，增强人们改进和处理自身健康问题的能力”。美国学者劳伦斯 · 格林（Lawrence Green）对健康促进的定义是得到公认的，即健康促进是指一切能促使行为和生活条件向有益于健康方向改变的教育与环境支持的综合体。其中，环境包括社会的、政治的、经济的和自然的环境，而支持是指政治、立法、财政、组织、社会开发等各个系统。

（四）健康促进的任务

《渥太华宪章》提出了健康促进的五大任务，也称五项行动领域，它们是健康促进的核心。

1. **制订健康公共政策**（building health public policy） 健康公共政策是指所有政策领域都必须考虑到健康、和平，并对人们的健康负有责任，包括法令、条例、制度、规章和规范等，保护个人、家庭和社区远离各种危险因素，使他们尽早做出有利于健康的选择。

2. **创造支持性环境**（creating supportive environments） 创造支持性环境就是改善社会生活环境、改善政治生活环境、促进经济保障，营造一个安全、舒适、满意、愉快的生活和工作环境，系统地评估不断变化的环境对人们健康的影响，以保证环境向积极、有利的健康方向发展。

3. **强化社区行动**（strengthening community action） 健康促进的重点是社区，没有个人和社区居民的参与，就不可能创建和谐、健康的环境。通过具体和有效的社区行动，如确立优先问题、做出决策、制订及实施保健计划等，充分挖掘社区资源和潜力，发挥社区的作用，帮助社区人群认识自身的健康问题，改善人群有关健康权利和健康责任的认知和意识，以促进自我帮助和发展健康的生活方式，提高社区居民的生活质量和健康水平。

4. **发展个人技能**（developing personal skills） 通过学校、家庭、工作单位、社区以及各种团体机构进行健康教育，提供健康信息，改善个人的健康意识和认知，提高个人的生活技能，有准备地应对人生发展各个阶段可能出现的健康问题，掌握处理各种慢性病和意外伤害的方法和技能，促使人们更有效地控制自身的健康问题及其生存的环境，以支持个人和社会的发展。

5. **调整卫生服务方向**（reorienting health services） 调整卫生服务方向是根据新的健康需求，从一种全新的视角调整其结构和职能的过程。这需要个人、社区组织、卫生专业人员、卫生服务机构、工商机构和政府一起工作，共同负责，更合理地解决资源分配问题，改进服务的质量和服务的内容，建立一个有助于健康的卫生保健体系，以提高人们的健康水平。

总之，健康促进是新的公共卫生方法的精髓。它涉及整个人群的健康和生活的各个层面，而不仅仅局限于疾病的预防。因此，健康促进工作的主体不仅是卫生部门，而且是社会的各个领域和部门，其中既有政府部门，又有非政府组织。健康促进需要个体、家庭、社区和各种群体有组织的积极参与。健康促进需要应用多学科、多部门、多手段来增进群众的健康，这些手段包括传播、教育、立法、财政投入、组织改变、社区开发以及群众自发地维护自身健康的活动。健康促进直接作用于影响健康的各种因素，包括社会行为、生态环境、生物因素和卫生服务等，它是建立在大众健康生态的基础上，强调健康—环境—发展三者的整合。

➢ **考点：**关于健康教育与健康促进的关系的叙述，正确的是（　　）

A. 健康促进是健康教育的核心内容

B. 健康教育对健康促进起着维护和推动的作用

C. 健康教育包括疾病预防和健康促进两大内容

D. 健康教育是健康促进的深化与发展

E. 健康促进要以健康教育为先导

下载资源：
考点答案与解析

（五）健康促进与健康教育的关系

健康促进的含义比健康教育更为广泛。健康促进涉及整个人群和人们社会生活的各个方面，与广泛的、多样性的活动有关，包括控制与消除健康危险因素（如体重控制、压力调适、戒烟等）、健康风险评估、体能和健康检查。健康促进将客观支持与主观参与融为一体，客观支持包括政策和环境的支持，主观参与则着重于个人与社会的参与意识和参与水平。健康促进不仅包括健康教育的行为干预内容，同时还强调行为改变所需要的组织支持、政策支持、经费支持等各项策略。健康教育与健康促进是不可分割的整体，健康促进是为实现“2000 年人人享有卫生保健”而采取的行为目标，健康教育则是实现这一目标的具体方法和手段。

二、相关理论

（一）行为

行为（behavior）是指具有认知、思维能力并有情感、意志等心理活动的人对内、外环境因素刺激所做出的能动反应。行为可能是外显的，也可能是内隐的。外显行为可以被他人直接观察到，如言谈举止；内隐行为则是不能被直接观察到的行为，如情绪、意识等。通过观察人的外显行为可以间接了解人的内隐行为。外显行为和内隐行为均可对人的健康产生影响。

人类行为由以下五个基本要素构成：

1. **行为主体** 发出行为的人。

2. **行为客体** 人的行为所指向的目标对象。

3. **行为环境** 行为主体与行为客体发生联系的客观环境。

4. **行为手段** 行为主体作用于行为客体时的方式、方法及所应用的工具。

5. **行为结果** 行为对行为客体所产生的影响。

（二）健康相关行为

健康相关行为（health-related behavior）是指人类个体或群体与健康和疾病有关的行为。健康相关行为可分为促进健康行为和危害健康行为两大类。

1. **促进健康行为的定义** 促进健康行为（health promoted behavior）是指个体或群体表现出的、客观上有益于自身和他人健康的一组行为。促进健康行为具有以下五个方面的特征。

（1）有利性：行为有利于自身和他人健康。

（2）规律性：行为表现规律有恒，而不是偶然行为。

（3）和谐性：行为表现有个性，但同时与个体所处的环境和谐。

（4）一致性：个体外在的行为表现与其内在的心理情绪一致，没有冲突。

（5）适宜性：行为强度适宜，个体能理性控制。

2. **促进健康行为的分类**

（1）日常健康行为：指日常生活中有益于健康的基本行为，如合理、营养的饮食，有规律的作息，适当的身体活动等。

（2）避开环境危害行为：指避免暴露于自然环境和社会环境中有害健康的危险因素的行为。如离开被二手烟污染的环境、在有污染的环境中工作时穿戴防护用具、积极应对心理应激的紧张生活事件等。

（3）戒除不良嗜好：不良嗜好是指对健康有危害的个人偏好，如吸烟、酗酒与滥用药品等。戒烟，戒毒，戒除酗酒、药品滥用、网络成瘾等属于戒除不良嗜好的行为。

（4）预警行为：指对可能发生危害健康的事件预先采取相应措施从而预防事故发生，以及能在事故发生后采取正确处置的行为，如驾车使用安全带，溺水、车祸、火灾等意外事故发生后的自救和施救行为。

（5）合理利用卫生服务：指有效、合理地利用现有的卫生保健服务，实现三级预防，维护自身健康的行为，包括定期体检、预防接种、患病后及时就诊、遵从医嘱、配合治疗、积极康复等。其中，求医行为（health-seeking behavior）是指人们感到不适，或察觉到自己患有疾病时，主动寻求科学、可靠的医疗帮助的行为。遵医行为（compliance behavior）是指个体在确诊患有疾病后，积极遵从医嘱检查、用药，并配合治疗的一系列行为。

3. 危害健康行为的定义 危害健康行为（health-risky behavior）是指偏离个人、他人甚至社会的健康期望，客观上不利于健康的一组行为。危害健康行为具有以下特点。

（1）潜伏期长：不良生活方式形成以后，一般要经过相当长的时间才能对健康产生影响，表现出明显的致病作用。这一特点使得人们不易发现并理解不良生活方式与疾病的关系，加之行为的习惯性，改变难度较大。但从另一个角度讲，这也给了我们充分的时间采取干预措施，阻断其对健康的危害。

（2）特异性差：与致病行为模式的特异性不同，不良生活方式与疾病之间没有明确的对应关系，表现为一种不良生活方式与多种疾病和健康问题有关，而一种疾病或健康问题又与不良生活方式中的多种因素有关。例如，吸烟与肺癌、冠心病、高血压等多种疾病有关；而高血压又与吸烟、高盐饮食、缺乏锻炼等多种不良生活方式有关。

（3）个体差异大：不良生活方式对健康的危害大小、危害发生时间早晚存在着明显的个体差异，例如，有的人吸烟会发生肺癌，而有的人也同样有此不良生活方式，却没有患肺癌。此外，即使是同时开始不良生活方式，以同样的量作用相同时间，其结果也不尽相同。

（4）协同作用强：当多种不良生活方式同时存在时，各因素之间能协同作用、互相加强，这种协同作用最终产生的危害，将大于每一因素单独作用之和。

（5）习得性：危害健康的行为都是在个体后天的生活经历中学会的，故又称为“自我制造的危险行为”。

4. 危害健康行为的分类

（1）不良生活方式与习惯：持续的定势化行为称为习惯，日常生活和职业活动中的行为习惯及其特征称为生活方式（life style）。不良生活方式则是一组习以为常的、对健康有害的行为习惯，包括能导致各种成年期慢性退行性病变的生活方式，如吸烟、酗酒、缺乏运动锻炼等。不良的生活方式与肥胖、心血管系统疾病、早衰、癌症等发生关系密切。其对健康的影响具有潜伏期长、特异性差、协同作用强、个体差异大、广泛存在等特点。

（2）致病行为模式：致病行为模式是导致特异性疾病发生的行为模式，国内外研究较多的是 A 型行为模式和 C 型行为模式。

A 型行为模式是一种与冠心病密切相关的行为模式，表现为争强好胜，工作节奏快，有时间紧迫感；警惕性和敌对意识较强，勇于接受挑战并主动出击，而一旦受挫就容易不耐烦。该行为又称“冠心病易发性行为”，有关研究表明，具有 A 型行为者冠心病的发生率、复发率和死亡率均显著高于非 A 型行为者。

C 型行为模式是一种与肿瘤发生有关的行为模式，其核心行为表现是情绪过分压抑和自我克制，爱生闷气，表面隐忍而内在情绪起伏大。C 型行为又称“肿瘤易发性行为”。研究表明，C 型行为者宫颈癌、胃癌、结肠癌、肝癌、恶性黑色素瘤的发生率高于其他人 3 倍左右。

（3）不良疾病行为：不良疾病行为指个体从感知到自身患病到疾病康复全过程所表现出来的一系列不利于健康的行为。不良疾病行为常见的表现形式有疑病、恐惧、讳疾忌医、不及时就诊、不遵从医嘱、迷信甚至自暴自弃等。

（4）违规行为：指违反法律法规、道德规范并危害健康的行为，如药物滥用、性生活混乱等。违规行为既直接危害行为者个人健康，又严重影响社会健康与社会秩序。

（三）健康相关行为改变的理论

在众多健康行为相关理论中，不同的理论从不同的视角分析了健康相关行为改变的影响因素及其变化规律，在此介绍知－信－行模式、健康信念模式和行为改变阶段模式。

1. **知–信–行模式** 知－信－行模式（knowledge attitude belief practice，KABP）是改变人类健康相关行为的模式之一（图 3-1）。它将人类行为的改变分为获取知识、产生信念及形成行为三个连续过程，可用公式表示：

知识 → 信念 → 行为

信息 → 知识 → 信念 → 行为 → 增进健康

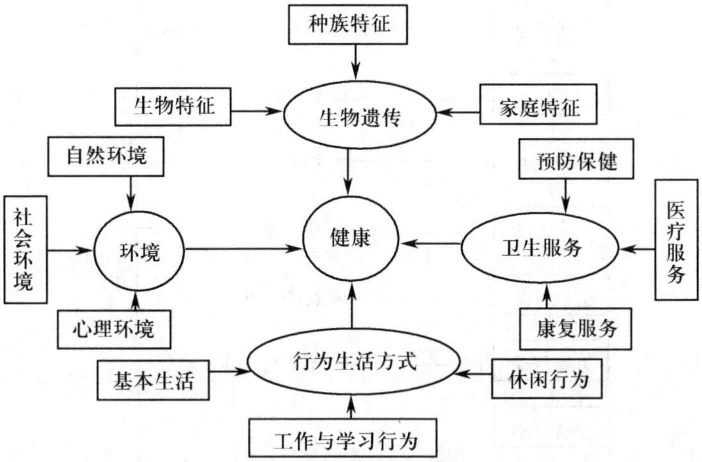

图 3-1 知－信－行模式

知－信－行模式认为，卫生保健知识和信息是建立积极、正确的信念与态度，进而改变健康相关行为的基础，而信念和态度则是行为改变的动力。只有当人们了解了有关的健康知识，建立起积极、正确的信念与态度，才有可能主动地形成有益于健康的行为，改变危害健康的行为。

知－信－行模式可转变心理过程（图 3-2）。

根据知－信－行模式，知识是基础，信念是动力，行为的产生和改变是目标。人们通过学习，获得相关健康知识和技能，逐步形成健康信念和态度，从而促成健康行为产生。

以戒烟过程为例，为改变一个人的吸烟行为，使其戒烟，首先要使吸烟者了解吸烟的危害和戒烟的益处，掌握戒烟的方法，从而使吸烟者形成吸烟危害健康的信念，形成自觉、自愿戒烟的积极态度，最终才可能产生戒烟的行为。

2. **健康信念模式** 健康信念模式（health belief model，HBM）是运用社会心理学方法解释健康相关行为的理论模式（图 3-3）。

该模式强调知觉（perception）在决策中的重要性，该模式认为信念是人们采纳有利于健康行为的基础，人们如果具有与疾病、健康相关的信念，就会采取有益于健康的行为，改变危险行为。

人们在决定是否采取某种有益于健康的行为时，首先要对疾病的威胁进行判断，然后对预防疾病的价值、改善健康状况的期望和克服行动障碍的能力做出判断，最后才会做出是否采取有益于健康行为的决定。

根据健康信念模式，人们要采取某种促进健康行为或戒除某种危害健康行为，必须具备三方面的认识。

（1）认识到某种疾病或危险因素的严重性和易感性

1）对疾病严重性的认识：指个体对罹患某种疾病严重性的看法，包括人们对疾病引起的临床后果（如死亡、伤残、疼痛等）的判断，以及对疾病引起的社会后果（如失业、家庭矛盾等）的判断。

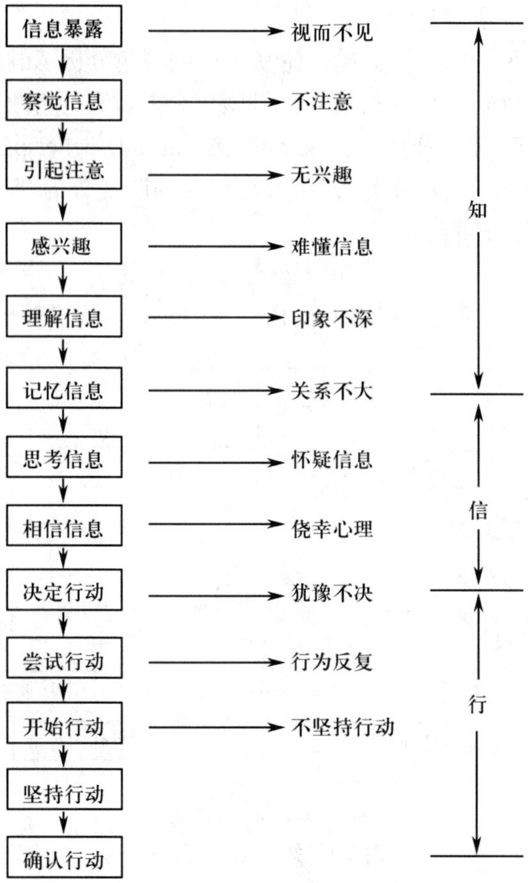

图 3-2　知－信－行模式转变心理过程示意图

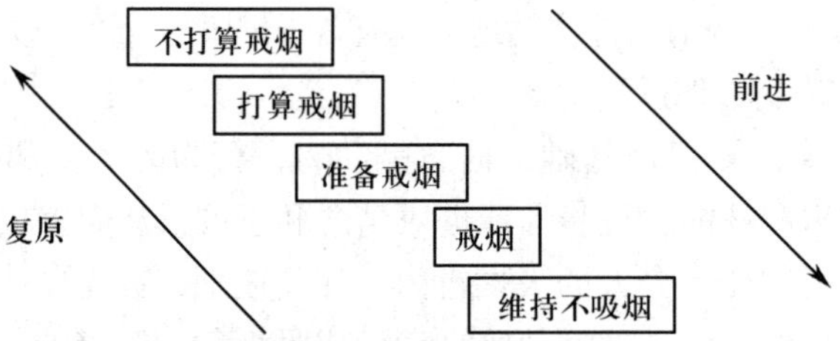

图 3-3　健康信念模式图

2）对疾病易感性的认识：指个体对罹患某种疾病可能性的认识，包括对医生判断的接受程度和自身对疾病发生、复发可能性的判断等。

（2）认识到采取或戒除某种行为的困难及益处

1）对行为有效性的认识：指人们对采取或放弃某种行为后，能否有效降低患病危险性或减轻疾病后果的判断，如减缓病痛等。只有认识到自己行为有效时，人们才能自觉地采取或戒除某种行为。

2）对采取或戒除某种行为所遇障碍的认识：指人们对采取或戒除某种行为所遇困难的认识，如费用高低、痛苦程度等。只有对困难具有足够认识和充分的心理准备，才能有效地采取或戒除某种行为。

（3）对自身采取或戒除某种行为能力的自信：也称自我效能，即一个人对自己的行为能力有正确的评价和判断，相信自己一定能通过努力，克服障碍，完成这种行动，到达预期结果。

3. 行为改变阶段模式　该模式认为，人的行为变化是一个过程而不是一个事件，需要经过几个阶段，而且每个改变行为的人都有不同的心理需求和动机。只有针对目标对象的需要提供不同的干预帮助，才能促使其向下一阶段转变，最终采取有益于健康的行为。

在行为改变阶段模式中，可将行为改变的心理发展过程分解为5个阶段，对于处于行为改变特定阶段的人们，促使其向下一阶段改变的干预策略也有所差异。

（1）第一阶段（不打算改变阶段）：处于该阶段的人在近6个月内没有考虑改变自己的行为，或者有意坚持不改变。处于此阶段的人们没有意识到自身行为可能导致的健康问题，或以前尝试过改变而没有成功，觉得自己没有能力改变。如没有觉得吸烟对自身的健康造成危害，从未考虑过戒烟，或戒烟没有成功。对于这些人的行为干预要点应该是提供信息，向他们提供有关危害健康行为的知识，提高他们对危害健康行为的认识，唤醒其对改变行为必要性的认识，从而产生改变行为的意愿。

（2）第二阶段（打算改变阶段）：处于该阶段的人打算在近6个月内采取行动，改变疾病危险行为。人们已经意识到了问题的存在，既关注健康，但又存在侥幸心理或存在改变行为的障碍，在益处和代价之间权衡，处于犹豫不决的矛盾状态。如对吸烟的危害将信将疑，对是否戒烟犹豫不决。针对处于该阶段人群的特点，行为干预必须能进一步提高其认知，激发他们改变行为的动机。

（3）第三阶段（改变准备阶段）：处于该阶段的人打算在近30天内改变行为。人们对于行为改变已经有积极的态度，做出承诺要改变行为，如向亲属、朋友宣布自己要改变某种行为，并且为行为改变做了相应准备，如向别人咨询有关行为改变的事宜，购买自我帮助的书籍，制订行为改变时间表等。对于这些人，应该注重提供科学的方法，鼓励执行健康行为，并给予抵抗社会压力等环境支持。

（4）第四阶段（改变行动阶段）：处于该阶段的人在过去的6个月内目标行为已有所改变。人们已经开始采取新的行为，如开始戒烟。对于已经开始行为改变的人们，需要鼓励和帮助他们克服改变行为过程中的困难和阻碍，不断施以正向强化，并继续提供环境支持。

（5）第五阶段（行为维持阶段）：人们的行为已经比较稳定，行为改变已经达到6个月以上，并能继续坚持。对于处在这个阶段的人们，行为干预的重点是巩固成果，防止复发，因此需要继续给予心理、环境上的支持，不断强化。

第二节　社区健康教育

一、社区健康教育的策略和形式

（一）社区健康教育的对象与策略

社区健康教育的对象是社区的个体和群体。对个体进行教育主要通过家庭访视和居家护理的指导，以及在社区卫生服务中心（站）指导来实施。群体健康教育是社区健康教育最常用的形式，教育对象是有同种健康问题的群体或某一特定团体，通过社区健康知识讲座、孕妇学校、老年大学、相同健康问题的患者和家属间的交流等多种形式对群体进行健康教育。健康教育的对象不同，教育的侧重点也不同。现将社区居民分为以下四类：

1. 健康人群　健康人群一般在社区占的比例最大，他们由各个年龄段的人群组成。这类人群中部分人可能认为不需要接受健康教育，也许会认为疾病距离他们太遥远，对健康教育持排斥态度。

对于这类人群，健康教育主要侧重于卫生保健知识的宣传教育。其目的是帮助维持良好的生活方式并保持健康，远离疾病。同时也提醒他们对一些常见疾病提高警惕，不要忽略疾病的预防及早期诊断。

2. **具有某些致病危险因素的高危人群** 所谓具有某些致病危险因素的高危人群，主要是指那些目前尚健康，但本身存在某些致病的生物因素或不良行为及生活习惯的人群。致病的生物因素包括个体遗传因素（如有高血压、糖尿病、乳腺癌等疾病家族史）、不良的行为及生活习惯包括高盐、高糖及高脂饮食，吸烟，酗酒等。

这类人群中可能会有一部分人对疾病过于恐惧，因家族疾病史而过分焦虑，甚至疑虑重重；还可能有部分人对自己的不良行为或生活习惯不以为然，把健康教育视为老生常谈，甚至是小题大做、故弄玄虚。

针对这类人群，健康教育应侧重于预防性健康教育，帮助他们掌握一些自我保健技能（如乳房的自我检查及一些疾病的早期自我监测等），或帮助他们自觉地纠正不良的行为及生活习惯，积极地消除致病隐患。

3. **患病人群** 患病人群包括各种急、慢性疾病患者。根据疾病的分期，可将这类人群分为四种，即临床期患者、恢复期患者、残障期患者及临终患者。

临床期患者、恢复期患者和残障期患者一般来说对健康教育比较感兴趣，他们均不同程度地渴望早日摆脱疾病、恢复健康。因此，对于这三种患者，健康教育应侧重于康复知识教育，以帮助他们积极地配合治疗，自觉地进行康复锻炼，从而减少残障，加速康复。

对于临终患者的健康教育实质是死亡教育，其目的是帮助他们正确面对死亡，以减少对死亡的恐惧，尽可能轻松地度过人生的最后阶段。

4. **患者家属及照顾者** 患者家属及照顾者与患者接触时间最长，他们中的一部分人往往因长期护理而产生心理和躯体上的疲惫，甚至厌倦。因此，对他们进行健康教育是十分有必要的。

对于这类人群，健康教育应侧重于养病知识、自我监测技能及家庭护理技能的教育。其目的是：一方面提高他们对家庭护理重要性的认识，坚定持续治疗和护理的信念，指导他们掌握家庭护理的基本技能，从而科学地护理、照顾患者。另一方面指导他们掌握自我保健的知识和技能，在照顾患者的同时维持和促进自身的身心健康。

（二）社区健康教育的形式

开展社区健康教育的形式应根据教育的具体内容、教育对象的文化水平及认知、学习特点进行选择与确定，使健康教育的内容恰如其分地表现，以达到良好效果且迅速普及。社区健康教育最常用的形式主要有以下几种。

1. **语言健康教育** 语言健康教育又称口头健康教育，即通过语言交流和沟通，有技巧地讲解健康知识，以增加社区居民有关健康知识，是健康教育最基本的也是最主要的方式。语言健康教育包括交谈、健康咨询、专题讲座、小组讨论等。

（1）交谈：通过面对面谈话，传递信息，进行指导，是家庭访视和个别教育的基本形式。

（2）健康咨询：以面对面或电话的方式解答学习对象提出的有关疾病、健康及生活中的各种疑问，指导并帮助他们解除疑虑，做出行为决策，以保持和促进身心健康。

（3）专题讲座：由专业人员就某一专题进行系统的知识传授，这种形式专业性、系统性、针对性强，目的明确，内容突出。适用于社区重点人群的系统教育。

（4）小组讨论：由健康教育者组织、指导与协调，以小组的形式就学习对象共同的学习需求或相似的健康问题进行交流、探讨，以达到共同提高、解决问题的目的。特别适用于技能训练和行为改变。

课堂互动

请阐述各种社区健康教育形式的优、缺点。

2. **文字健康教育** 通过各种文字传播媒介和社区居民的阅读来达到健康教育目的的一种方法，包括卫生标语、卫生传单、卫生手册、卫生墙报或专栏、卫生报刊或画报等。

(1) 卫生标语：有大横幅、招牌标语和条幅标语等，是一种适合各种场合的宣传形式，具有形式简单、制作方便、内容简练、意义明确、易于记忆、号召力大、鼓励性强等特点。

(2) 卫生传单：针对居民需要，以单页的文字或美术宣传品的形式详尽地阐述某一问题。可大量印刷，广泛散发。

(3) 卫生手册：组织专业人员编写，用大众化的语言将一般的健康教育内容进行陈述解释，并印刷成册，帮助社区居民掌握有关的健康保健知识和技能。便于保存，可反复使用。

(4) 卫生墙报或专栏：将较多的健康教育信息浓缩成短小、精悍的科普文章，布置在黑板、展牌、灯箱上。其制作简便、更新容易、形式多样、内容丰富、图文并茂，易于被广大居民所接受。

(5) 卫生报刊或画报：定期出版发行，信息量大，综合性强，是社区居民学习健康知识和积累信息的常用形式。

3. **形象化健康教育** 常以图片、照片、标本、模型、演示等形式展览或传递健康信息。其特点是形象、生动、直观、真实性强，常与文字健康教育形式结合使用，加强健康教育的效果。

4. **视听健康教育** 包括广播、电视、电影、录音、录像、幻灯等形式，可以发挥视听并用的优势，尤其适合操作技能的演示。

5. **网络健康教育** 是指通过计算机网络进行健康信息传播的一种形式，可以通过文字、声音、图像或将三者结合起来进行，具有信息资源丰富，传播速度快、范围广、效果好等优点，可以随时为社区居民提供各种健康保健知识。

以上社区健康教育形式在实际应用中各有优、缺点，因此，要根据健康教育的对象、所处地区、目的、特点的不同来选择适宜的健康教育形式。

(三) 社区健康教育的原则

社区健康教育是一种有目的、有计划、有组织的教育活动，针对不同的目标人群采用不同的策略和方法，例如对一般群众可通过大众媒介、宣传周或宣传日、社区健康教育讲座等形式宣传卫生保健知识，对在校学生则可设置相应的健康教育课程等。开展健康教育时应遵循以下原则：

1. **科学性** 健康教育内容要有科学性，要立足于科学，无论是正面宣传还是反面举例，都要实事求是，引用的资料应准确无误，切忌哗众取宠、颠倒是非。

2. **针对性** 健康教育的内容应具有针对性，要根据不同的教育对象进行有针对性的健康教育。要详细了解目标人群的卫生保健需求以及年龄、性别、职业、文化程度、心理状态等。对不同的人群应施以不同的教育内容和方法，以便做到有的放矢，取得应有的效果，切忌千篇一律。

3. **实用性** 健康教育本身是一门应用科学，在实施过程中应注重健康教育技术和方法的实用性、可行性。应根据目标人群的实际经济水平，提出切实可行的措施，使健康教育活动发挥出实际效益。

4. **群众性** 健康教育是以人群为对象、以健康为中心的教育活动。健康教育要吸引广大群众积极参与，争取与社会各部门和团体合作，只有这样才能持续开展并取得相应效果。健康教育的内容应满足不同人群的需要，并且要通俗易懂、深入浅出，形式上应使群众易于接受、喜闻乐见。

5. **艺术性** 健康教育如具有一定的艺术感染力，可使社会效益达到最大化。因此，健康教育活动可根据不同对象的兴趣爱好、心理特点以及自我保健要求等，将教育内容适当进行艺术加工，通过直观、形象的视听形式，提高人群对健康教育的兴趣。

二、社区健康教育的程序

社区健康教育是指以社区为单位，以社区人群为教育对象，以促进社区居民健康为目标而进行的有组织、有计划、有系统、有评价的健康教育活动。其目的是帮助社区居民树立健康意识，及时发现自身、家庭和社区的健康问题，培养促进健康的行为和生活方式，提高个人、家庭及群体的保健能力和健康水平。与应用护理程序开展临床护理一样，社区健康教育的程序也包括评估、诊断、计划、实施及评价 5 个基本步骤。

（一）评估

所谓的评估，即收集资料。社区健康教育评估是指社区健康教育者或社区护士通过各种方式收集有关健康教育对象的资料，为开展健康教育提供依据。主要包括以下几个方面：

1. **社区一般资料** 包括社区人口数量、年龄结构、性别比例、民族、职业、出生率、死亡率、学历、婚姻状况、家庭情况、文化特点等；社区人群各种疾病的发病率、病死率；卫生服务机构的地理位置以及社区卫生服务设施利用情况等。

2. **教育对象的生理状况** 包括身体状况及生物遗传因素。

3. **教育对象的心理状况** 包括学习的愿望、态度及心理压力等。

4. **教育对象的生活方式** 包括吸烟、酗酒、饮食、睡眠、性生活、体育锻炼等生活习惯和行为方式。

5. **教育对象的学习能力** 包括文化程度、学习经历、学习特点及学习方式等。

6. **教育对象的生活、学习及社会环境** 包括职业、经济收入、住房状况、交通设施、学习条件、人际环境及自然环境等。

社区健康教育的对象小至个人，大至整个社区，他们可以是健康人群，也可以是久病卧床的患者。因此，社区护士应针对不同的对象采取不同的评估方式。常用的评估方式可分为直接评估与间接评估两种。直接评估包括观察、面谈、问卷等方法；间接评估则多为查阅有关档案资料、询问亲朋好友等方法。

（二）诊断

诊断，即确定问题。社区健康教育诊断是指社区健康教育者或社区护士根据已收集的资料，进行认真分析，从而确定教育对象现存或潜在的健康问题及相关因素。社区健康教育诊断可以分六步进行。

1. **列出教育对象现存或潜在的健康问题** 教育者应根据收集的资料，找出教育对象现存和可能出现的健康问题。

2. **选出可通过健康教育解决或改善的健康问题** 教育者在列出的所有健康问题中，排除由生物遗传因素所导致的健康问题，挑选出由行为因素导致的、可通过健康教育改善的健康问题。

3. **分析健康问题对教育对象健康所构成的威胁程度** 教育者将挑选出的健康问题按其严重程度加以排列。

4. **分析开展健康教育所具备的能力及资源** 教育者对社区内及本身所具备开展健康教育的各种人力、物力资源及能力进行分析，从而决定所能开展的健康教育项目。

5. **找出与健康问题相关的行为因素、环境因素和促进教育对象改变行为的相关因素** 教育者应对教育对象及其环境进行认真分析，从而找出与健康问题相关的行为因素、环境因素和促进教育对象改变行为的相关因素。

6. **确定健康教育的首选问题** 根据以上分析，教育者确定健康教育的首选问题。

（三）制订计划

在完成社区健康教育诊断后，即可制订社区健康教育计划。为了使社区健康教育计划能有效地实施，社区护士应与其他社区卫生服务人员、社区基层组织领导及教育对象共同商讨制订。在制订计划时，一定要以教育对象为中心。

1. **计划设计的原则**

（1）参与性原则：制订计划时只有把计划的目标和目标人群所关心的问题紧密结合起来，才能吸引群众参与，得到群众支持，并达到预期效果。应力争做到让社区群众早期参与社区需求分析，确定优先项目和确立项目目标，鼓励社区干部和群众积极参与计划的制订以及相关的各项工作活动，这是保证项目成功的一个重要原则。

（2）目标原则：计划的设计必须自始至终坚持以正确的目标为导向，使计划活动紧紧围绕目标开展，以保证计划目标的实现。所要达到的目标必须是明确的和可以测量的。

（3）重点突出的原则：健康教育与健康促进计划通常是指某一具体项目，如"预防未成年人吸烟健康教育与健康促进计划""预防艾滋病健康教育与健康促进计划"等，计划目标十分明确。计划重点必须突出，切忌面面俱到，包罗万象。如果计划没有重点或重点不突出，势必造成干预分散，有限的资源不能集中使用而使计划失败。没有重点的计划目标也必然含糊不清，浪费有限的资源、时间和精力，计划也难以评价。因此，进行健康教育与健康促进计划设计时必须坚持重点突出的原则。

（4）从实际出发的原则：一切从实际出发，既要借鉴历史经验与教训，又要进行周密、细致的调查研究，因地制宜地进行计划设计。同时，要清晰掌握目标人群的健康问题、知识水平、思想观念、经济状况、风俗民情、生活习惯等一系列客观资料，实行分类指导，提出真正符合实际、有可行性的活动计划。

（5）弹性原则：在制订计划时要尽可能地预估到在实施计划过程中可能发生的情况，要留有余地并预先制订应变对策，以确保计划的顺利实施。但弹性不等于随意性，不能随意更改计划，只有经过科学评价与实事求是的反馈，有修改计划的客观指征，认为确有修改的必要时才能由制订者进行修改。

（6）前瞻性原则：一切计划都是面向未来的，因此，计划的制订者要有一定的预测和把握未来的能力。计划的制订和执行都要考虑长远的发展和要求。健康教育与健康促进计划要体现一定的先进性或超越性，如果目标要求过低，将失去计划的激励功能和指导、规划作用，更不能起到优化资源、追求以最小的投入达到最大限度的产出效果。

2. **确定优先项目** 确定优先项目在于真实反映社区存在的群众最关心的健康问题，以及反映各种特殊人群存在的特殊健康问题，决定最重要的、最有效的、所用的人力资金最少却能达到最高效益的项目。在同时存在几个主要健康问题时，优选的原则是：

（1）重要性：主要看疾病或健康问题的频度和危害程度，通过分析社区人群的发病率、病残率、死亡率以及疾病或健康问题造成的经济负担、社会负担、康复成本、经济损失等来确定其重要性。

（2）有效性：主要看疾病或健康问题是否能够通过健康教育手段得以解决。干预实施后，是否会达到明显的效果和社会效益。

（3）可行性：主要分析社会以及政策对疾病或健康问题干预的支持力度和有利条件，包括领导的支持、社会有关部门的配合，人力、物力、技术支援的条件，特别是经济的支持；以及健康教育是否会得到社区人群，尤其是干预对象的支持和赞同。

3. **确定规划目标** 当项目确定后，就要针对项目计划干预的内容，确定干预人群、范围、计划所要达到的目标以及为实现目标要求而制订的各项指标。

（1）制订目标：目标是健康教育计划活动的总方向，即在执行计划后，预期要达到的理想结果。目标一般是比较宏观、笼统、长远的，它只是给整个计划提供一个总体上的要求或努力的方向。例如：通过本项目计划的实施，社区内吸烟人数减少，吸烟率降低，与吸烟有关的慢性病发病率得到控制。

（2）制订指标：指标即具体的目标，是目标要达到的具体结果，要求是明确的、具体的、可测量的而又必须达到的指标。指标包括 5 个要素，即对谁？什么变化？多长时间？变化程度多大？如何测量这种变化？指标内容可以包括教育指标、行为指标和健康指标。

1）教育指标：是指为实现行为改变所应具备的知识、态度、信念和技巧等，是反映健康教育计划近期干预效果的指标。例如：实施围产期保健健康教育计划 1 年后，知识方面，100% 的孕妇能说出产前检查的益处；信念方面，100% 的孕妇相信她们产后能够通过母乳喂养孩子；技能方面，100% 的产妇能够掌握母乳喂养的技巧。

2）行为指标：是指健康教育计划实施后，干预对象行为特点变化的指标，也是反映计划中期效果的指标。例如：实施母乳喂养健康教育计划 2 年后，社区 90% 的产妇实现母乳喂养。

3）健康指标：是指通过健康教育计划的实施，反映干预对象健康状况改善情况的指标。由于干预对象的健康状况改变往往需要一个较长的时期，所以，健康指标反映的通常为远期效果，包括发病率的降低，健康水平和生活质量、平均期望寿命的提高等。例如：执行控烟健康教育计划 3 年后，社区内 35 岁以上的居民高血压患病率由目前的 12.65% 降至 8% 以下。

下载资源：
考点答案与解析

➢ **考点：** 执行计划 1 年后，本社区 35 岁以上成人首诊测量血压率达到 80% 属于（　　）

A. 总体目标　　B. 过程目标　　C. 教育目标
D. 行为目标　　E. 健康目标

关于一项健康教育计划应该设计什么指标以及设计多少个指标，没有统一规定，也不是所有计划都要具备知识、行为、健康这三项指标。要根据计划的内容、对象、时间以及期望产生的效果来定。

4. **确定教育（干预）策略** 在确定目标后，就要确定达到目标的方式、方法和途径，即干预策略。确定教育（干预）策略主要包括以下几项内容。

（1）确定教育方法：健康教育干预是通过卫生知识传播、保健方法和技术的应用指导等来实现的。因此，根据干预手段和目的的不同，可将教育方法分为信息传播、行为干预和社区组织三大类。不论采用哪一种方法，都必须遵循如下原则进行评价：是否容易被教育对象所接受？方法是否简便？效率与效果如何？是否经济？

（2）确定教育内容：计划中的教育内容，应针对目标人群的知识水平、接受能力、项目目的和要求来确定，要讲究教育内容的科学性、针对性、通俗性和实用性。

（3）确定教育材料：健康教育活动的教育材料主要有视听材料和印刷材料两大类，可购买出版发行物，也可自行编印。不论选择哪一种教材，其内容设计都必须符合教育（干预）内容的要求。

（4）组织与培训：确定组织网络和执行人员，做好培训，是执行计划的组织保证。组织网络以健康教育专业人员为主体，吸收政府各部门、基层组织、各级医药卫生部门、大众传播部门、学校等参与，组成具有多层次、多部门、多渠道的网络，确保计划目标的实现。同时，对执行计划的各类人员，要根据各自的工作性质和所承担的任务，分别进行培训，以保证健康教育计划执行的质量。

（5）安排项目活动日程：健康教育项目计划的实施大致分为四个阶段：

1）调研与计划设计阶段：包括基线调查、确定教育对象、制订教育目标、设计监测和评价方案等。

2）准备阶段：包括确定教育内容、选择教育方法、制作教育材料、建立教育网络、培训教育执行人员、准备物资和材料等。

3）执行阶段：包括争取领导和社会支持、运用各种传播及教育（干预）手段、对活动过程进行监测和评价等。

4）总结阶段：包括收集、整理资料，分析数据，撰写活动执行情况和项目总结报告，找出存在的问题和不足，提出今后改进的意见。

（6）设计监测与评价方案：在项目的设计阶段就要考虑评价问题。对监测与评价的活动、指标、方法、工具、时间以及负责人等做出明确的规定。

（7）项目经费预算：根据项目活动，分别测算出每项活动的开支类别及所需费用，然后汇总，列出整个项目的预算。

（四）实施

实施，即将计划中的各项措施进行实践。在制订完善的社区健康教育计划后，即可付诸行动。在具体社区健康教育的实施过程中，应注意做好以下几项工作：

1. 首先开发领导层，得到社区基层领导及管理者的支持。
2. 协调社会各界力量，创造执行计划的良好内、外环境。
3. 认真做好健康教育者的培训工作。
4. 树立典型，以点带面。
5. 不断调查研究，探讨新的教育形式和方法。
6. 及时总结工作，交流、推广好的经验。

（五）评价

评价，即对照计划进行检查、总结。社区健康教育评价是对社区健康教育活动进行全面监测、核查和控制，是保证社区健康教育计划设计、实施成功的关键措施。因此，社区健康教育的评价应贯穿社区健康教育活动的全过程。

在实际工作中，健康教育评价可以分为 3 种：即时评价、阶段评价及效果评价。即时评价是指在进行健康教育时，教育者应通过教育对象的不同形式反馈（如面部表情、提问等），及时修改教育方式及方法。阶段评价是指在健康教育的过程中，教育者应定期对照计划检查教育进度及效果。效果评价则是指在健康教育结束时，教育者应对照计划对教育活动进行全面检查、总结。

在进行健康教育评价时，应注意使用恰当的评价指标及方法。常用的评价指标及评价方法如下。

1. 评价指标

（1）反映个体或人群卫生知识水平的指标

卫生知识及格（满分）率＝卫生知识测验及格（满分）人数 / 参加测验的人数 ×100%

卫生知识达标率＝某一范围内卫生知识达标人数 / 该范围内应达标人数 ×100%

（2）反映个体或人群对卫生保健工作态度的指标

1）对某卫生保健行为的支持（反对）率，例如：

对戒烟的支持（反对）率＝被调查范围内支持（反对）戒烟的人数 / 被调查人数 ×100%

2）健康教育活动的自愿参与率，例如：

某疫苗自愿接种率＝某范围内自愿接种某疫苗的人数 / 该范围内应接种某疫苗的总人数 ×100%

（3）个体或人群卫生习惯或卫生行为形成情况的指标

卫生保健活动参与率＝某范围内坚持参与某项卫生保健活动的人数 / 该范围内有能力参与卫生保健活动的总人数 ×100%

不良行为或习惯转变率＝某范围内已改变或纠正某种不良行为或习惯的人数 / 该范围内有某种不良行为或习惯的人数 ×100%

（4）反映健康教育深度和广度的指标

卫生知识普及率＝某范围内已达到卫生知识普及要求的人数 / 该范围内的总人数 ×100%

健康教育覆盖率＝某范围内接受某种形式健康教育的人数 / 该范围内的总人数 ×100%

（5）反映人群健康水平的指标：包括发病率、患病率、死亡率、平均寿命及少年或儿童的生长发育指标等。

2. **评价方法** 评价的主要方法有：座谈会、家庭访问、问卷调查、卫生学调查、卫生知识小测验以及卫生统计方法等。在实际工作中，应根据社区健康教育的对象及客观条件采取适当的评价方法，以达到良好效果。

3. **影响评价的因素** 评价将贯穿社区健康教育的整个过程，它是确保社区健康教育成功的重要保证。但是，在评价时要特别注意防止偏倚因素的影响。常见的偏倚因素有以下5种：

（1）历史性因素：历史性因素是指在评价过程中发生的重大的、可能对目标人群产生影响的事件，如新卫生政策的颁布、自然灾害或社会灾害等。在评价时，可通过设立对照组和过程追踪来排除历史性因素对评价结果准确性的影响。

（2）测试或观测因素：在评价过程中，测试者本身的态度、工作人员对有关知识和技能的熟练程度、测量工具的有效性和准确性及目标人群的成熟性对评价结果的准确性均有影响。

（3）回归因素：回归因素是指由于偶然因素，个别被测试对象的某项特征水平过高或过低，但在以后的测试中可能又恢复到原有实际水平的现象。在测试过程中，可采用重复测量的方法以减小回归因素对评价结果准确性的影响。

（4）选择因素：在评价阶段，如果干预组和对照组选择不均衡，可引起选择偏倚，从而影响观察结果的准确性。但在评价过程中，可通过随机或配对选择的方法防止或减小选择偏倚对评价结果准确性的影响。

（5）失访：失访是指在实施健康教育的过程中或评价阶段，目标人群或教育对象由于各种原因而中断被干预或评价。如果目标人群失访比例过高（超过10%），便可造成偏倚。

三、社区健康教育的特点与意义

（一）社区健康教育的特点

社区健康教育不同于医院健康教育，与医院健康教育相比，其主要特点可归纳为以下三个方面。

1. **以健康为中心** 以健康为中心、以促进健康为目标，是社区健康教育与医院健康教育最根本的区别。

2. **具有广泛性** 由于社区健康教育的对象不仅限于某一个人或某一群体，而是社区的所有居民，包括患者和健康人，因此决定了其广泛性。在进行社区健康教育的每一个步骤时，既要考虑到整个社区，又要考虑到某一特定人群或某一个家庭，甚至某一个人；既要考虑到如何开发领导层，又要考虑到如何协调社会各界力量。因此，社区健康教育比医院健康教育更为广泛。

3. **具有连续性** 由于社区健康教育以健康为中心，所以它将贯穿人的一生，即从出生到死亡。针对各个年龄阶段，健康教育的内容、形式将有所不同。

（二）社区健康教育的意义

社区健康教育作为全民预防疾病、促进健康的策略，具有重要的战略意义。

1. **健康教育是初级卫生保健的首要任务** WHO在《阿拉木图宣言》中把健康教育列为初级卫生保健八项任务之首，说明健康教育在实现所有健康目标、社会目标、经济目标中的地位与价值。

2. **健康教育是卫生保健事业发展的必然趋势** 因疾病谱和死亡谱的变化，慢性非传染性疾病成为威胁健康的主要问题，而不良行为和生活方式是诱发慢性病的危险因素。这不是通过医疗工作从根本上所能解决的，而健康教育则有益于减低危险因素，预防各种“生活方式病”。

3. **健康教育是一项投资少、产出高、效益大的保健措施** 健康教育引导人们改变不良行为和生活方式，减少自身制造的危险。从成本－效益的角度分析，健康教育的成本投入所产生的效益，远远大于医疗费用投入所产生的效益。美国的一项研究结果显示：如果美国男性公民不吸烟，不过量饮酒，采取合理饮食和有规律的身体锻炼，其寿命可望延长10年，而每年数以千亿美元用于提高临床医疗技术的投资，却难以使全美人口寿命增长1年。这说明开展健康教育是一项极为经济的卫生保健措施。

4. **健康教育是提高自我保健意识的重要渠道** 自我保健意味着自己有能力作出与健康有关的决定，这是提高人们医学知识储备的结果。健康教育是人们获取医学保健知识，增强自我保健意识，提高自我保健水平的重要渠道。

第三节 社区健康促进

一、概述

（一）社区健康促进的概念

社区健康促进（community health promotion）是指通过健康教育和社会支持，改变个体和群体行为、生活方式和环境的影响，降低社区的发病率和死亡率，提高社区人民的健康水平和生活质量。社区健康促进的两个构成要素是健康教育及其他能促使有益于健康的行为和环境改变的一切社会支持系统。

（二）社区健康促进的内涵

1. 社区健康促进涉及社区人群的健康和生活的各个层面，并非仅限于疾病的预防。

2. 社区健康促进直接作用于影响社区人群健康的各种因素，包括生活、心理、环境、社会、行为和健康服务等因素。

3. 社区健康促进运用多学科、多部门、多手段来增进社区人群的健康，包括传播、教育、立法、财政、组织改变、社区开发以及社区群众自发地维护自身健康的活动。

4. 社区健康促进的工作主体不仅是卫生部门，还包括社区、社会的各个领域和部门。

5. 社区健康促进强调个人、家庭、社区和各种群体的积极参与。

6. 社区健康促进是建立在大众健康的生态基础上，强调人与环境的协调发展。

二、社区健康促进程序

（一）计划

计划是根据研究目标人群的有关健康问题及其特征，提出解决该问题的目标以及实现目标所采取的一系列具体措施和策略。任何一个健康促进计划都必须有明确的目标，它是计划实施和效果评价的依据。如果缺乏明确的目标，整个计划将失去意义。

课堂互动

健康教育程序与健康促进程序有什么不同？

1. **制订目标** 可分为总体目标和具体目标。

（1）总体目标：是指在执行某项健康促进计划后预期应达到的理想效果，是一个宏观目标，是努力的方向，较为笼统，不要求达到可测量的效果。例如，青少年的控烟计划，其总目标可以提出："造就不吸烟的新一代"。再如"通过本项计划的实施，社区居民吸烟率降低，与吸烟有关的慢性病发病率得到控制"。

（2）具体目标：计划的具体目标是为实现总体目标设计的、具体的、可量化的指标。其要求可归纳为SMART。S（special）是具体的、M（measurable）是可测量的、A（achievable）是可完成的、R（reliability）是可信的、T（time bound）是有时间性的。具体地说，计划目标必须回答4个"W"和2个"H"，即：

Who——对谁？

What——实现什么变化（知识、信念、行为、发病率等）？

When——在多长时间内实现这种变化？

Where——在什么范围内实现这种变化？

How much——变化程度有多大？

How to measure——如何测量这种变化（指标或标准）？

例1：某社区控烟计划实施1年后，50%的中学建立了有关学校控烟的规章制度，2年后80%的中学建立了有关学校控烟的规章制度。

例2：某社区青少年控烟计划实施1年后，15～22岁青少年的吸烟率由计划执行前的50%下降至30%，2年后下降至20%。

在上述示例计划中具体回答了对谁——某区中学、15～22岁的青少年；实现什么变化——建立了有关学校控烟的规章制度、吸烟率下降；在多长时间内实现变化——执行计划后1年、2年；在什么范围内实现这种变化——某社区；变化程度有多大——分别是例1为1年后50%，2年后80%；例2为吸烟率1年后下降至30%，2年后下降至20%。关于如何测量的问题，则应在方法学上加以阐述。

健康促进的具体目标一般应该分为教育目标（为实现行为改变所必须具备的知识、态度、信念、价值观及个人技巧）、行为目标和健康目标三个方面。

2. **制订干预策略**

（1）确定目标人群。

（2）根据项目内容选择干预方法。

（3）准备教育材料，确定干预场所。

（4）确定健康促进活动的日程和人员。

（二）实施

实施是按照计划去实现目标，获得效果的过程。没有有效的实施工作，再好的计划也不能产生经济效益和社会效益。因此，在健康促进活动中，实施是重点和关键的工作环节。健康促进的实施工作包括5个部分：制订实施时间表、控制实施质量、建立实施组织机构、培训实施工作人员、配置和购置所需设备物料。项目实施的任务有以下几点：

1. **社区开发** 其目标主要包括建立领导机构、积极动员目标人群参与、加强网络建设和部门间协调及促进政策项目的开展。健康促进活动由社区政府领导，有利于协调各部门的工作，创造良好的社区支持环境。实践表明，社区政府成为健康促进的决策和协调机构是实现社区健康促进目标的关键。

2. 项目培训 项目培训是为完成项目目标而建立与维持一支有能力、高素质工作队伍的活动，并使该队伍在项目结束后仍能延续项目的活动，巩固项目效果。项目实施人员主要从执行机构中挑选，必要时可从相应业务部门聘请。培训应使实施人员掌握和熟悉与该计划有关的专业知识和专业技能，并能把所学的知识和技能运用到实际工作中，产生明显效果。

3. 以社区为基础的干预 社区居民在性别、年龄、职业、经济、文化及生活习惯等各个方面都存在差异。因此，以社区为基础的干预必须是多部门合作，采用多种方法进行多层次的综合防治的干预方案。

公共场所、工作场所、学校、政府部门及居民家庭等都可以是社区干预的场所，不同的场所有不同的核心干预。如控烟干预应以学校及医院为主，这些单位的控烟效果容易在广大群众中产生榜样作用，对全社会的控烟活动起推动作用。在干预人群方面，应区别对待高危人群、脆弱人群和一般人群。

4. 项目执行的质量控制 健康促进活动的质量控制是为达到预期目标而采用的过程管理，是保证计划顺利实施和取得预期效果的重要环节。质量控制是指利用一系列方法来保证项目执行过程的质量。它评估的是计划本身的设计以及设计过程的优劣，以解释计划成败或需要进一步改进的原因。它说明的是计划执行的动态发展过程，而不是计划产生的结果和行为效应。

建立质量控制体系可保证计划设计和执行过程中的每个环节有章可循，其内容主要有计划中各项活动是否按时间表进行，工作开展是否与计划相符合，实施人员的知识、技能、态度，目标人群参与情况、相关部门配合情况、经费开支审计、成立专家小组审查制，组织有关人员对项目活动进行现场考察等。

（三）评价

评价是根据一定原则或标准，通过仔细检查确定各项活动的实施情况、符合程度、费用、效益、效果等客观事实并与预期目标进行比较的过程。它贯穿于整个健康促进活动的计划、实施和总结的始终。

1. 形成评价 形成评价指在计划执行前或执行早期对计划内容所进行的评价。其具体内容主要有：

（1）了解目标人群的各项基本特征。

（2）了解目标人群对各项干预措施的意见。

（3）了解健康促进资料的生产、储存、批发、零售及发放渠道等情况。

（4）对问卷项目进行预调查并加以修改。

（5）了解计划执行早期可能出现的问题。

2. 过程评价 过程评价起始于健康促进计划开始实施之时，贯穿整个计划执行的过程。其主要内容包括：

（1）健康促进干预是否适合于教育对象，并被他们所接受。

（2）健康促进干预是否按照计划方案的方法、时间、频率进行，干预质量如何。

（3）健康促进材料是否按方案要求发放至目标人群，健康促进覆盖率是否达到要求。

（4）目标人群是否按计划要求参与健康促进活动，存在的主要问题及原因。

（5）信息反馈系统是否健全，各项监测记录是否全面、完整、系统、符合质量要求。

（6）计划实施过程有无重大环境变化和干扰因素，对计划执行的影响如何。

3. 效果评价 效果评价即确定干预的效果，可分为近期效果评价、中期效果评价和远期效果评价。

（1）近期效果评价：主要评价影响健康行为的倾向因素、促成因素、强化因素以及政策和法规是否有利于促进健康。

（2）中期效果评价：主要评价目标人群的行为改变。主要指标有健康行为形成率、行为改变率等。

（3）远期效果评价：也叫结果评价，主要评价社区人群的健康状况和生活质量是否改善，即健康促进的目的是否实现。主要评价指标有：

1）反映健康状况的指标：①生理指标，包括身高、体重、血压、血红蛋白、血胆固醇等；②心理指标，包括人格测量指标、智力测验指标、症状自评量表等；③疾病与死亡指标，包括发病率、患病率、死亡率、病死率、婴儿死亡率、平均期望寿命等。

2）反映生活质量的指标：包括生活质量指数、功能状态量表、生活质量量表等。

4. 总结评价 总结评价是形成评价、过程评价、效果评价的综合以及对各方面资料做出的总结性概括。总结评价通过判断各项活动的完成情况，分析成本－效益问题，全面反映健康促进活动的成败，并为决定该活动是否有必要重复以及扩大或终止提供科学的依据。

三、社区健康促进的常见工作方法

（一）社区体育锻炼

体育锻炼不仅能够强身健体、促进生长发育、预防疾病、延缓衰老，而且可以愉悦身心、调节情绪，促进人的全面发展，对一个人的心理健康和智力发展也起着至关重要的作用。因此，社区护士和其他有关人员，应充分调动当地社会网络，取得社区政府支持，积极引导社区充分利用、认识和挖掘潜在的资源，协调各部门提供锻炼场地，在社区装配适宜的健身器材，指导各类人群进行适宜的体育锻炼，适当开展各种体育活动比赛，提高社区居民体育锻炼的积极性和参与率，从而提高社区居民的身体素质和生活质量。

（二）学校烟草预防

要降低吸烟率，关键在于减少开始吸烟的人数。因此，控烟工作的重点人群是青少年，使他们不要成为新的烟民，而对青少年的预防吸烟教育主要在中小学校进行。社区护士和其他有关人员应该提高学校管理者和教师对学生健康的关心程度，使其意识到在学校开设健康教育课程是十分有必要的。可以加强吸烟有害健康相关知识的宣传，提高学生的自我保健意识，在公共场所粘贴吸烟有害健康的标语，树立禁止吸烟的标牌，举办吸烟有害健康的知识讲座，鼓励家长为自己的孩子树立不吸烟的榜样等。

（三）艾滋病知识宣传教育

艾滋病的发病率和病死率逐年增高，已成为威胁人类健康的大问题。在社区可举办艾滋病讲座、给社区居民发放有关艾滋病宣传手册等，在居民中普及艾滋病知识，调动社区居民参与艾滋病预防的意愿和积极性，预防艾滋病的传播，并消除对艾滋病及人类免疫缺陷病毒（human immunodeficiency virus，HIV）感染者的神秘化和误解，反对艾滋病歧视。通过咨询、家访及其他活动支持和鼓励 HIV 感染者融入社会，安慰那些发病和生命垂危的患者，并为处在危险中的人群提供服务与支持等。开展安全性行为教育，使个体获得更多的自我保护信息和技能。开展道德、法制教育，树立积极健康的恋爱、婚姻、家庭观念，营造洁身自好的社区环境。动员公安部门、商业部门参与，以便推进安全套和注射器的提供与使用，使所有部门都担负起更多的社会健康责任，是改善艾滋病流行状况的健康促进活动。

知识链接

艾滋病的基本知识

1. 艾滋病是一种病死率极高的严重传染病，目前还没有治愈的药物和方法，但可以预防。
2. 艾滋病主要通过性接触、血液和母婴三种途径传播。
3. 与艾滋病患者及艾滋病病毒感染者的日常生活和工作接触不会感染艾滋病。
4. 洁身自爱、遵守性道德是预防经性途径传染艾滋病的根本措施。
5. 正确使用避孕套不仅能避孕，还能降低感染艾滋病、性病的危险。
6. 及早治疗并治愈性病可降低感染艾滋病的危险。
7. 共用注射器吸毒是传播艾滋病的重要途径，因此要拒绝毒品，珍爱生命。
8. 应避免不必要的输血和注射。
9. 社会各界应当关心、帮助和不歧视艾滋病患者及艾滋病病毒感染者。
10. 艾滋病威胁着每一个人和每一个家庭，预防艾滋病是全社会的责任。

（四）慢性病的综合防治

慢性病已成为威胁人类健康的主要疾病，与人们的日常生活习惯、行为等密切相关，起病缓慢、病程迁延，通常无法彻底治愈。在社区人群中开展对高危人群的检测、诊断、治疗和护理是有效降低疾病危险性的健康促进活动。应当在检测前组织安排常见慢性病的有关知识讲座，以及加强慢性病的诊断和患者管理，对检测后发现的有患病危险者和患病者进行定期随访，进行营养与膳食指导，提高社区居民依从膳食指南的意识。通过演示指导患者及家属掌握一些常用护理技能，如自测血糖、测量血压等。对患者进行动态的依从性检测，使高危人群和患病人群树立健康意识，关心自己和他人的健康，从而降低社区慢性病的发生率、残障率和死亡率，提高社区居民的生活质量。

本章小结

通过本章内容的学习使学生能够掌握健康教育与健康促进的概念，能够描述健康相关行为及其分类，能说出健康教育的策略、形式和特点，能利用社区健康教育的程序进行健康教育，能进行健康教育计划的设计。

自测题

A1 型题

1. 健康促进的核心是（　　）
   A. 教育　　B. 行为改变　　C. 增加赋权
   D. 环境改变　　E. 社会干预
2. 以下不属于促进健康的行为是（　　）
   A. 适量运动　　B. 饭前便后洗手　　C. 戒烟
   D. 合理利用卫生服务　　E. 求神拜佛

3. 中老年人定期进行健康体检属于促进健康行为中的（　　）
A. 日常健康行为　B. 预警行为　C. 保健行为
D. 求医行为　E. 患者角色行为
4. 下列除了哪项之外，都是影响社区人群健康的因素（　　）
A. 社区地理特点　B. 社区的教育机构　C. 社区环境的绿化
D. 社区的气候条件　E. 社区的医疗服务机构
5. 健康教育是一门（　　）
A. 自然科学　B. 社会科学　C. 医学科学
D. 人文科学　E. 自然科学与社会科学的交叉性学科
6. 健康促进是哪个部门的职责（　　）
A. 卫生部门　B. 爱卫会　C. 体育部门
D. 多部门　E. 红十字会
7. 社区健康教育应以________为基本单位，以________为教育对象（　　）
A. 社区，社区患者　B. 社区，社区人群　C. 家庭，社区患者
D. 家庭，社区人群　E. 家庭，健康人
8. 健康促进的五大策略是在下列哪一项中首次提出的（　　）
A. 曼谷宪章　B. 渥太华宪章　C. 雅加达宪章
D. 阿拉木图宣言　E. 健康新视野
9. 健康教育者的主要职责是（　　）
A. 宣传卫生知识　B. 撰写科普文章　C. 计划设计
D. 拍摄卫生影视作品　E. 计划执行和评价
10. 关于护理目标的描述，下列哪项不恰当（　　）
A. 目标可以分为短期目标和长期目标
B. 一个护理诊断只能对应一个护理目标
C. 目标针对护理诊断提出
D. 目标应是评价护理效果的标准
E. 目标必须切实可行
11. 下列错误的是（　　）
A. who 是对谁
B. what 是实现什么变化
C. when 在多长时间内实现这种变化
D. where 是在什么范围内实现这种变化
E. How much 是多少人实现这种变化

A2 型题

12. 某一患者患有甲型病毒性肝炎，社区护士对其和家属进行健康教育，错误的是（　　）
A. 甲型病毒性肝炎的传播途径是经粪－口传播
B. 患者应单独进餐
C. 患者的粪便要先消毒再弃去
D. 患者的用具、食具应专用
E. 患者的餐具应先清洗再消毒

13. 社区护士到某托幼机构进行健康教育，指导学龄前儿童应该养成良好的生活方式，下列哪项不是（　　）
A. 睡眠习惯　B. 饮食习惯　C. 卫生习惯
D. 学习习惯　E. 生活有规律
14. 某社区已发现 8 例艾滋病患者，社区护士拟对社区居民进行有关知识的宣传教育，关于艾滋病的传播途径错误的是（　　）
A. 性接触传播　B. 血液传播　C. 体液传播
D. 母婴垂直传播　E. 蚊虫叮咬

A3 型 /A4 型题

（15 ~ 16 题共用题干）

张女士，63 岁，有慢性咳喘史 12 年，2 天前上呼吸道感染使病情加重，昨晚咳嗽加重，痰量增多。体格检查：神志清楚，口唇轻度发绀，桶状胸，两肺叩诊呈过清音，呼吸音低。动脉血气分析：PaO_2 60 mmHg，$PaCO_2$ 42 mmHg，经治疗后病情缓解。

15. 社区护士对其进行健康教育，嘱患者回家后首先应做到（　　）
A. 加强腹式呼吸　B. 定量行走训练
C. 长期家庭氧疗　D. 避免吸入有害气体
E. 保持室内适宜的温、湿度
16. 待患者病情好转后，社区护士可以教育并指导其做缩唇呼吸，下列描述正确的是（　　）
A. 吸气时腹部收缩　B. 吸气时将口唇缩成小孔状
C. 每分钟呼吸 16 ~ 20 次　D. 吸气与呼气的时间比为 2 ∶ 1
E. 缩唇呼吸宜与腹式呼吸联合进行

B 型题

（17 ~ 20 题共用备选答案）
A. 健康咨询　B. 卫生传单　C. 专题讲座
D. 电视　E. 标本模型
17. 属于个别健康教育的方法是（　　）
18. 属于群体健康教育的方法是（　　）
19. 属于文字健康教育的方法是（　　）
20. 属于形象化健康教育的方法是（　　）

（21 ~ 23 题共用备选答案）
A. 健康人群　B. 具有某些致病危险因素的高危人群
C. 患病人群　D. 患者家属
E. 照顾者
21. 健康教育内容侧重于预防性健康教育的教育对象是（　　）
22. 健康教育内容侧重于卫生保健知识的教育对象是（　　）
23. 健康教育内容侧重于康复知识的教育对象是（　　）

（郭树榜　代爱英）

思政之光

第四章 以家庭为中心的护理

学习目标

1. 解释家庭、家庭护理程序、家庭访视的定义。
2. 归纳家庭与家庭健康的关系。
3. 能够作图描述家庭护理程序和访视程序。
4. 熟记家庭访视的目的和种类。
5. 描述居家护理的目的和对象
6. 能体会习近平总书记关于家庭、家教、家风的思想，推动建立爱国爱家、相亲相爱、向上向善、共建共享的社会主义家庭文明新风尚。

情景导入

小明，16 岁，父母常年在外地上班，每月给小明足够的生活费用。但小明经常闷闷不乐，唉声叹气，生活和学习都受到很大影响。

请问： 小明有足够的经济来源，为什么生活和学习还会受到很大影响呢？从家庭的功能来考虑，该家庭主要缺少什么功能？

家庭是个人生活的基本场所，是构成社会的基本单位。家庭对其成员的影响是多方面的，影响着每一个家庭成员的生理、心理及对社会的认知和适应，对健康的影响也非常大。家庭健康也直接影响到社会的整体健康。因此，家庭护理也是社区护理的重要内容之一。作为社区护士，必须了解家庭的健康功能，合理利用家庭护理程序，实施对家庭健康的护理。

第一节　家庭与家庭健康

一、概述

（一）家庭的概念

家庭是个人成长的摇篮，与家庭成员的物质、精神生活及身心健康有着密切的关系。家庭又是构成社会的基本单位，家庭的健康对整个社会的健康和稳定起着积极作用。随着时代的变迁，家庭的定义也在不断发生变化。概括来讲，家庭有两种概念，即传统意义的家庭和现代意义的家庭。传统意义的家庭指的是由两人或多人组成，靠血缘、婚姻或收养关系维系，或以共同经济为纽带组合成的社会基本单位。而现代意义的家庭除了强调婚姻、血缘、收养关系外，也承认由朋友关系组成的具有家庭功能的家庭，包括同居者、单身家庭、丁克家庭等，也是家庭成员共同生活和彼此依赖的住所。现代意义的家庭是随着社会不断发展而逐渐形成的概念。

课堂互动

比较家庭的两种概念，分析其共同点。

（二）家庭的结构与功能

1. 家庭的结构 家庭结构分为内在结构和外在结构。家庭的外在结构主要指的是家庭的人口结构，即家庭的类型。家庭内在结构指的是家庭成员之间的互动行为，即家庭关系，包括家庭的角色结构、权力结构、沟通方式和价值观结构四个方面。

（1）角色结构：家庭角色是指个人在家庭中的特定身份和地位，这种身份和地位决定了其在家庭中的义务和职责。一个家庭成员会同时担当多重角色，如一位男性要担当儿子、父亲、爷爷、外公等角色。角色不同，其承担的责任、义务和权力也不相同。

（2）权力结构：家庭权力是家庭成员对其他成员的影响力，包括控制权和支配权。家庭权力结构可分为四种类型。

1）传统权威型：一般由传统社会文化“规定”产生，男性通常是一家之主，其他成员不考虑他的社会地位、职业、收入、能力而承认他的权威。

2）情况权威型：指家庭权力根据家庭事件变化情况而发生转移。如作为一家之主的爷爷去世，权威自然就转移到奶奶身上。

3）分享权威型：由家庭成员个人的兴趣和能力来决定所承担的责任，共同协商，分享权利。

4）情感权威型：一个家庭成员在家庭情感生活中起决定作用，其他成员因对其情感而承认其权威。

（3）沟通方式：沟通是家庭成员之间进行信息、情感、意见以及愿望交换的过程，也是维持家庭健康的必要手段。沟通是评价家庭功能的重要指标。有效的沟通能化解矛盾，解决问题。当然，不同的沟通方式就会形成不同的家庭风格。如“民主式家庭”“封建式家庭”等。

（4）价值观结构：家庭成员共有的理念、思想、态度和信念，是家庭成员判断是非的标准。不尽相同的家庭价值观，决定着家庭的功能、角色。如家庭对健康的理念、态度直接影响着家庭成员对疾病的认识、求医行为和生活方式等。因此，社区护士应帮助家庭树立正确的健康观，维护家庭成员的健康。

2. 家庭的功能 家庭的功能是家庭在人类生活和社会发展方面所起的作用，是通过满足家庭成员的需求，来实现社会对家庭的期望。家庭的主要功能包括以下几方面。

（1）经济功能：家庭为满足家庭成员衣、食、住、行、教育、医疗等方面的经济需求而进行的生产、分配、交换、消费等活动。

（2）情感功能：情感是家庭生活幸福的基础。家庭成员之间彼此相爱，相互理解、支持，满足各自归属感与安全感的情感需求，都愿意为家庭及其成员的健康尽其所能。

（3）生育功能：每个家庭作为生育单位，都要繁衍和养育下一代，起到延续种族和生命的社会功能。

（4）教育功能：家庭成员之间相互教育，其中长辈教育后代在家庭教育中占有重要的地位。

（5）健康照护功能：每个家庭成员从出生到长大、变老，家庭都需要对其进行照顾，以维护家庭成员的健康。

（三）家庭对家庭健康的影响

家庭是个人生活最基本的场所，直接影响着每一个成员的生活习惯、卫生习惯、精神生活及身心健康，其中对身心健康的影响尤为重要。家庭健康是对整个家庭而言，而不是针对家庭中每个成员的健康状况。即使家庭成员都很健康，但家庭这一整体，也可能存在问题。举例来说，家庭成员之间缺乏沟通，遇到矛盾时不能通过相互交流解决问题，甚至存在误解，就会引发家庭成员之间的情感纠纷，这就是家庭不健康的表现。家庭对健康和疾病的影响包括以下几方面。

1. **遗传和先天的影响**　生物遗传是影响人类健康与疾病的重要因素之一。每个人的身高、外貌、性格特征等均受遗传因素的影响。有些疾病与遗传因素关系密切，如恶性肿瘤、糖尿病、高血压、哮喘等。而有些疾病是受到孕期各种因素影响而产生的，如母亲在孕期服用药物或受放射线伤害，易造成胎儿畸形。

2. **对儿童健康成长的影响**　家庭是儿童成长的摇篮。儿童的情绪、性格、行为、人格形成都受到家庭影响。家庭环境对儿童的身心健康及社会适应能力的健康发展的影响是深远的。父母角色长期缺失、婚姻冲突、离异家庭等家庭状况，容易导致儿童产生抑郁、恐惧、焦虑等不良情绪，甚至出现攻击性行为，道德规范较差，从而影响其正常的生活和学习。

3. **对疾病发生和传播的影响**　家庭中发生和传播的主要是感染性疾病。家庭成员密切接触，容易相互感染，以细菌及病毒感染多见，如结核病、链球菌感染、乙型病毒性肝炎、流行性感冒等。

4. **对健康理念和生活习惯、行为方式的影响**　家庭成员的健康理念、求医行为往往相互影响。家庭功能是否良好直接影响家庭成员对卫生资源的利用率。另外，家庭成员具有共同的生活环境，相近的生活习惯、行为方式，会导致一些疾病的发生，如高脂肪、高热量饮食的家庭，可能高血压、糖尿病的发病率相对较高。一些不良的行为习惯会成为通病而影响家庭成员健康，如吸烟、熬夜等。

5. **家庭生活事件对健康的影响**　家庭生活事件（如离异、严重疾病或伤残、死亡等）对家庭成员的健康影响显著。离异常使家庭成员在长时间内具有不良情绪，如愤怒、抑郁、自我否认或悲伤等。孩子受离婚事件的影响最大。严重疾病或伤残、死亡对家庭影响巨大，家庭成员要改变各自的行为与角色加以应对，这种调整与变化可能会引起家庭成员的疲惫和疾患。

6. **对康复的影响**　家庭成员间的相互支持对各种疾病（特别是慢性病）的治疗和康复有显著影响。家庭成员的关心可使患者对医嘱的依从性增强。研究发现，糖尿病饮食控制不良与家庭功能不良、冲突频繁有关，因为家庭的合作和监督是糖尿病患者控制饮食的关键。

7. **家庭环境对健康的影响**　家庭环境对成员的身心健康有着既复杂又深刻的影响。影响身心健康的家庭环境因素有很多，包括家庭生活环境、家庭关系、家庭结构缺陷及家庭教养方式等。如果家庭生活环境差，就容易导致疾病发生。在此基础上，家庭结构缺陷（单亲家庭、留守儿童等）引发的心理问题可能更为严重。

知识链接

家庭危机

1. 家庭发展伴发的危机：如退休、丧偶、离婚等。

2. 意外事件引发的危机：一般由家庭外部事件引起，如交通事故、自然灾害、火灾等。

3. 家庭结构造成的危机：有反复发生的特点，常见于暴力、赌博、酗酒等家庭，以及反复用离婚、自杀、离家出走等方式来应对普通压力的家庭。

4. 与照顾相关的危机：因为某些原因长期需要外部力量的帮助，一旦外部力量发生变化，而家庭没有做好准备，就容易引发危机。

二、家庭生活周期及其护理要点

家庭生活周期是指家庭从成立开始，经历发展的各个阶段，最终归于消亡的整个生命过程，它反映了家庭从形成到解体呈循环反复的变化规律。家庭生活周期从夫妻结婚、生育、抚养未成年子女，到子女结婚组建家庭，最终夫妻衰老、死亡。旧的家庭消亡，新的家庭开始，如此循环反复。

关于家庭生活周期，目前较流行的是美国学者杜瓦尔（Duvall）的家庭生活周期发展理论。该理论将家庭发展分为8个阶段（表4-1）。在家庭生活周期的每个阶段，家庭都有一定的发展主题，如果处理不当，就会出现相应的健康问题。但并非所有家庭都要经历这8个阶段，家庭可在任何一个阶段开始或终止，如出现死亡或离婚，这样的家庭可能会存在更多的发展问题。

表4-1　Duvall家庭生活周期及其护理要点

阶段	主要发展任务	护理要点
新婚期 （无子女）	发展夫妻间亲密关系 分享价值观、相互承诺及忠诚 做好打算生育孩子的决定和准备	计划生育指导 心理咨询 人际关系指导
有婴幼儿期 （第1个孩子出生＜30个月）	适应父母角色 抚育婴幼儿 维持稳定的婚姻关系 应对经济及照顾幼儿的压力	围产期保健 婴幼儿保健 压力应对的指导
有学龄前孩子期 （第一个孩子30个月～6岁）	防范儿童意外事故 促进儿童身心健康发育 维持美满的婚姻	儿童意外事故防范指导 儿童传染病的预防 儿童身心发育监测 维持和谐家庭关系的指导
有学龄孩子期 （第一个孩子6～13岁）	帮助孩子适应学习生活 关注儿童身心发育 维持良好的婚姻关系	儿童应对学习压力指导 儿童安全教育 儿童身心健康监测 维持婚姻关系的指导
有青少年子女期 （第一个孩子13～20岁）	维持开放、平等的亲子关系 青春期教育（性教育） 教育孩子做好自由与责任的平衡	亲子沟通问题指导 青春期教育及性教育 调节自由与责任平衡的教育指导
孩子离家创业 （所有孩子陆续离家）期	鼓励成年孩子的独立 重新调适家庭关系 照护高龄父母	适应孩子离家的指导 重构家庭关系指导 老年人的保健指导
空巢期 （父母独处至退休）	彼此照顾，巩固婚姻关系 维持家庭与孩子之间的联系	慢性病的防治指导 更年期保健指导 培养休闲兴趣的指导
老年期 （退休至双方死亡）	适应退休生活 丧偶后的适应 适应逐渐衰退的身体状况	退休后角色调适指导 应对来自丧偶、收入减少等压力的指导 老年人的保健指导

第二节　家庭护理程序

家庭护理程序是社区护士以一个家庭作为护理对象，为促进和恢复家庭健康而实施的整体护理活动，包括家庭护理评估、家庭护理诊断、家庭护理计划、家庭护理实施和家庭护理评价五个步骤。

一、家庭护理的评估

家庭护理评估是家庭护理程序的第一步，是社区护士借助家庭评估工具来收集有关家庭健康资料的过程，为诊断家庭卫生服务需求及制订家庭护理计划提供依据。

（一）评估内容

1. **家庭的基本资料** 包括家庭的地址、电话，家庭经济收入，家庭成员的基本资料（性别、年龄、婚姻状况、文化程度、职业、宗教信仰）等。

2. **家庭的资源** 包括家庭的内部资源和外部资源。内部资源包括经济来源、医疗保险、道德观念、教育等。外部资源包括家庭周围社会支持性团体、社会保障设施（养老院、社区卫生服务中心等）、家庭地理环境等。

3. **家庭结构及生活周期** 包括家庭的组成、角色分工、权利类型和价值系统、家庭所处生活周期等。

4. **家庭的功能** 包括维持家庭关系、形成家庭文化、培养子女、培养健康理念、实施家庭自我保健行为等。

5. **家庭的沟通方式** 包括家庭与亲属、社区、社会的沟通，通过沟通来应对和处理各种问题与冲突。

6. **家庭的健康管理** 包括家庭成员的健康史、生活方式、健康理念、对健康资源的利用程度以及家庭健康档案等信息的管理。

课堂互动

如果你是社区护士，怎样才能得到一份完整的家庭护理评估资料？

（二）评估工具

常用的家庭护理评估工具包括家庭结构图（图 4-1）、家庭圈、ECO-MAP 图、社会支持度评估工具、家庭关怀度指数测评表等。这些图表式工具的主要作用是直观、综合地展示家庭结构、家庭关系、家族史及家庭成员健康状况等信息，指导家庭护理实践（表 4-2）。

表 4-2 家庭功能评估表

项目	经常（2分）	有时（1分）	几乎从不（0分）
（1）当我遇到问题时，可以在家人那里得到满意的帮助（适应度）			
（2）我很满意家人与我讨论各种事情以及分担问题的方式（合作度）			
（3）当我希望有新的事业或发展时，家人都能接受且给予支持（成熟度）			
（4）我很满意家人对我表达感情的方式以及对我情绪（如愤怒、悲伤）的反应（情感度）			
（5）我很满意家人与我共度时光的方式（亲密度）			

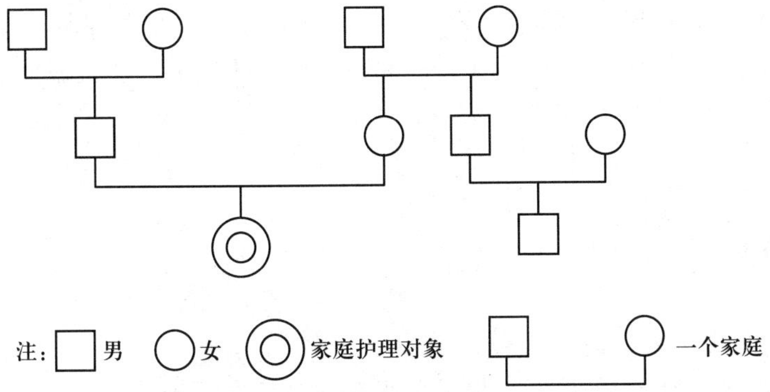

图 4-1 家庭结构图

（三）评估方法及注意事项

社区护士应从家庭健康问题的提出开始评估。评估主要通过家庭访视进行，收集资料时应注意与访视家庭建立良好关系，说明访视目的和服务内容。访视过程中主要运用观察法、交谈法和护理体检三种方法。收集资料时应以家庭为整体，全面收集全部家庭成员的材料，若家庭及成员的状况发生变化，在评估中应注意及时调整计划，进行再评估。收集资料的过程中根据目的对材料进行定性和定量分析，如某家庭的饮食习惯为高蛋白质饮食，应问清楚是哪种蛋白质食物，同时要询问每天的摄入量。分析家庭健康问题时，社区护士应避免主观判断，因为家庭有多样性，某一问题在不同家庭中出现的根源不同，其处理方式也不尽相同。因此，全面、客观、准确地分析资料和判断问题非常重要。

知识拓展

全民健康生活方式

1. 追求健康，学习健康，管理健康，把投资健康作为最大回报，将“我行动、我健康、我快乐”作为行动准则。
2. 树立健康新形象。改变不良生活习惯，不吸烟，不酗酒，公共场所不喧哗，遵守公共秩序，礼貌谦让，塑造健康、向上的公民形象。
3. 合理膳食，规律用餐，保持营养均衡，维持健康体重。
4. 少静多动，适度量力，不拘形式，贵在坚持。
5. 保持良好的心理状态，自信乐观，喜怒有度，静心处事，诚心待人。
6. 营造绿色家园，创造整洁、宁静、美好、健康的生活环境。
7. 以科学的态度和精神，传播科学的健康知识，反对、抵制不科学和伪科学信息。
8. 不断强化健康意识，长期保持健康的生活方式。

二、家庭护理的诊断

家庭护理诊断是对家庭评估收集的资料进行分析，确定家庭存在的健康问题，并提出相应的护理诊断。

（一）提出家庭护理诊断

社区护士通过对所收集的资料进行整理、分析，确认家庭健康问题，提出家庭护理诊断。

（二）确定家庭护理诊断的优先顺序

社区护士提出护理诊断后，还要根据问题的严重程度，采取由重到轻、由急到缓的原则对这些诊断进行排序，判断哪个诊断最重要，最需要优先处理，并立即制订计划优先解决。另外，还应分清问题是现存的还是潜在的，是否是可以再求改进的，再根据护理问题的现状制订出相应的护理计划。

课堂互动

如何确定家庭护理诊断的优先顺序？

下载资源：
护理诊断的表述方式

（三）家庭护理诊断的表述

家庭护理诊断如同社区护理诊断，也可采用PES的三段式表述。

例如：P：父母不称职；

S：孩子性格孤僻，不爱说话，学习成绩差；

E：父母长期在外打工，每年只回家一次，平时对孩子不闻不问。

三、家庭护理的计划、实施与评价

（一）家庭护理的计划

家庭护理计划是根据家庭护理诊断，结合家庭日常生活情况，利用家庭内部和外部资源，为解决家庭健康问题而制订的护理计划。家庭护理计划包括制订护理目标，寻找家庭内部和外部资源，确认可运行方法，拟订护理措施。确定家庭护理目标是护理计划的关键，目标的表述要简洁、有可行性，并可被观察、测量。在制订护理计划的过程中，护士应鼓励家庭参与，考虑家庭成员的意愿，制订适合各个家庭特点的护理计划。

（二）家庭护理的实施与评价

1. **家庭护理的实施**　家庭护理的实施是将家庭护理计划付诸实践的过程。家庭护理的实施主要包括：①指导家庭营造良好的交流氛围，建立和谐的家庭关系；②为家庭提供鼓励和支持，促进家庭有效利用各种资源，并提高家庭应对疾病和其他压力的能力；③在家庭需要的时候提供帮助，为患病的家庭成员提供直接的照顾和护理。

家庭护理实施的注意事项：①确定家庭健康问题需要解决的优先顺序，选择合理的方式提供服务；②注意与合作者、家庭成员进行良好沟通，分工合作；③与其他医务工作者合作，充分利用各种资源为家庭提供支持。

2. **家庭护理的评价**　家庭护理的评价贯穿于家庭护理计划实施的全过程，是对家庭护理活动进行的全面检查和评估。家庭护理评价分为阶段评价和总结性评价。阶段评价是对护士进行的护理过程（护理评估、护理诊断、护理计划、护理实施）进行的评价，根据评价的结果，对各阶段进行修改和补充。总结性评价是评价家庭护理达到预期护理目标的程度，也要客观评价家庭接受护理干预后的结果。

（1）家庭护理的评价内容：①评价家庭成员对护理目标和护理计划是否都理解、赞成，护理计划能否达到预期效果；②评价家庭功能、家庭资源等方面的资料是否全面，评价资料是否有利于确定家庭主要的健康问题；③评价家庭护理的效果，是否起到维持和促进家庭健康的作用。

（2）家庭护理的评价结果：①若护理计划不符合家庭实际情况，要根据评价的结果对护理计划进行适当调整；②若发现护理计划对家庭是有效的，但尚未达到预期目标，则需要继续实施计划；③若家庭原来的健康问题得到解决，不再需要护理干预，则终止计划。

（3）家庭护理的结束：与一般护理程序不同，家庭护理的结束也是家庭护理程序的组成部分。家庭护理结束，护士与家庭的合作关系解除。在护理计划中写明家庭护理结束时间，使家庭事先做好准备，以适应护士撤出家庭照护。

第三节　家庭健康护理方法

情景导入

刘先生，40岁，来到社区卫生服务中心希望得到帮助。他主诉其父亲半年前因脑出血而偏瘫在床，生活不能完全自理，昨日突然体温升高达39.5 ℃，从而请求社区护士的帮助。

问题：护士在家访前应做好哪些准备？在访视过程中，护士应收集哪些资料？

一、家庭访视

（一）概念

家庭访视简称家访，是社区护士为促进个人、家庭和社区的健康，在访视对象家中为其提供的护理服务活动。家庭访视是社区护理工作的主要方法。

（二）目的

1. **及时帮助家庭发现健康问题**　通过家访，实地了解家庭及其成员的相关资料和健康状况，从而协助家庭及时发现健康问题。

2. **确认家庭健康相关因素**　确认影响家庭健康的相关因素，充分利用家庭资源，建立有效的家庭支持系统。

3. **为社区护理诊断提供资料**　收集社区内具有共性健康问题的家庭信息，为诊断社区健康问题提供线索。

4. **提供护理服务**　为居家的患者或残疾人提供有效的护理服务。

5. **促进家庭功能**　为家庭提供健康指导，同时调动家庭及成员参与，积极提高自身健康管理的能力，促进家庭功能的发挥，构建和谐的家庭关系。

6. **与访视家庭建立融洽的关系**　与访视家庭建立融洽的信赖关系，有助于获得真实、可靠的资料。

（三）种类

1. **评估性家访**　目的是对个体及家庭进行健康评估，为制订护理计划提供依据，是一种定性的评估。此类家访主要用于有家庭危机或心理问题的患者，以及年老、体弱、残疾人的家庭环境考察。

2. **预防性家访**　目的是进行预防疾病和促进健康方面的工作。此类家访主要用于妇幼保健性家访和计划免疫等。

3. **连续照顾性家访**　目的是为居家患者提供连续性护理服务，通常是有计划地定期进行。此类家访主要用于患慢性病、需要康复护理的患者，肿瘤晚期及临终患者。

4. **急诊性家访**　目的是针对家庭成员出现的意外损伤、突发疾病等临时、紧急情况提供照护服务，随机性比较大。

下载资源：
考点解析

➢ **考点：**社区护士拟对新生儿家庭进行家访，这属于哪种家访类型？

（四）程序

家庭访视的程序主要有访视前准备、访视工作、访视后工作三个步骤。

1. **访视前准备**

（1）确定访视对象：社区护士要充分利用有效的时间、人力、物力，有计划、有重点、有目的地安排访视的优先顺序。在安排访视顺序时应优先考虑的是：影响人数多的健康问题；致死率高的健康问题；患病后留有后遗症的情况；对预约健康筛查未如期进行的患者，其疾病的控制会影响今后生活质量的情况。

（2）确定访视目的和目标：在家庭访视前要根据家庭资料、住院资料和家庭健康档案等，确定访视目的和目标，再制订访视中的具体程序。

（3）准备访视用品：访视用品应按访视目的和访视家庭的实际情况进行准备。一般分为两类：一类是访视前准备的基本物品和根据访视目的增设的物品。基本物品包括：体检工具、消毒物品和外科器械、隔离物品、常用药物、记录单、健康教育材料以及联络工具等。根据访视对象及目的添加物品，如对新生儿访视时，要增加体重秤、指导母乳喂养的宣传资料等。另一类是可利用的家用物品，如毛巾、体温计等。

（4）联络访视对象：通过电话联络访视对象，预约时间，了解家庭住址。

（5）安排访视路线：安排路线的基本原则是先访视问题严重者或有时间要求的访视对象。传染病大多有上报时限要求，需第一时间访视。此外，还要估计全程访视所需的时间，灵活机动，提高效率。

2. **访视工作** 访视工作分为初次访视和连续访视。初次访视的主要目的是建立良好的信任关系，收集家庭基本资料，确定主要健康问题。连续访视是通过不断收集家庭资料，社区护士对上一次访视计划进行评价和修订后，制订新的访视计划，并按新的计划进行护理和健康指导。访视工作按照社区护理程序进行，护士先对个人、家庭进行评估，发现健康问题，与访视对象共同制订护理计划，并根据需要为其提供护理服务及健康指导工作。

3. **访视后工作**

（1）记录：访视后要对所收集到资料及实施的护理服务，用统一、规范的表格进行记录，并分析和总结护理效果和经验，为日后的评价提供参考，或作为护士本人对自我工作加以评价及改进的依据。

（2）总结与评价：每次访视后，护士都要书写家庭访视报告，总结成绩与不足，并随时对访视计划、效果进行评价，以便及时调整，提高效率。

（3）修改护理计划：根据家访收集到的资料以及新出现的问题，护士可更改护理计划。若健康问题已解决，可停止访视。

（4）协调合作：经常与其他健康工作人员交流，商讨解决问题的办法。如现有资源不能满足访视对象的需求，且该问题又不能在社区护士职权范围内解决，则需做出转诊或其他安排。

（五）注意事项

1. **家访前准备充分** 宣传材料要齐全；穿着得体，携带身份证、工作证。如有必要，应安排协访人员陪同，特别是访视家庭是一个单独的异性。初次访视时，应事先请居委会或楼长带领入户，使访视更顺利。

2. **选择合适的访视时间** 原则上先预约时间，访视应避开用餐和午休时间，一般控制在1小时内。若估计家庭可能会掩盖真实情况，可进行突击性访视。

3. 态度亲切、和蔼，称谓、谈话得当，对访视对象表示关心、尊重，并对来访目的和护士本人加以介绍。

4. **确保访视中的安全** 进行家庭访视时若家庭成员可能有危险或正在受伤，应立即报警或通知急救中心。护士还应避免单独去一些偏僻的场所，如遇到不安全因素（如打架、酗酒、吸毒等），可与访视对象预约下次访视时间，然后立即离开。

5. **准确记录** 做好相关记录和文件的签署，谨慎对待不确定或没有定论的信息，避免医疗纠纷。

二、居家护理

情景导入

王女士，55岁，打电话到社区卫生服务中心希望得到帮助。自述其丈夫半年前经检查被诊断为糖尿病，出院后服用降血糖药物。昨日患者突然决定停药，不想给家里人增加负担。王女士劝说无效，因此请求社区护士的帮助。

问题：居家护理的适用对象有哪些？护士应提供哪些居家护理？

（一）概念

居家护理是为居家的失能、患病人群提供专业的健康护理服务，是一种主要的社区护理工作方法，也是住院服务的补充。

（二）目的

1. 使患者在出院后仍能得到连续性的医疗护理服务，减少患者及家属的奔波。
2. 鼓励患者及家属学习自我照顾的知识和技能，提高生活质量。
3. 减轻家庭的经济负担，降低患者的复发率和再住院率。
4. 缩短住院时间，降低院内感染的概率，减少住院费用。
5. 促进护理专业的发展，扩展护理专业领域。通过个体化、人性化的护理服务，也提高护理人员的专业能力和自信。

（三）对象

1. 出院后病情稳定，但仍需治疗和护理的，如术后患者、偏瘫患者以及有造口和插管者等。
2. 居家疗养的慢性病及康复期患者，如糖尿病、高血压、慢性阻塞性肺疾病、慢性肾病等患者。
3. 晚期肿瘤、临终患者，患者及家属有提高生活质量的护理需求者。
4. 自我照顾能力有限的失能、失智老人。

（四）形式

居家护理的形式主要包括家庭病床和家庭护理服务中心两种。

1. **家庭病床**　是我国常用的居家护理形式，出现于20世纪50年代。它的建立促进了医疗资源的有效利用及再分配，减轻了患者的经济负担。但由于家庭病床服务需要大量的人力、经费，所以目前服务注重治疗，而预防、促进健康方面的工作开展不够。

家庭病床的工作人员不固定，一般由医疗机构（综合医院或社区卫生服务机构）派遣护理人员到服务对象家中进行护理。护理时应以护理程序为框架，向服务对象提供全面、系统的整体护理。其服务内容包括：

（1）对出院患者发放护理指导卡，指导后续的用药、并发症的观察和预防、功能锻炼及复诊等。

（2）建立家庭病床病历，制订并实施具体的治疗、护理方案。

（3）宣传预防、保健知识，指导家庭形成合理的生活、饮食方式，促进健康。

（4）指导有关消毒、隔离的措施，并教会患者或家庭成员正确使用家庭医疗器械。

（5）提供必要的护理技术服务和康复指导，如专科护士提供造口、高血压、糖尿病及插管等方面的专业护理指导。

2. **家庭护理服务中心**　是发达国家的主要健康服务形式，在我国尚处于探索阶段。一般由社会组织或民间组织设置，经费独立核算。工作人员固定，人员结构包括医师、社区护士、心理咨询师、营养师、康复医师及护理员等。中心接到服务对象申请后，由社区护士到其家中进行访视评估，再提供后续的针对性的家庭服务。

知识链接

居家护理需满足的条件

1. 家庭中必须有负责照顾的人，社区护士提供照护服务只能是在家访时。
2. 居家护理经费能纳入相关的医疗保险，是基本保证。
3. 有明确的资源管理方法和经营方向。
4. 有健全的转诊制度，一旦居家患者病情变化，即可根据转诊制度办理转诊、入院。

本章小结

通过本章的学习使学生对家庭、家庭健康、家庭护理程序、家庭访视、居家护理等有初步认识。本章重要的基本概念有家庭、家庭护理程序、家庭访视和居家护理。重点描述的内容有：家庭的功能与家庭健康；家庭护理程序的五个步骤及注意事项；家庭访视的程序及注意事项；居家护理的目的、适用对象及具体形式。

自测题

A1 型题

1. 家庭成员“对家庭的影响力、控制权和支配权”是属于家庭内部结构中的（　　）
   A. 家庭权力　B. 家庭角色　C. 家庭价值
   D. 沟通方式　E. 家庭教育
2. 下列哪项不属于家庭对个人健康的影响（　　）
   A. 对遗传的影响　B. 对生长发育的影响
   C. 对疾病和死亡的影响　D. 对健康信息的影响
   E. 对康复的影响
3. 我国常用的居家护理形式是（　　）
   A. 家庭访视　B. 家庭病床　C. 家庭护理技能指导
   D. 家庭沟通成本　E. 家庭生活照顾
4. 家庭护理程序中最关键的一步是（　　）
   A. 实施　B. 评估　C. 计划　D. 评价　E. 诊断
5. 下列哪项不属于家庭访视的目的（　　）
   A. 协助家庭发现有碍健康的问题
   B. 为家庭患者或残疾者提供合适、有效的照顾
   C. 提供足够和有效的支持系统
   D. 促进家庭环境的健康
   E. 了解家庭成员的健康状况
6. 下列哪项不属于家庭访视的情况（　　）
   A. 产后 2 周家访　B. 癌症患者临终关怀　C. 手术切除阑尾
   D. 截肢后需要康复的患者　E. 儿童计划免疫

7. 家访时护理人员应注意安全，下列哪项是错误的（　　）
   A. 穿着合适、得体或按单位规定着装
   B. 随身带工作证、身份证、零钱
   C. 准备好行程计划，联系家访时间在 1 小时内
   D. 在家访过程中遇到打架事件应劝架
   E. 家访前尽可能用电话联系家访对象，询问好地址
8. 下列哪项不属于家庭访视的类型（　　）
   A. 评估性家访　　B. 预防保健性家访　　C. 连续照顾性家访
   D. 急诊性家访　　E. 间隔式家访
9. 新婚家庭的护理要点是（　　）
   A. 性生活问题　　B. 计划生育问题　　C. 交流与沟通问题
   D. 适应新的社会关系　　E. 以上都正确
10. 家庭访视的时间一般在（　　）
   A. 15 分钟内　　B. 30 分钟内　　C. 45 分钟内
   D. 60 分钟内　　E. 90 分钟内

A2 型题

11. 李女士，24 岁，与丈夫刚组建家庭，此时该家庭所处的发展时期是（　　）
   A. 初婚期　　B. 婴幼儿期　　C. 青年期
   D. 空巢期　　E. 老化期
12. 患者女性，20 岁，学生，其母陪同就诊，诊断为单纯性甲状腺功能亢进症，采用药物治疗、定期复查。医生要求母亲对张某的用药加以督促。然而，3 个月的治疗未见病情好转。原因是其父认为张某年轻，不必每天服药，主张靠锻炼，而母亲不敢多说，致使用药过程不连续。该问题说明该家庭对个人的作用体现在（　　）
   A. 家庭权力中心　　B. 家庭结构　　C. 家庭功能
   D. 家庭发展周期　　E. 家庭关系
13. 刘先生夫妇与父母和 15 岁的女儿一起生活，刘先生是家中的经济支柱，也是该家庭中的权威人物，该家庭的权力结构类型是（　　）
   A. 传统权威型　　B. 情况权威型　　C. 分享权威型
   D. 民主权威型　　E. 情感权威型
14. 张某，14 岁，因性格叛逆，时常逃学，此时家庭的护理要点是（　　）
   A. 要严格管教孩子
   B. 使孩子在自由与责任间取得平衡
   C. 培养兴趣
   D. 放手让孩子发展
   E. 安慰父母

A3 型 /A4 型题

（15 ～ 17 题共用题干）

张女士与王先生婚后育有一女，现 5 岁，正在就读幼儿园中班，免疫力差，经常感冒。

15. 根据杜瓦尔的家庭发展理论，该家庭处于（　　）
   A. 新婚期　　B. 婴幼儿期　　C. 学龄前期
   D. 学龄期　　E. 青少年期

16. 该期的主要发展任务不包括（　　）
A. 美满婚姻的维持
B. 儿童身心健康的促进
C. 儿童良好习惯的培养
D. 儿童传染病的预防
E. 鼓励孩子独立

17. 该期的护理要点是（　　）
A. 性生活指导
B. 儿童身心健康促进指导
C. 预防接种指导
D. 婚姻调适指导
E. 人际关系指导

（18 ~ 20 题共用题干）

女性，50 岁，糖尿病患者，饮食控制无效后服用降糖药治疗。患者今日因不严格遵医嘱服药，饮食控制不佳，空腹血糖为 7.0 ~ 8.0 mmol/L。

18. 该患者居家期间最主要的护理诊断是（　　）
A. 药物依从性差
B. 饮食控制不佳
C. 运动控制不佳
D. 活动无耐力
E. 营养不良

19. 针对该护理诊断的护理目标是（　　）
A. 加强营养
B. 坚持锻炼
C. 需要时服药
D. 加强营养
E. 长期严格遵医嘱服药和饮食控制

20. 为达目标，护士应采取的主要的护理措施是（　　）
A. 心理护理
B. 家属动员
C. 加强药物护理
D. 行为促进
E. 加强沟通

B 型题

（21 ~ 24 题共用备选答案）
A. 夫妻双方相互适应、协调性生活
B. 抚育子女，关注子女的身心发展
C. 教育子女，帮助子女适应学校生活
D. 增加沟通，对子女加强性教育
E. 巩固婚姻关系，适应夫妻生活

21. 处于有学龄前孩子期的家庭，其主要任务是（　　）
22. 处于有青少年孩子期的家庭，其主要任务是（　　）
23. 处于新婚期的家庭，其主要任务是（　　）
24. 处于有学龄孩子期的家庭，其主要任务是（　　）

（宋　双）

第五章 社区儿童、妇女与老年人保健

思政之光

学习目标

1. 描述新生儿访视及儿童生长发育监测的内容，预防接种程序及禁忌证。
2. 叙述围生期、产褥期和围绝期妇女保健措施。
3. 说出老年人患病特点。
4. 叙述老年人健身及用药的注意事项。
5. 能够运用本章所学知识，针对各年龄期儿童青少年、妇女及老年人群进行保健指导。
6. 能养成尊老爱幼的中华民族传统美德。

情景导入

某产妇出院后第 3 天，社区护士进行首次家庭访视。该产妇 26 岁，8 天前顺产一男婴，现母子已出院回家。社区护士评估发现：该产妇乳房皮肤发红，有触痛，肿块明显。产妇因担心无法泌乳表现出紧张、焦虑，睡眠不佳，宫高脐下一横指，有血性恶露。新生儿体重 3000 g，身长 53 cm，有部分生理性黄疸，现为母乳和牛奶混合喂养。结合案例，请回答以下问题：

1. 新生儿和产妇在健康保健方面存在哪些问题？
2. 社区护士应为新生儿和产妇提供哪些护理措施？

第一节　社区儿童保健

儿童是家庭的希望，祖国的未来。儿童的健康状况决定未来的人口素质。世界卫生组织（WHO）指出，儿童保健的目标是保障每个儿童都能在健康环境中成长，包括得到充足的营养，接受适宜的健康指导，获得合理、有效的卫生资源，获得爱及安全感。社区护士应按照不同年龄阶段儿童的生长发育特点，实施系统、连续的保健服务，促进其生长发育，增强体质，预防儿童常见病、多发病，降低儿童患病率和死亡率，促进儿童及青少年生理、心理和社会适应能力的良好发展。

一、概述

儿童和青少年处于生长发育的动态变化过程中，处于人类生命周期中身心发展最快的阶段。根据生理、心理特点，可将生长发育过程分为新生儿期、婴幼儿期、学龄前期、学龄期及青少年期五个阶段。各年龄期并不是截然分开的，他们之间既有联系又有区别。根据原卫生部颁布的《国家基本公共卫生服务规范（2015年版）》，社区卫生服务机构为各年龄段儿童提供的保健管理内容如下：

（一）学龄前儿童的保健管理内容

1. **新生儿期** 自胎儿娩出脐带结扎至出生后满28天为新生儿期。此期胎儿脱离母体开始独立生活，体内外环境发生巨大变化，需要进行生理功能调试以逐渐适应外界环境。由于自身调节能力还不成熟，适应环境能力较差，新生儿易发生窒息、出血、溶血、感染等情况，患病率和死亡率都较高。因此，此期的保健管理主要是通过社区卫生服务人员进入家庭，为新生儿及家庭成员提供家庭访视来实现。保健管理内容主要包括：对新生儿进行健康检查、评估与处理等；对家长进行母乳喂养、新生儿日常生活照顾、常见疾病和意外伤害的预防等指导。

2. **婴幼儿期** 自生后28天到3周岁。该期婴幼儿生长发育迅速，对营养物质尤其是蛋白质的需要量相对较大，但消化、吸收功能尚不成熟，自主性和独立性表现不断发展。此期的保健管理主要是在乡镇卫生院或社区卫生服务中心进行定期的保健服务。服务内容包括按免疫规划进行预防接种、定期随访。随访次数是8次，时间分别是3、6、9、12、18、24、30、36月龄，随访内容主要包括询问婴幼儿健康状况，进行体格检查，进行喂养、常见疾病防治、意外伤害预防、口腔保健等健康指导。

3. **学龄前期** 自满3周岁至6 ~ 7岁入小学前为学龄前期。此期的特点是体格发育速度相对减慢但呈稳步增长，智能发育更加完善，免疫功能逐渐增强，个性开始形成。此期的保健管理除继续按免疫规划进行预防接种外，还应为儿童提供每年1次的健康管理服务。服务内容包括健康状况的询问，体格检查，膳食、常见疾病防治、意外伤害预防、口腔保健等健康指导。

（二）学龄儿童的保健管理内容

学龄儿童接受着小学、初中和高中阶段的教育。其中，自入小学开始（6 ~ 7岁）至青春期前为学龄期（相当于小学阶段），女孩从11 ~ 12岁开始到17 ~ 18岁，男孩从13 ~ 14岁开始到18 ~ 20岁为青春期（相当于中学阶段）。此期社区卫生服务中心应与学校密切配合，为儿童和青少年提供每年1次的健康服务管理。服务内容包括：体格检查、常见健康问题指导及青春期性教育等方面的健康服务。

二、学龄前儿童保健指导

（一）新生儿期

新生儿期会出现生理性体重减轻、黄疸、脐带脱落、溢奶等问题，还会因为环境温度过高、过低出现脱水热、低体温等。因此，社区护士对新生儿期的保健指导主要有以下内容。

1. **家庭访视** 新生儿家庭访视是社区卫生服务工作的重要内容。新生儿出院后1周内，医护人员到新生儿家中进行访视，同时进行产后访视。

（1）访视目的：定期对新生儿进行健康检查，早期发现问题，及时指导处理，降低新生儿发病率、死亡率或减轻发病程度，进行科学育儿指导。

（2）访视时间：自新生儿出院后至出生后28天，家庭访视不少于3 ~ 4次，按访视时间分为初访（出生后3天内）、周访（出生后5 ~ 7天）、半月访（出生后10 ~ 14天）和满月访（出生后27 ~ 28天），出生后42天回分娩医院检查。

（3）访视内容：可归纳为一观察、二询问、三检查、四宣传教育、五处置。每次访视的重点内容包括以下几方面。

1）初访重点（出生后3天内）：①观察新生儿居室内的环境，如温度、湿度、通风状况、安全及卫生情况等。观察新生儿的一般情况，如面色、呼吸、吸吮能力等。②询问新生儿出生情况，出生方式，有无窒息史，出生时的体重，有无接种卡介苗、乙肝疫苗，以及哺乳、睡眠、大小便情况。③测量体重、身长、体温。注意检查有无黄疸，脐部有无感染、出血等。检查有无听觉障碍和其他先天性畸形。④指导母乳喂养，宣传新生儿期的家庭护理知识。⑤发现异常问题及时给予指导和处理，做好记录，预约下次访视时间。

2）周访重点（出生后 5 ~ 7 天）：①观察新生儿一般情况。②询问新生儿吮吮、哭声、大小便情况及喂养和护理中是否遇到新问题并给予指导。③检查脐带是否脱落，若已脱落，检查脐窝是否正常；检查臀部有无发红，皮肤皱褶处有无糜烂等。④对存在的问题给予处理和指导。

3）半月访重点（出生后 10 ~ 14 天）：①检查生理性黄疸是否消退。②测量身长、体重，判断生理性体重减轻的恢复情况。如未恢复，应分析原因并给予指导。检查新生儿听力。③指导给新生儿补充维生素 D 的方法，预防佝偻病。

4）满月访重点（出生后 27 ~ 28 天）：①询问喂养、护理情况。②测量体重，做全面体格检查。如发现异常，应寻找原因并给予处理和指导。

每次访视后，都应认真填写新生儿访视卡。满月结束时做出新生儿访视小结，指导家长继续进行婴幼儿生长发育监测和定期健康检查。每次访视时，应根据新生儿、家长及家庭情况进行有针对性的指导。

知识链接

婴儿抚触

婴儿抚触是对新生儿进行轻柔的触摸，辅以富有爱心的语言交流。它对婴儿生理及心理发育的作用，已经受到医护界广泛重视。经实践证明，婴儿抚触可以刺激婴儿的淋巴系统，增强抵抗力；增加婴儿睡眠，并改善睡眠质量；帮助平复婴儿情绪，减少哭闹；增进母婴情感交流，促进乳汁分泌。另外，还可以通过抚触促进婴儿营养吸收和激素的分泌，达到增加体重、缓解胀气、强壮肌肉的目的。

2. 营养与喂养 宣传母乳喂养的优点，鼓励和支持母乳喂养，教授哺乳的方法和技巧，并指导母亲观察乳汁分泌是否充足，新生儿吸吮是否有力。如确定是母乳不足或者无法进行母乳喂养者，则指导母亲采取科学的人工喂养方法。

3. 日常生活照护 告知家长新生儿房间应空气清新，阳光充足，通风良好，温、湿度适宜，随季节的变化及时调节室温，增减衣服、包被。有条件的家庭室内温度保持在 22 ~ 24 ℃，湿度以 55% ~ 65% 为宜，冬季要指导家长正确使用热水袋或代用品保暖，防止烫伤。夏季应避免室内温度过高。

指导家长观察新生儿的一般情况，如精神状态、面色、呼吸、体温和大小便等，了解新生儿的生活方式。新生儿皮肤娇嫩，且新陈代谢旺盛，应每日洗澡保持皮肤清洁。衣服宜选用柔软的棉制品，保持清洁、干燥，穿着应宽松，不妨碍肢体活动。尿布要勤换，以防臀部发红。新生儿脐带脱落前要注意保持局部清洁、干燥。

4. 预防疾病和意外 告知家长定时开窗通风，保持居室空气清新。尽量减少亲友探视，保持新生儿用具及居住环境的清洁卫生，避免交叉感染。指导家长正确使用尿布，注意尿布勿覆盖住脐部，以防尿液、粪便污染脐部。每次沐浴后，用 75% 乙醇消毒脐带残端及周围 1 ~ 2 次，应由内向外旋转式消毒，保持脐部清洁、干燥。当发现脐部红肿或有分泌物时，应及时就诊。按时接种卡介苗和乙肝疫苗。新生儿出生 2 周后应遵医嘱口服维生素 D，以防佝偻病的发生。注意防止因包被过严、哺乳姿势不当、乳房堵塞新生儿口鼻等造成新生儿窒息。对新生儿，早期应进行先天性遗传代谢病、内分泌疾病的筛查。目前，我国主要筛查的疾病是苯丙酮尿症、先天性甲状腺功能减低症、半乳糖血症。此外，还要进行听力筛查。

（二）婴幼儿期

婴幼儿期包括婴儿期和幼儿期。婴儿期是从出生后28天到1周岁，幼儿期是指1周岁到3周岁。此期小儿体格发育迅速，智能发育迅速，意外事故发生率高，故社区护士应根据小儿生长发育特点给予相应的健康指导。

1. **营养与喂养** 告知家长对6个月以内婴儿提倡纯母乳喂养，对6个月以上婴儿要按时添加辅食，向家长介绍辅食添加的原则与顺序、食物的选择和制作方法等。根据具体情况指导断奶，断奶应采取渐进的方式，以春、秋两季较为适宜。同时，注意断奶时婴儿可能出现焦躁不安、易怒、失眠或啼哭等表现，告知家长应给予特别的关心和爱护。

幼儿在2岁半以前，乳牙未出齐，食物以细、软、烂、碎为原则，注意供给足够的能量和优质蛋白质，食物的种类和制作方法需经常变换，做到饮食多样化和色、香、味俱全。幼儿18个月左右会出现生理性厌食，表现为食欲缺乏和偏食，指导家长掌握合理的喂养方法和技巧，养成良好的饮食习惯。

2. **日常生活照护** 婴儿衣服应简单、宽松，便于穿脱和四肢活动。臀下不宜使用塑料布和橡皮布，以防发生尿布性皮炎。同时，应保证婴儿睡眠充足，睡前避免过度兴奋，保持身体清洁、干爽和舒适。通常，侧卧是最安全和舒适的睡姿，但应注意两侧经常更换，以免导致面部或头部变形。此外，家长每日应带小儿进行户外活动，给婴儿做主动、被动操，为婴儿提供视觉、听觉、触觉等刺激，促进大脑发育。

幼儿期小儿自理能力不断增强。为培养独立性并保证安全，幼儿衣着应宽松、保暖、轻便，利于自己穿脱与活动。应培养幼儿形成良好的生活习惯，保证每日睡眠12 ~ 14小时。此外，乳牙在幼儿期出齐，还应注意口腔保健。

3. **预防疾病和意外** 指导家长按照计划免疫程序，完成预防接种的基础免疫，预防急性传染病的发生。定期进行健康检查，监测生长发育情况。预防佝偻病、营养不良、肥胖症和营养性缺铁性贫血等疾病的发生。对婴儿期常见的健康问题（如腹泻、腹痛、湿疹、尿布疹等），应根据具体情况给予健康指导。防止异物吸入、窒息、中毒、烧伤、烫伤等意外事故的发生。让婴儿远离火源、热源和电源。将婴儿安置在安全的地方，防止跌倒或坠床。妥善放置药品或有毒物质，防止婴儿中毒。

幼儿期继续加强预防接种和防病工作，每3 ~ 6个月为幼儿做一次健康检查，预防龋齿，筛查听力、视力异常，监测生长发育情况。告知家长预防幼儿异物吸入、烫伤、触电等意外事故的发生。3岁以下幼儿尽量不食瓜子、花生等食物。不宜让幼儿独自留在家中或外出。幼儿接触的环境中应避免有致其烫伤、触电、溺水、跌伤等危险因素，如小儿接近水源时要密切看护，水缸和井要加盖。远离热源和电源。所有门窗、阳台、床都应牢固，安装护栏。

4. **早期教育** 指导家长3个月以后可以把尿，6个月以后练习大小便坐盆。婴儿每日大便1 ~ 2次时训练定时排便。小便训练从6个月开始，先训练白天不用尿布，然后夜间按时叫醒排尿，最后晚上也不用尿布。用带有声、光、色的玩具促进视觉、听觉等感知发育。提供运动的空间和机会，促进动作的发展。利用一切机会逗引婴儿“咿呀”学语，加强语言的训练。

幼儿有强烈的好奇心、求知欲和表现欲，家长应加强与幼儿的语言交流，通过游戏、讲故事、唱歌等方式促进幼儿语言发育与大运动能力的发展，并根据不同的年龄选择适合的玩具。训练幼儿自行进食和排便。注意品德教育，从培养行为习惯入手，使幼儿在与人分享、诚实友爱、尊敬长辈等行为体验中受到教育，健康成长。

（三）学龄前期

学龄前期小儿体格增长速度相对较慢，但智能发展迅速且好奇心重，模仿能力强，可塑性强，是性格形成的关键期。此期儿童的保健指导主要是和托幼机构保健医生共同完成的，具体内容如下。

1. **营养与膳食** 学龄前儿童饮食接近成人，应重视膳食多样化，并做到粗、细、荤、素食品合理搭配，保证热能和蛋白质的摄入，培养良好的饮食习惯和进餐礼仪。

2. **日常护理** 此期儿童已有部分自理能力，虽然在学习自己进食、洗脸、刷牙等动作时不协调，常需他人帮助，但应给予鼓励，培养其自理能力。

3. **预防疾病和意外** 学龄前儿童免疫功能逐渐增强，感染性疾病减少，而变态反应性疾病发病率开始增高，应每年进行 1 ~ 2 次健康检查，继续监测生长发育情况。筛查与矫治近视、龋齿、缺铁性贫血、寄生虫病等常见病。指导家长开展安全教育，采取相应的安全措施，以预防外伤、溺水、中毒、交通事故等意外发生。

4. **早期教育** 应注重培养儿童学习习惯、想象与思维能力，使之具有良好的心理素质。指导家长有意识地引导儿童进行较复杂的智力游戏，增强其思维能力和动手能力。同时，应注重品德教育和多方面兴趣的培养。

5. **防治常见的心理行为** 此期儿童常出现吸吮拇指和咬指甲、遗尿、攻击性行为、破坏性行为等行为偏差。家长应认真分析原因，采取有效措施。

三、学龄儿童保健指导

（一）学龄期

学龄儿童由幼儿园进入小学学习，开始接触社会，认知和心理社会发展非常迅速，同伴、学校和社会对其影响较大。同时，小儿除生殖系统外的其他器官逐步接近成人水平，脑的发育基本完成，理解、分析、综合能力增强，是接受科学文化教育的重要时期。在此阶段，社区护士应与学校和家长加强沟通和联系，关注儿童发展。

1. **营养与膳食** 学龄儿童膳食要注意营养充分而均衡，以满足其生长发育、紧张学习和体力活动等需求，要重视早餐和课间餐。同时，要特别重视补充强化铁食品，降低贫血发病率。学校和家长应对小儿进行营养卫生宣传教育，养成良好的饮食习惯，纠正挑食、偏食、贪食等不良习惯。

2. **培养良好的行为习惯** 注意培养良好的学习习惯和睡眠习惯。做到早晚刷牙、饭后漱口及饭前便后洗手等，养成良好的卫生习惯。读书、写字时要求孩子保持与书本的距离达 30 cm 以上，并保证光线良好。避免不良用眼卫生，并教会儿童简单、有效的视力保健方法，定期进行视力检查。指导学龄儿童进行户外活动和体育锻炼，通过体育锻炼培养儿童的毅力和奋发精神，通过兴趣培养陶冶情操。充分利用各种机会和宣传工具，有计划、有目的地帮助儿童抵制社会上各种不良风气的影响。

3. **预防疾病和意外** 预防和及时治疗各种感染，以降低免疫性疾病（如哮喘、风湿病、过敏性紫癜、肾病综合征等）的发病率。为学龄儿童提供良好的学习环境，帮助儿童形成并保持正确的坐、立、行走和读书、写字姿势。监督儿童正确清洁牙齿，定期为儿童做口腔检查。同时，对儿童进行法制教育，学习交通规则和意外事故的防范知识，减少意外的发生。

4. **防治常见的心理行为** 此期儿童常见的心理行为问题是学校恐怖症，表现为在上学时出现焦虑不安、易惊恐、恶心、呕吐、腹泻、头痛或腹痛等症状，如被允许留在家中、放学、放假时，上述症状就会缓解或消失，可能与上学时害怕老师及考试、不愿意与父母分离、不喜欢学校环境等有关。家长应及时查明原因，并采取相应的措施。

（二）青春期

青春期为儿童生长发育的最后阶段，体格发育迅速，是一生中决定体格、体质、心理和智力发育与发展的关键时期。此期认知、心理社会和行为发展日趋成熟，但由于神经内分泌调节功能尚不稳定，故其心理、行为、精神方面不稳定，易受社会、周围环境的影响。社区护士应与学校和家长共同促进青少年身心健康，使其全面发展。

1. **营养与膳食** 青春期少年脑力劳动和体力运动消耗大，必须增加热能、蛋白质、维生素及矿物质等营养素的摄入。要指导青少年选择营养适当的食物和保持良好的饮食习惯。

2. **良好行为习惯的培养** 指导青少年进行适当的体育锻炼，监督青少年保持充足的睡眠和休息，有利于生长发育。大力宣传吸烟、酗酒、吸毒及滥用药物的危害，强调青少年要开始对自己的生活方式和健康负责，帮助其养成不吸烟、不酗酒的健康生活方式。

3. **性教育** 加强青春期生理、心理卫生和性知识教育，并根据青少年心理特点对其进行正确教育和引导，使之树立正确的人生观和培养优良的道德品质。

4. **常见心理问题的防治** 此期常见的心理行为问题是自杀，成人要与青少年交谈，了解其内心的真实感受，帮助他们树立乐观的生活态度，学会释放压力，必要时进行心理治疗。

四、预防接种

计划免疫是根据儿童的免疫特点和传染病发生的情况而制订的免疫程序，应严格实施基础免疫（即全程足量的初种）及适时的“加强”免疫（即复种），以提高儿童的免疫水平，达到预防、控制和消灭传染病的目的。其中，预防接种是计划免疫的核心。

（一）预防接种的概念

预防接种是指有针对性地将生物制品接种到人体内，使人对某种传染病产生免疫力，从而预防该传染病。

（二）预防接种的程序

我国原卫生部规定，1 岁以内小儿必须完成卡介苗、脊髓灰质炎疫苗、百白破混合制剂、麻疹疫苗和乙肝疫苗的接种（表 5-1）。其他疫苗（如流行性乙型脑炎、流行性脑脊髓膜炎、风疹、水痘、甲型肝炎等）可根据疾病的流行强度、季节选择使用。

（三）预防接种的禁忌证

有下列情况应禁忌或暂缓接种：

1. 患自身免疫性疾病、免疫缺陷者，正在使用免疫抑制剂者，肾上腺皮质激素治疗、放射治疗及化疗期间。
2. 患有急性传染病者（包括有接触史而未过检疫期者）。
3. 患有严重慢性病（如心脏病、高血压、肾病、肝病）者。
4. 脑发育不全或有惊厥史的小儿。
5. 患荨麻疹、哮喘等过敏性疾病的小儿。
6. 最近注射过多的免疫球蛋白者，在 6 周内不应接种麻疹疫苗。
7. 患感冒、腹泻等一般疾病时，视情况可暂缓接种。

（四）预防接种的准备及注意事项

1. **环境准备** 接种场所光线良好，空气流通，温度适宜，接种及急救物品摆放有序。

2. **心理准备** 做好解释、宣传工作，消除家长和小儿的紧张、恐惧心理。接种宜在饭后进行，以免发生晕厥。

3. **严格执行免疫程序** 掌握接种剂量、次数、间隔时间和不同疫苗的联合免疫方案。一般接种活疫苗后需间隔 4 周，接种死疫苗后需间隔 2 周，再接种其他活疫苗或死疫苗。及时记录及预约，交代接种后的注意事项及处理措施。

4. **严格执行查对制度及无菌操作原则** 仔细核对小儿姓名、年龄，严格按规定的接种剂量接种。局部用 2% 碘酊及 75% 乙醇消毒皮肤，待干后注射。接种活疫苗时，只用 75% 乙醇消毒。抽吸疫苗制剂后，剩余药液放置超过 2 h 则不能再用。接种后剩余活菌苗应烧毁。

表 5-1　我国儿童预防接种程序

预防病名	免疫原	接种方法	接种部位	初种年龄	每次剂量	复种年龄	禁忌	注意事项
结核病	卡介苗（减毒活结核分枝杆菌混悬液）	皮内注射	左上臂三角肌中部	出生后 2 ～ 3 天到 2 个月内	0.1 ml		出生体重＜2.5 kg，患结核、急性传染病、心脏病、湿疹、其他皮肤病、免疫缺陷者	2 个月以上婴儿接种前应做 PPD 试验，阴性者才能接种
脊髓灰质炎	脊髓灰质炎减毒活疫苗糖丸	口服		第 1 次 2 个月；第 2 次 3 个月；第 3 次 4 个月	1 丸	4 岁	免疫缺陷者，免疫抑制剂治疗期间，发热、腹泻、急性传染病者	凉水送服或含服，服后 1 h 内禁热饮
百日咳、白喉、破伤风	百日咳菌苗、白喉类毒素、破伤风类毒素混合制剂	肌内注射或皮下注射	有吸附制剂者臀肌或三角肌肌内注射，无吸附制剂者三角肌下缘皮下注射	第 1 次 3 个月；第 2 次 4 个月；第 3 次 5 个月	0.5 ml	1 岁半～ 2 岁、6 岁	发热、有明确过敏史、神经系统疾病、急性传染病者	2 次接种可间隔 4 ～ 12 周
麻疹	麻疹减毒活疫苗	皮下注射	上臂外侧	8 个月以上易感儿	0.2 ml	6 岁	发热、鸡蛋过敏、免疫缺陷者	接种前 1 个月及接种后 2 周避免用胎盘球蛋白、丙种球蛋白制剂
乙型肝炎	乙肝疫苗	肌内注射	上臂三角肌	第 1 次出生时；第 2 次 1 个月；第 3 次 6 个月	5 μg	1 岁复查免疫成功者 3 ～ 5 年后加强；免疫失败者重复基础免疫	肝炎、急性传染病（包括有接触史而未过检疫期者）、其他严重疾病者	

5. **及时记录** 按规定在接种证上登记，保证接种及时、全程、足量，避免重种、漏种。对未接种者须注明原因，必要时进行补种。

（五）预防接种的反应及处理

1. 一般反应

（1）局部反应：接种后数小时至24小时局部会出现红、肿、热、痛，有时伴有淋巴结肿大。红肿直径在2.5 cm以下为弱反应；2.6 ~ 5.0 cm为中等反应；5.0 cm以上为强反应。局部反应可持续2 ~ 3天。接种活菌（疫）苗后局部反应出现晚，持续时间长。个别小儿接种麻疹疫苗后5 ~ 7天可出现皮疹等反应。对局部反应轻者不必处理，对重者可做局部热敷。

（2）全身反应：主要表现为发热，一般于接种后5 ~ 6小时体温升高，持续1 ~ 2天，多为中、低度发热。体温37.5 ℃以下为弱反应，37.5 ~ 38.5 ℃为中等反应，超过38.6 ℃为强反应。此外，还可伴有头痛、恶心、呕吐、腹痛、腹泻、全身不适等。全身反应轻者适当休息即可，对重者可进行对症处理，嘱其注意休息，多饮水。

2. 异常反应

（1）过敏性休克：于注射后数分钟或0.5 ~ 2小时内出现烦躁不安、面色苍白、口周青紫、四肢湿冷、呼吸困难、脉搏细速、恶心、呕吐、惊厥、大小便失禁，甚至昏迷。如不及时抢救，小儿在短期内可有生命危险。此时应使患儿平卧、头稍低，注意保暖，并立即皮下或静脉注射1∶1000肾上腺素0.5 ~ 1 ml。必要时可重复注射，有条件时给氧气吸入。病情稳定后，应尽快转至医院继续治疗。

（2）晕针：小儿常由于空腹、疲劳、室内闷热、紧张或恐惧等原因，在接种时或几分钟内突然出现头晕、心悸、面色苍白、出冷汗、手足冰凉、心率加快等症状。晕针是由于各种刺激引起反射性周围血管扩张所致的一过性脑缺血。此时应立即使患儿平卧、头稍低，保持安静，饮少量温水或糖水，短时间内即可使其恢复正常。对数分钟后仍不能恢复正常者，可针刺人中穴，也可皮下注射1∶1000肾上腺素，每次0.5 ~ 1 ml。

（3）过敏性皮疹：以荨麻疹最为多见，一般于接种后几小时至几天内出现，经服用抗组胺药后即可痊愈。

（4）全身感染：免疫系统有原发性严重缺陷或继发性免疫功能破坏者，接种活菌（疫）苗后，可扩散为全身感染，如接种卡介苗后可引起全身播散性结核，应积极给予相应的抗感染治疗。

第二节　社区妇女保健

妇女是一个特殊的群体，在生理、心理上有着自身的特点。随着妇女社会经济地位的提高和生殖医学的发展，妇女对健康的需求不断增长，妇女保健工作的重要性日益突出，妇女保健服务内容也不断丰富。因此，全社会都应高度重视妇女保健工作，积极行动起来，共同维护妇女的健康权益和促进妇女的健康水平。

一、概述

妇女保健是以维护和促进妇女健康为目的，以“保健为中心，临床为基础，保健与临床相结合，生殖健康为核心，面向基层，面向群众”为工作方针，以群体为服务对象，做好妇女保健工作，保护妇女健康，维护家庭幸福和后代健康，提高人口素质。其目的是通过积极的预防、普查、监护和保健措施，做好妇女各期保健，以降低患病率，消灭和控制包括传染病在内的某些疾病的发生，控制性传播疾病的蔓延，降低孕产妇和围生儿死亡率，促进妇女身心健康。

从年龄考虑，妇女保健服务范围是妇女一生中的各个阶段；从服务性质考虑，随着医学模式向生物—心理—社会医学新模式转变，保健除涉及身体健康外，还包括心理社会方面。妇女保健涉及女性的青春期、围婚期、围生期、围绝经期和老年期等，需要研究各期的特点和保健要求，以及影响妇女健康的卫生服务、社会环境、自然环境和遗传等方面的各种因素，制订保健对策和管理方法，开展妇女各期保健、妇女常见病和恶性肿瘤的普查与普治、计划生育指导、妇女劳动保护、妇女心理保健等工作，以利于提高妇女健康水平。

知识链接

1. 生命事件　到2020年，所有国家建立出生、死亡、死亡原因的登记系统，建立集设施、行政资源、调查为一体的功能健全的健康信息系统。

2. 健康指标　到2016年9月，60多个政府在国家元首或部级层面作出了承诺，并同意十项衡量妇女、儿童和青少年健康的当地或全球指标，以促进全球战略目标的实现。

二、妇女不同时期的保健指导

女性一生经历胎儿期、新生儿期、儿童期、青春期、性成熟期、围婚期、围生期、产褥期、围绝经期、老年期。由于各生理阶段具有各自的特点，因此保健重点也不尽相同。本节主要阐述围婚期、围生期、产褥期、围绝经期的保健指导。

（一）围婚期

围婚期是指从确定婚配对象到婚后受孕为止的一段时期，包括婚前、新婚和受孕前三个阶段。此期的预防保健工作重点是优生优育。其目的是促进母婴健康和提高出生质量。

1. 婚前准备

（1）配偶的选择：婚姻不仅是两性的结合，而且会孕育出新的生命，下一代的素质受到夫妻双方的健康状况、遗传因素等影响。优生始于择偶，择偶不仅要有感情和性的基础，而且还要有科学的态度与理智的思考，要考虑健康因素、遗传因素及其他因素对下一代的影响。选择配偶应综合考虑以下三个方面。

1）健康状况：夫妻双方的健康是优生的根本条件。青年男女在交往时就应首先向对方介绍自己和家庭的健康状况，并了解对方的健康状况。患有些疾病是不宜结婚后生育的，如遗传性精神病。患有些疾病在治愈前是不应结婚的，如肝炎、肾炎、心脏病、活动性肺结核等严重的慢性疾病。家族或近亲中有严重的遗传性疾病或遗传致病基因者也不宜生育。

2）近亲不通婚：直系血亲或三代以内的旁系血亲之间不能通婚。因其具有相同的遗传基因，会影响下一代的优生。

3）年龄适宜：20岁以前不宜结婚，因为结婚年龄过早，身心发育尚不成熟，不能完全理解家庭的概念和对家庭的责任，对建立家庭后所带来的压力尚缺乏正确的认识和良好的应对能力，容易造成婚姻与家庭的不稳定。

（2）婚前医学检查：是指对准备结婚的男女双方可能会影响结婚和生育的疾病进行的医学检查。婚前检查的内容包括询问病史、进行体格检查和简单的辅助检查。通过询问了解双方的患病史、女方月经史、男方遗精史、既往婚育史、家族近亲婚配史、家族遗传病史、精神疾病史、智力发育障碍等。体格检查除一般检查外，还应进行生殖器与第二性征检查，对未婚青年只做直肠腹部双合诊检查。辅助检查包括胸部X线检查、血常规、尿常规、肝功能、肝炎抗原和抗体、女性阴道分泌物检查。必要时行染色体、精液及性病等检查。对男女双方有关性方面的问题应保密。社区医务人员应认真填写婚前检查记录，妥善保管，做好登记。

（3）婚前性教育：婚前性教育内容主要是有关性生活知识。其内容包括：男女生殖系统解剖知识；性反应周期的四个阶段（兴奋期、平台期、高潮期、消退期），性反应周期所需的时间、规律和特点；性心理、性意识、性感情、性经验和性观念；如何养成良好的性卫生习惯以及建立和谐的性生活等。

（4）新婚避孕指导：蜜月期间，由于男女双方为操办婚事而过度劳累，或应酬宾客、饮酒、吸烟，或外出旅游等对受孕不利，应避免受孕。新婚夫妇性生活频繁，生殖能力旺盛，必须选用避孕效果可靠但又不影响今后生育的避孕方法，以选择短效口服避孕药与避孕套较为适宜。皮下埋植及其他长效避孕药，均会长时间抑制排卵，一般不宜使用。安全期避孕或体外排精在新婚期间常因掌握不好而失误，各种外用避孕制剂可与避孕套配合使用，以增加阴道润滑及避孕效果。

2. 受孕前准备

（1）最佳生育年龄：研究表明，女性生殖器官一般在 20 岁以后才逐渐发育成熟，骨骼的发育成熟要到 23 岁左右。如果在骨骼发育成熟前怀孕，母子就会相互竞争营养吸收，从而影响母亲的骨骼发育过程，而且导致所生的新生儿体重较轻，由于染色体异常引起畸形者也较多。从医学角度看，女性最佳生育年龄为 25 ~ 29 岁，男性生育年龄以 25 ~ 35 岁为佳。

（2）适宜的受孕时机：受孕最好是安排在双方工作或学习轻松，生理、心理都处于最佳状态的时期。孕前要注意避免接触对胎儿有害的物质，如一些放射线、化学物质等理化因素。如有接触，应间隔一段时间再受孕。例如，服用避孕药者，应先停服药物，改用工具避孕半年后再受孕。此外，从营养的角度看，受孕的最佳时间应是夏末秋初即 7—9 月份。一方面，此季节有多种多样的时令新鲜蔬菜、水果可供孕妇选择，多样营养丰富的食品可为胎儿发育提供有利条件。另一方面，第二年 4—6 月份为分娩时期，正值春末夏初，气候温和，有利于产妇顺利度过产褥期，使身体早日康复。

（3）孕前教育与指导：孕前教育与指导遵循普遍性指导和个性化指导相结合的原则，对计划妊娠的夫妇进行孕前健康教育及指导。①有准备、有计划地妊娠，避免高龄妊娠。②合理营养，控制体重增加。③补充叶酸 0.4 ~ 0.8 mg/d，既往发生过神经管缺陷者，则需每天补充叶酸 4 mg。④对有遗传病、慢性疾病和传染病而准备妊娠的妇女，应予评估并指导。⑤减少药物伤害，服用某些可能致畸药物时，停用药物一段时间后再考虑受孕，最好在医生指导下服药。服用避孕药避孕者，需停药 3 ~ 6 个月后再受孕。⑥远离不良因素，戒烟、酒，避免接触射线、高温环境、有毒及有害化学物质（铅、汞、苯、二甲苯、某些农药）等至少半年。⑦保持心理健康，缓解精神压力，预防孕期及产后心理问题的发生。⑧选择合理的运动方式。⑨进行全面的健康检查，为受孕做准备。

知识链接

根据《中华人民共和国母婴保健法》《中国妇女发展纲要（2011—2020 年）》和《中国儿童发展纲要（2011—2020 年）》提出的我国妇女儿童健康目标是，提高出生人口素质和保障孕产妇安全分娩。

（二）围生期

围生期又称围产期。围生期保健应从妊娠前开始，历经妊娠期、分娩期、产褥期、哺乳期、新生儿期，持续为孕产妇、胎儿和新生儿提供高质量、全方位的健康保健措施，应用医学和护理知识采取措施，组织实施与管理，保证对母婴系统管理和重点监护，降低围生儿和孕产妇的死亡率。

其中，妊娠期保健一般分为三个阶段：妊娠早期（孕12周内）保健、妊娠中期（孕13 ~ 27周）保健及妊娠晚期（孕28周至分娩）保健，主要对孕妇进行孕期卫生指导、用药与性生活指导、自我监护指导和营养指导等，但各阶段保健的主要内容有所侧重。

（1）妊娠早期保健

1）休息与运动：妊娠早期由于妊娠反应，孕妇容易出现头晕、乏力、恶心、嗜睡等表现，应注意休息，同时可以适当运动，如散步。每次活动不超过20分钟，以脉搏、呼吸加快，但休息15分钟后恢复为适量。运动时不能空腹，应适当饮水，如有不适及时停止。

2）饮食与营养：注意营养均衡，搭配合理，多吃蔬菜和水果补充各种维生素，尤其是叶酸，避免营养不良或营养过剩。

3）预防流产、畸形：妊娠早期是受精卵胚胎层分化发育形成各器官的重要阶段，孕妇对来自各方面的影响特别敏感，如不注意保健，可致流产或新生儿畸形。应戒烟、戒酒、戒毒，避免接触放射线、铅、苯等，避免密切接触宠物，预防疾病，慎用药物。

4）心理指导：妊娠早期孕妇情绪波动明显，社区护士应动员孕妇的家庭成员、亲友、同事及居住社区的相关人员共同参与，根据孕妇的心理特点，实施必要的心理护理，减轻她们的焦虑、紧张和压力。

5）产前检查：早期、定期进行产前检查，及时建立孕期保健手册，进行高危妊娠初筛并及时治疗各种内科合并症。①记录既往病史、过敏史、家族史、月经史、妊娠史等；了解有无影响妊娠的疾病或异常情况。②全身检查，包括血压、体重、身高、心、肺、肝、脾、甲状腺、乳房等，了解孕妇体格及营养状况。③妇科检查，检查子宫位置、大小，确定与妊娠月份是否相符，并注意有无生殖器炎症、畸形和肿瘤。④实验室检查，包括血常规、尿常规、乙肝表面抗原、肝功能、性病筛查及心电图检查等。

（2）妊娠中期保健

1）营养指导：妊娠中期胎儿生长发育速度增快，平均每日增长10 g，对营养物质的需求显著增加，故妊娠中期需要在妊娠早期基础上增加热量、蛋白质等的摄入，适当食用花生仁、核桃、芝麻等富含必需脂肪酸的食物。为避免孕妇因低血钙诱发小腿搐搦或手足搐搦，妊娠中期每日应摄入钙1200 mg，多吃含钙丰富的食物（如虾皮、鸡蛋、豆腐），坚持每天喝奶或豆浆，同时注意维生素D的摄取。与此同时，每日铁的摄入量为25 mg，孕妇要有针对性地摄取含铁丰富的食物，如动物血液、动物肝、菠菜等，同时补充维生素C，以利于铁的吸收。

2）运动指导：坚持每天做孕妇体操，活动关节，锻炼肌肉。做操最好安排在早晨和傍晚。做操前应排尿、排便，一般不宜进食，锻炼结束后30分钟再进食。有先兆流产、早产、多胎、羊水过多、前置胎盘、严重内科合并症者不宜做孕妇体操。保持适量的运动，如户外散步、游泳等，有利于胎儿的发育和自身保健。

3）产前检查：一般情况下，初检时间在孕12周以前。孕13 ~ 28周，应每4周检查一次。有并发症时，应酌情增加产前检查次数。产前检查内容主要包括询问妊娠以来有无不适、胎儿生长发育监测、胎儿超声检查、妊娠糖尿病筛查、出生缺陷筛查等。对异常情况和疑有畸形或遗传病及高龄孕妇，需进一步做产前诊断和治疗。

4）胎教指导：胎教是有目的、有计划地为胎儿生长发育实施的最佳措施。研究发现，胎儿的眼球能随送入的光亮而转动，触其手可产生收缩反应。外界音响可传入胎儿听觉器官，并能引起心率的改变。因此有人提出三种胎教方法：①抚摸胎教，孕妇本人或者丈夫用手在孕妇的腹壁轻轻地抚摸胎儿，引起对胎儿的触觉刺激，以促进胎儿感觉神经及大脑的发育，抚摸胎教通常在妊娠20周后开始。抚摸从胎儿头部开始，然后沿背部到臀部至肢体，轻柔、有序。每晚临睡前进行，每次抚摸以5 ~ 10分钟为宜。②对胎儿进行语言、音乐胎教，如播放轻音乐、聊天等。③光照胎教，从孕24周开始，每天定时在胎儿觉醒时用手电筒（弱光）作为光源，照射孕妇腹壁胎头方向，每次 5 分钟左右，结束前可以连续关闭、开启手电筒数次，以利于胎儿视觉的健康发育。

（3）妊娠晚期保健

1）营养指导：孕晚期胎儿生长发育最快，体重明显增加，此时营养补充极为重要。应当保证热量、蛋白质、维生素、微量元素、矿物质等各方面营养摄入的均衡增加，体重每周增加 0.5 kg 左右，监测孕妇血红蛋白是否正常。

2）继续加强产前检查：孕 29 ~ 36 周，每 2 周检查一次。孕 36 周后每周检查一次。做好胎儿生长发育监测，嘱孕妇每日早、中、晚各数胎动 1 小时，将 3 小时的胎动计数相加再乘以 4，以此作为 12 小时的胎动计数。如果 12 小时胎动计数≥ 30 次，为正常；12 小时胎动计数≤ 10 次，提示胎儿宫内缺氧。

3）心理指导：妊娠晚期孕妇常会感到自己很脆弱且易受伤害，对分娩感到恐惧、焦虑和不安。社区护士应鼓励孕妇说出造成紧张的因素，有针对性地进行心理护理。让孕妇了解分娩的知识，以减轻其焦虑和恐惧的心理，提高自然分娩率。

4）母乳喂养准备指导：通过健康宣传教育使孕妇及家属充分理解母乳喂养的好处、喂养方法等，树立母乳喂养的信心。同时做好乳房护理。乳房的护理包括清洗乳头、按摩乳房、矫正乳头凹陷（即每日用一只手的示指与中指分开扶住乳头两旁固定乳房，另一只手的拇指及示指轻捏住乳头向外牵拉 1 ~ 2 次），但有早产危险者禁用。乳罩最好选择纯棉有伸缩性的材质，罩杯不宜过小，胸围最好选择可调节型的，以便随着孕期的增长不断改换尺寸，为哺乳做准备。

5）识别分娩先兆指导：临近分娩前，往往会出现假临产、胎儿下降感、见红等表现。假临产的特点是宫缩持续时间短、不规律，宫缩强度不强，常在夜间出现，清晨消失。随着胎先露下降入盆，宫底随之下降，多数孕妇感觉上腹部变得舒适，呼吸轻快，常有尿频症状。见红是在分娩开始前 24 ~ 48 小时内，阴道排出少量血液。

6）分娩准备的指导：分娩前充分的准备是保证分娩顺利进行的必要条件。①确定分娩地点，准备好分娩时所需的母婴物品及相关医疗证件等；②指导孕产妇从心理上、身体上做好迎接新生儿诞生的准备；③给孕妇介绍分娩的过程、每一产程的特点、孕妇的感觉以及应采取的措施；④协助孕妇对分娩过程及放松的方式有所准备，包括第一产程中胸式呼吸和腹式呼吸运动法、松弛法、压迫法，第二产程中增加腹压的方法等。

（三）产褥期

产妇产后一般在医院恢复 1 ~ 7 日即回家继续休养。产妇要恢复到孕前状态需要 6 ~ 8 周时间。为促进产妇与新生儿的健康，社区护士应了解产妇产褥期康复的生理、心理过程及临床表现，并通过产后家庭访视等提供产褥期保健服务。产后通常进行家庭访视 2 ~ 3 次，分别在出院后 1 周内、产后 14 天和 28 天。对高危产妇或有异常情况者酌情增加访视次数。访视的内容主要包括以下几方面。

1. 日常生活指导

（1）环境：保持室内环境安静、舒适、空气流通，室内温度为 22 ~ 24 ℃，相对湿度为 50% ~ 60%，避免产妇冬季受凉或夏季中暑，避免过多探视。

（2）卫生指导：指导产妇每天坚持梳洗、刷牙，勤换衣服及床单，并保持干燥。注意外阴的清洁卫生，每日应冲洗外阴，使用消毒会阴垫，保持会阴部清洁，预防感染。

（3）饮食指导：协助产妇制订适当和均衡的饮食计划，饮食要清淡，易于消化，营养丰富。特别要保证足够的热量、蛋白质和维生素，增加汤类摄入可促进乳汁分泌。

（4）休息与睡眠：充分的休息和睡眠可以缓解疲劳，促进组织修复，增强体力，保证乳汁分泌。应指导产妇学会与新生儿同步休息，生活有规律。

（5）活动指导：自然分娩的产妇，产后 6 ～ 12 小时内应下床轻微活动，产后 24 小时可在室内走动。行剖宫产的产妇，可适当推迟活动时间。产后健身操可促进产妇腹壁、盆底肌张力的恢复，避免腹壁皮肤过度松弛，防止尿失禁及子宫脱垂。根据产妇情况，遵循活动量由小到大、活动强度由弱到强的循序渐进的原则进行练习。一般在产后 24 小时开始，每 1 ～ 2 天增加 1 节，每节做 8 ～ 16 次。

（6）避孕指导：产褥期不宜性交，哺乳期应坚持避孕。避孕工具以避孕套为宜。

2. **母乳喂养指导**　母乳是婴儿最理想的食物，营养丰富，易被消化、吸收。母乳含有抗体和其他免疫活性物质，能增强婴儿抵抗力，预防疾病。母乳喂养时通过婴儿与母亲皮肤的频繁接触，可增进母婴间情感。同时，母乳喂养也有利于促进产妇子宫修复，预防产后出血，延长生育间隔。另外，母乳喂养还可降低母亲患乳腺癌、卵巢癌的危险性。

（1）分娩前：应及早向孕妇及家属宣传母乳喂养的意义，消除顾虑，纠正其错误认识并进行指导。检查乳房及乳头。指导孕妇营养要有足够的热量、蛋白质、纤维素及矿物质等。

（2）分娩后

1）哺乳时间：产后半小时内开始哺乳，按需哺乳。

2）哺乳方法：哺乳前，应用温水清洗乳房、乳头。哺乳时，母亲和新生儿均应选择最舒适的体位，一手拇指放在乳房上方，其余四指放在乳房下方，将乳头和乳晕大部分放入新生儿口中，用手扶托乳房，防止乳房堵住新生儿鼻孔。哺乳时应让新生儿吸空一侧乳房后再吸另一侧，两侧乳房交替哺乳。哺乳后，挤出少许乳汁涂抹乳头，防止乳头皲裂。然后将新生儿抱起轻拍背部 1 ～ 2 min，排出胃内空气以防吐奶。

3）乳房护理：保持乳房清洁、干燥。每次哺乳前用温水毛巾清洁乳头与乳晕，切忌用肥皂水和乙醇擦洗。哺乳后佩戴大小适中的棉质乳罩，避免过松或过紧。

4）处理哺乳期乳房的几种情况：①乳房肿胀，常因乳腺管不畅致乳房形成硬结，乳汁淤积或因感染出现早期炎症。应结合全身情况，检查局部。针对不同情况做出不同处理，先用温热毛巾湿热敷配以轻揉乳房，促使乳汁排空流畅，也可行理疗。如属感染则加用抗生素，轻者可继续哺乳。②乳头皲裂，初产妇或哺乳方法不当，容易发生。轻者可继续哺乳，每次哺乳后应在皲裂处涂抹乳汁，皲裂严重者可暂停哺乳，但要保持泌乳。③乳汁不足，早期吸吮乳汁为初乳，量少；产后 2 ～ 3 天才逐渐增多。因此，应鼓励产妇频繁地让婴儿吸吮乳头，做到按需哺乳。同时注意营养的摄入，与婴儿同步休息，乳汁分泌就会逐渐增多。④产妇因病不能哺乳需退乳的方法，己烯雌酚 5 mg，口服每天 3 次，连续 2 天。此外，还可用生麦芽 60 ～ 90 g，水煎服，每天一剂，连服 3 ～ 5 天，配合退乳。

3. **心理保健**　产妇产后数天至数周可因各种原因发生心理障碍，包括产后沮丧和产后抑郁。国外报道产后抑郁发病率高达 30%，它是一组非精神病性的抑郁综合征，表现为易哭、对事物缺乏兴趣、情绪低落、失眠、社会退缩行为、自责等。不仅影响家庭功能和产妇行为，严重者还可危及产妇和婴儿的健康与生命安全。由于产后抑郁持续时间较长，因此不仅要给予产妇生理上的保健护理，也应在心理与社会等方面采取相应的护理措施。

（1）倾听产妇诉说心理问题，做好产妇心理疏导工作。

（2）解除产妇不良的社会、心理因素，减轻心理负担和躯体症状。

（3）对于有不良心理因素的产妇，给予相应的心理指导，减少或避免精神刺激，减轻生活中应激压力。

（4）发挥社会支持系统的作用，改善家庭关系和家庭生活环境。

（5）促进和帮助产妇适应母亲角色，指导产妇与婴儿进行交流、接触，为婴儿提供照顾，增强产妇的自信心。

（6）高度警惕产妇的伤害性行为，注意安全保护，使产妇避免危险因素。

（7）重症患者需要请心理医师或到相关医疗机构治疗。

（四）围绝经期

围绝经期是指围绕妇女绝经前后的一段时间，包括从接近绝经出现与绝经有关的内分泌、生物学和临床特征起至最后一次月经后1年。WHO将卵巢功能衰退直至绝经后1年内的时期称为围绝经期。一般发生在45～55岁，可以分为绝经前期、绝经期及绝经后期。

1. 围绝经期妇女特点

（1）生理特点

1）内分泌及生殖器官的改变：随着年龄的增长，卵巢功能逐渐衰退，卵泡数目减少，雌激素水平下降，子宫肌层和内膜层逐渐萎缩，子宫也随之变小。外阴皮肤干燥皱缩，皮下脂肪变薄。阴道干燥，皱襞变平，盆底肌松弛。

2）绝经：一般年龄超过45岁，月经停止1年以上者称为绝经。绝经可分为自然绝经和人工绝经，绝大多数为自然绝经。

（2）心理特点：围绝经期妇女随着激素水平的变化，会出现一系列心理改变，不同职业的妇女其心理及情绪反应也不同。

1）情绪变化：①焦虑心理，紧张、焦虑是围绝经期妇女常见的一种情绪反应。这种情绪反应是自主神经系统受到刺激的表现。有的妇女甚至以生气、敌对的情绪来体现出焦虑。②悲观心理，以脑力劳动为主的妇女往往因记忆力减退，影响工作而产生悲观的想法，表现为易激动、情绪低落、情感脆弱。③行为改变，个性改变及情绪不稳定，包括忧虑、多疑、自私、孤独及情绪不稳定、唠叨、急躁，甚至有自杀的念头。

2）精神障碍：①忧郁症，常表现为忧郁、焦虑和紧张不安、坐卧不宁、终日惶惶不安似有大祸临头的感觉，常悲观厌世，感到生活几乎不能忍受，自杀企图严重。②偏执状态，常见有嫉妒妄想、迫害妄想和疑病妄想。涉及的对象是家庭成员或关系密切的近邻、同事，常表现为情绪易激动、紧张，并发生冲动行为，如拒食、自伤及伤人等。

2. 保健指导

（1）健康教育：开展围绝经期科学知识讲座，让妇女了解围绝经期的正常生理、心理特点，掌握必要的卫生保健常识，正确对待围绝经期，消除绝经变化所产生的恐惧心理。同时学会并加强自我监测能力，定期进行自我监测并记录。

（2）心理指导：社区护士应通过多种途径（如宣传资料、广播、电视、网络、科普读物等）介绍有关围绝经期的知识，让妇女认识到围绝经期症状的出现是人体生理变化的一种自然过渡，关心、理解她们，解答她们的疑问，消除心理恐慌，鼓励其以平和的心态、愉快的心情对待所出现的各种生理和心理变化，多参加社区组织的集体活动，培养广泛的兴趣爱好，保持乐观性格和良好的心理状态，营造良好的生活环境，调整情绪，顺利度过围绝经期。

（3）饮食指导：此期妇女基础代谢率下降，比中年人低15%～20%。为适应这一代谢变化，需要均衡膳食，合理补充营养，以降低心血管疾病、肿瘤和肥胖等慢性病发生的风险。饮食要限制糖、盐、酒和动物脂肪，注意补充钙质。同时，应多到户外活动，多晒太阳，以补充足够蛋白质，并减慢骨钙的丢失。

（4）性生活指导：随着雌激素水平的逐渐下降，阴道黏膜萎缩、分泌物减少、润滑度减低，造成性生活困难。社区护士应根据妇女个人的生理及心理特点，指导其保持每月1～2次性生活，有助于维持生殖器官的良好状态。

（5）用药指导：围绝经期补充雌激素是针对病因的预防性措施，因此做好激素类药物的用药护理十分重要。社区护士要向围绝经期妇女介绍药物的适应证、用药前需进行的相关检查、用药目的、药物剂量、用法及可能出现的不良反应等。对长期使用雌激素治疗者定期进行随访，并及时调节用药，以寻求最佳剂量，防止不良反应的发生。

（6）妇女常见疾病筛查：此期妇女易患宫颈癌、子宫内膜癌、乳腺癌等，应定期进行健康检查，达到早期发现、早期诊断、早期治疗、提高疗效与生存率的目的。每年做1次全身检查；每半年至1年做1次妇科检查和宫颈癌筛查，选择性地做血、尿或内分泌检查；经常自查乳房，至少每月1次，发现块状物及时就诊。

三、妇女常见健康问题及保健指导

（一）痛经

痛经为最常见的妇科症状之一，是指月经前后或月经期出现下腹部疼痛、坠胀伴有腰酸或其他不适，严重者影响工作和生活。痛经分为原发性和继发性两类，生殖器无器质性病变的痛经称原发性痛经；由盆腔器质性疾病（如子宫内膜异位症、盆腔炎）引起的痛经，称继发性痛经。原发性痛经多见于青春期少女，常在初潮后、排卵周期建立前出现。

1. 影响因素

（1）内分泌因素：原发性痛经的发生主要与月经来潮时子宫内膜前列腺素含量增高有关。前列腺素含量增高可使子宫平滑肌过强收缩，血管挛缩，造成子宫缺血、缺氧而出现痛经。增多的前列腺素进入血液循环，还可引起心血管和消化道等症状，如恶心、呕吐、腹泻等。

（2）精神因素：如紧张、忧郁、情绪波动、过度衰弱或过度敏感者易患痛经。

（3）子宫因素：子宫过度屈曲，宫颈管狭窄，月经血流不畅或因子宫内膜整块剥脱，子宫收缩加强促使其排出，从而引起疼痛。子宫发育不良，收缩不协调致子宫肌缺血，也可引发痛经。

2. 保健指导

（1）健康教育：注意规律休息、充足睡眠，合理、适度锻炼，戒烟、戒酒。经期注意清洁、卫生，禁止性生活。

（2）心理指导：向痛经者讲解有关痛经的生理知识，使其放松，消除紧张情绪，保持愉快的心情。

（3）缓解疼痛：腹部热敷和进食热饮（如热汤或热茶）可缓解疼痛。疼痛不能忍受时可辅以药物治疗。遵医嘱服用前列腺素合成酶抑制剂，月经来潮即开始服用药物效果佳，连服2 ~ 3日。常用药物有布洛芬、酮洛芬、甲氯芬那酸、双氯芬酸、甲芬那酸、萘普生。布洛芬200 ~ 400 mg，每日3 ~ 4次，或酮洛芬50 mg，每日3次。

（二）妊娠高血压综合征

妊娠高血压综合征是妊娠与血压升高并存的一组疾病，包括妊娠期高血压、子痫前期、子痫，以及慢性高血压并发子痫前期和妊娠合并慢性高血压，严重影响母婴健康，是孕产妇和围生儿病死率升高的主要原因。

1. 影响因素 流行病学调查发现，孕妇年龄≥40岁、子痫前期病史、抗磷脂抗体阳性、高血压、慢性肾炎、糖尿病、初次产检时BMI ≥ 35 kg/m^2、子痫前期家族史（母亲或姐妹）、本次妊娠为多胎妊娠、首次怀孕、妊娠间隔时间≥10年，以及孕早期收缩压≥130 mmHg或舒张压≥80 mmHg等均与子痫前期密切相关。

2. 保健指导

（1）产前：适当休息，保证充足睡眠，左侧卧位；保证充足的蛋白质和热量摄入，不建议限制食盐摄入；低钙饮食的孕妇建议补钙，口服1 g/d；有高凝倾向的孕妇每晚睡前口服低剂量阿司匹林（25 ~ 75 g/d）直至分娩。

（2）产时：注意观察自觉症状变化，监测血压并继续降压治疗，应将血压控制在≤160/110 mmHg，严密观察产程进展。①第一产程，嘱产妇多休息，密切监测血压、呼吸、尿量、胎心及子宫收缩情况，注意产妇自觉症状变化。②第二产程，避免产妇过度屏气用力，做好接产与会阴切开、手术助产的准备，协助医生手术助产，尽量缩短第二产程，做好新生儿窒息抢救准备。③第三产程，在胎儿前肩娩出后立即注射缩宫素，禁止使用麦角新碱类药物。及时娩出胎盘并按摩宫底，严密监测宫缩和血压情况，预防产后出血。

（3）产后：保持休息环境的舒适、安静，减少探视。产后 24 ～ 48 小时应注意预防产后子痫的发生，严密监测血压和蛋白尿，如血压≥ 150/100 mmHg，应继续降压治疗。大量硫酸镁治疗的患者易发生宫缩乏力性产后出血，注意观察子宫复旧情况和阴道流血量，防止产后出血。哺乳期应按医嘱服用降压药物。

（三）产后抑郁症

产后抑郁症是产褥期精神障碍的一种常见类型，主要表现为产褥期持续和严重的情绪低落以及一系列症状，包括抑郁、悲伤、沮丧、焦虑、易怒、睡眠障碍，严重者甚至绝望，有自杀或杀婴倾向。通常在产后 2 周内出现症状，不仅影响产妇的生活质量、社会功能和母婴情感，也影响婴幼儿的情绪、认知和行为发育。

1. 影响因素

（1）生物因素：分娩后，产妇下丘脑 – 垂体 – 性腺系统功能失调、激素分泌紊乱以及神经递质含量的变化可能与产后抑郁症的发生存在一定关联。

（2）遗传因素：有精神病家族史，特别是有家族抑郁症病史的产妇发病率高。既往抑郁病史也是产后抑郁症的危险因素。

（3）社会因素：围生期发生的负性生活事件，如失业、离婚、丧亲、家庭矛盾冲突、经济条件差、居住环境恶劣、缺少支持系统（特别是缺乏来自丈夫及长辈的支持与帮助）等，是产后抑郁较强的预测因素。

（4）心理因素：产妇具有敏感（神经质）、以自我为中心、情绪不稳定、社交能力不良、好强求全、固执、内向等个性特征，容易出现产后心理障碍。此外，对母亲角色认同有缺陷的产妇以及孕期情绪波动大、高度焦虑的产妇等容易发生产后抑郁症。

（5）产科因素：非计划怀孕、流产、妊娠并发症、难产、滞产、手术产等可增高产后抑郁症发生的风险。

2. 保健指导

（1）通过多种渠道普及与妊娠、分娩相关的知识，减轻孕产妇对妊娠、分娩的紧张和恐惧心理。

（2）对具有高危因素的产妇定期观察、多关心，避免不良刺激。对有不良妊娠（畸形）史、不良分娩（难产、死产）史的产妇，多鼓励，增强其自信心。

（3）提倡自然分娩，尽可能减少分娩对产妇的不良影响。在分娩过程中，护士对产妇尤其是对产程长、精神压力大的产妇要有爱心和耐心。实施无痛分娩和导乐陪伴分娩以减轻患者的痛苦和紧张情绪。

（4）帮助产妇适应母亲角色的转换：为产褥期产妇提供更多的情感支持和社会支持，指导产妇对情绪和生活进行自我调节，尽量调整好家庭关系，指导其养成良好的睡眠习惯。

（5）药物治疗：尽量选用不进入乳汁的抗抑郁药，在专科医生的指导下用药。临床常使用选择性 5- 羟色胺再摄取抑制药，如氟西汀、帕罗西汀、舍曲林。

（四）围绝经期情绪失调

围绝经期情绪失调是指发生在围绝经期的一系列精神、心理和行为障碍，包括情绪抑郁、对周围事物失去兴趣、食欲增加或下降、性欲低下、失眠或嗜睡、烦躁、易激惹、疲乏等。围绝经期情绪失调严重影响妇女的身心健康，因此，社区护士应加强对此期妇女的保健指导。

1. 影响因素

（1）雌激素低下：雌激素对围绝经期妇女情绪障碍的发生起一定作用。当妇女雌激素水平低下时，容易出现抑郁等情绪障碍。

（2）神经递质改变：多巴胺和去甲肾上腺素的合成与代谢的变化对围绝经期妇女的精神和情绪有一定影响。

（3）遗传因素：精神障碍的发生与个人性格特征、家庭遗传等因素有关。

（4）社会因素：婚姻状况、家庭收入、文化水平、工作情况、意外事故等因素与围绝经期情绪失调有关。一般情况下，夫妻感情不和、子女离家独立、家庭收入低、文化水平高、工作压力大、失业、意外事故等情况，可使围绝经期情绪失调发病率增高。

2. 保健指导

（1）社会支持：提高全社会和家庭成员对妇女围绝经期生理的认识、理解和关爱。足够的社会支持能缓冲各种生活事件对妇女心理健康的不良影响。此外，鼓励妇女多参与社区活动，使其树立积极、乐观的人生态度。

（2）心理指导：积极开展心理咨询，使妇女认识围绝经期生理过程，提高心理健康水平。采用认知行为疗法和人际心理治疗，使其正确认识围绝经期的各种变化，正确处理生活中遇到的各种问题，多与人沟通，消除心理压力，恢复心理平衡。

（3）雌激素补充：在医生的指导下使用雌激素补充治疗对围绝经期妇女精神障碍的治疗效果显著。适当的雌激素替代疗法可以改善围绝经期妇女的精神障碍症状，提高记忆力。

（4）药物治疗：在医生的指导下用药。对轻度精神障碍可用地西泮、氯氮䓬等药物辅助睡眠，谷维素可调节自主神经功能。症状明显的抑郁症患者可遵医嘱使用药物。

第三节　社区老年人保健

一、概述

人口老龄化已成为当今世界一个突出的社会问题。随着社会进步、经济发展、人们生活和健康水平的不断提高，以及医疗保健事业的进步与发展，人类平均寿命在逐渐延长，老年人口不断增多是社会发展的必然趋势。老年人处于衰老阶段，身体形态和功能上出现退行性变化，同时又要面对许多重大的负性生活事件，身心方面会出现巨大的波动。因此，如何对老年人这一特殊群体提供优质的护理服务，满足老年人生理、心理和社会需求，实现健康老龄化的战略目标，已成为国内外护理人员共同研究的问题。在我国，资源有限、经济尚未十分发达，老年保健与护理服务将成为社区十分重要的任务。做好老年人的社区保健工作，为他们提供满意和适宜的医疗保健服务，不仅有利于提高老年人的生活质量，还有利于促进社会的稳定和发展。

二、老年人与人口老龄化

（一）概念

1. 老年人　不同国家、不同年代对老年人的界定是不同的。世界卫生组织（WHO）2000年对老年人的划分标准是：60 ~ 74岁为年轻的老年人，75 ~ 89岁为老年人，90岁以上为长寿老人。西方一些发达国家认为65岁是进入老年期的标准。2013年我国颁布的《中华人民共和国老年人权益保障法》第二条规定：老年人的年龄起点标准是60周岁。

2. 人口老龄化　人口老龄化是指总人口中因年轻人口数量减少，年长人口数量增加而导致的老年人口比例相应增长的状态。人口老龄化反映的是一个时期内的动态过程，是人口年龄结构类型上的变动趋向，表示人口总体是在向年老型演变或者在年老型的基础上进一步发展。根据1956年联合国《人口老龄化及其社会经济后果》的划分标准和1982年维也纳老龄问题世界大会的定义，当一个国家或地区 60 岁及以上人口占总人口的比重超过 10%，或 65 岁及以上人口占总人口的比重超过 7% 时，即意味着这个国家或地区的人口处于老龄化状态。

（二）人口老龄化的现状

1. 世界人口老龄化现状 人口老龄化是世界人口发展的普遍趋势，世界人口老龄化具有以下趋势和特点。

（1）人口老龄化的速度加快：世界总人口以每年 1.2% 的速度增长，而 2010—2015 年老年人口增长率升至 3.1%。1950 年全世界约有 2 亿老年人，2011 年上升至 7.43 亿，2015 年约为 9.01 亿，预计到 2050 年老年人口数量将增至 20 亿。老年人口的比例可望从目前的 1/10 猛增至 1/5，平均每年增长 9000 万。

（2）发展中国家老年人口增长快：从 20 世纪 60 年代开始持续到现在，发展中国家老年人口的增长率是发达国家的 2 倍，也是世界人口增长率的 2 倍。目前，65 岁老年人口数量以每月 80 万的速度增长，其中 66% 集中在发展中国家。预计到 2050 年，全球老年人口中约有 82% 的老年人即超过 16 亿人将生活在发展中地区，4 亿老年人将生活在发达地区。

（3）高龄老人增长速度最快：80 岁以上高龄老人是老年人口中增速最快的群体，1950—2050 年，平均每年以 3.8% 的速度增长，远超过 60 岁以上人口的平均增速（2.6%）。2015 年全球 80 岁以上老年人口超过 1.24 亿，预计至 2050 年，高龄老人约 3.8 亿，占老年人总数的 1/5。

（4）女性占老年人口中的多数：一般而言，老年男性的平均寿命低于女性，2016 年《世界卫生统计》报告指出，全球老年人口平均寿命为 71.4 岁，其中女性 73.8 岁，男性 69.1 岁；日本老年女性平均寿命为 86.8 岁，居于首位，男性平均寿命为 80.5 岁；美国老年女性平均寿命为 81 岁，男性为 76 岁；我国老年女性平均寿命为 77.6 岁，男性为 74.6 岁。这种性别差异致使多数国家老年人口中女性超过男性。

2. 我国人口老龄化现状 目前，我国已经成为世界上老年人口最多的国家，也是人口老龄化发展速度最快的国家之一。我国统计局公布数据显示，截至 2014 年底，中国 60 岁以上的老年人占总人口的 15.5%，达到了 2.12 亿。据预测，到 2050 年，中国老年人口数量将达到 4.8 亿，几乎占全球老年人口的 1/4。届时，每 3 个人中就会有 1 个老年人。《中国老龄产业发展报告（2014）》中明确指出，中国已经步入老龄社会初期，而中国式的老龄化问题与世界其他国家相比，有其独特之处。

（1）老年人口规模大，老龄化增速快：目前，我国人口老龄化问题主要是老年人口的数量问题。联合国预测，中国在 21 世纪上半叶将一直是世界老年人口最多的国家；21 世纪下半叶，中国也还是仅次于印度的第二老年人口大国。预计到 2025 年，中国老年人口将达世界人口的 24%。届时，世界上每 4 ~ 5 个老年人中，就有 1 个中国人。与此同时，我国逐步将由快速老龄化步入加速老龄化阶段，是世界上人口老龄化速度最快的国家之一。中国 60 岁以上老年人口从 2005 年至 2045 年会从 11% 增长到 30%。2010 我国第六次人口普查数据显示，60 岁及以上人口较 2000 年上升 2.93%，其中 65 岁及以上人口占 8.87%，比 2000 年上升 1.91%。据预测，2025 年前，我国老年人口将以平均每年 3.28% 的速度增长。

（2）老龄化超前于现代化：我国是在人均收入水平较低、综合国力有限、社会保障体系不健全的条件下提前进入老龄化社会的，人口老龄化超前于经济社会的现代化，“未富先老”和“未备先老”的特征日益凸显，老年人面临着诸多问题和困难。

（3）人口老龄化发展不平衡：表现为“农村比城市先老”“东部比西部先老”“老龄化进程出现阶段性不均衡”等问题。目前，农村老龄化较例较城市高 1.24%。据预测，2025 年农村老龄化比例将率先达到 20%，比城市高 5%；到 2030 年将达到 29%，比城市高 7%，并将持续到 2040 年。由于区域发展不平衡，东部老龄化明显快于西部。上海市于 1979 年进入老龄化社会，是我国最早进入老龄化的地区，而西部地区刚刚进入老龄化社会，东西部相差 30 年。

（4）与高龄化、空巢化、贫困化、少子化等问题相伴随：高龄老人（80 岁及以上老年人）正以 2 倍于老年人口增速的速度增加，从 2012 年的 0.22 亿上升到 2015 年的 0.25 亿，年均增长 100 万人的态势将持续到 2025 年。预计到 2050 年，我国高龄老人总数将达到 9448 万，平均每 5 个老年人中就有 1 个是高龄老人。民政部调查数据显示，目前中国城乡空巢家庭超过 50%，部分大中城市达到 70%，其中农村留守老年人口约 4000 万，占农村老年人口的 37%，贫困老人约 2300 万。此外，由于家庭小型化使家庭养老功能明显弱化，导致部分老年人经济生活状况较差，心理问题突出。这些因素给应对人口老龄化增加了新难度。

三、养老及养老模式

随着社会经济、人口变化和经济全球化、市场化的发展，社会养老问题越来越受到人们的关注，并已成为世界各国普遍关心的社会问题。养老是指老年人随着年龄的增长，躯体功能逐渐衰退，老年人退出生产领域，日常生活自理能力减弱，需要外界提供经济、生活和心理等方面的支持。“养老模式”则是指一切有利于老年人生活和满足老年人需求的方法、途径、形式和手段。我国有庞大的老年人口，近年来老年人的养老需求越来越大。尽管我国大力发展社区养老服务设施和场所，在养老机构建设方面有了一定的发展，但仍不能满足人口老龄化的需求。如何实现“老有所养”和“老有所依”，已经成为我国重大而迫切的社会民生问题。除了借鉴其他国家的经验之外，由于我国人口数量庞大，养老模式应多元化，故急需找到符合中国国情的现代养老模式。目前，居家养老、机构养老和医养结合是我国三种最基本的养老模式，而以房养老、乡村养老、旅游养老等新型养老模式也在不断发展进行中。

（一）居家养老

居家养老模式是指以家庭为核心、以社区为依托、以专业化服务为依靠，由专业人员或社区志愿者及家人为居家老年人提供以日常生活照料和照顾为主要内容的社会化服务。它是一种社会化养老模式，而不是指我国传统的家庭养老方式。该模式具有投资少、成本低、服务广、收益大、收费低、服务方式灵活等特点。

居家养老主要依托社区，以社区服务为保障，将社区养老服务延伸到家庭，是体现家庭养老和社会养老双重优势的一种养老模式，尤其强调社区在居家养老中的重要作用，是老年人及其家属最愿意接受的养老方式，也是我国养老模式的主流。这种模式更注重对老年人心理和情感的关怀，使老年人尽可能过上正常化的生活，提高老年人的生活质量。

目前，大部分城市在社区建立养老护理服务中心，服务中心按照约定安排服务人员或志愿者到老人家中为老人提供服务。服务内容主要包括：基本生活照料、烹调、清洁等家政服务，陪护老人、倾听老人诉说亲情服务，以及精神慰藉、休闲娱乐设施支持等。居家养老服务的提供者主要有居家养老服务机构、老年社区、老年公寓、老年人日间服务中心，以及托老所的医疗保健、护理、家政服务等人员和社会志愿者等。

（二）机构养老

机构养老模式是指老年人居住在专业的养老机构中，由养老机构中的服务人员提供全方位、专业化服务的养老照顾，也是社会普遍认可的一种社会化养老模式，适合于高龄多病和无人照料的老年人。机构养老模式主要是以各种养老机构为载体，包括福利院、养老院、敬老院、老年公寓、托老所、老年护理院、临终关怀医院等，实现社会化的养老功能。这些养老机构具有专业化、社会化、市场化的特征，为老年人提供高水准的生活服务及健康护理。

养老机构除有医疗设施外，还设置有活动室和阅览室，定期举办文化建设活动，丰富老年人的娱乐生活和精神生活，提升老年人的生活质量。目前我国共有养老机构 3.8 万多家，床位 120 多万张，仅占老年人口总数的 1%。如果养老床位要发展到老年人口的 3%，至少需要 2000 亿美元，这在短期内是难以达到的。我国作为发展中国家，骤然进入老龄化社会，社会保障、服务系统不能很快解决老年人的生活服务、护理等养老问题，难以满足众多老年人的需求。养老机构还存在资金不足，医疗、护理和生活照顾人员缺乏，管理不完善等问题。

（三）医养结合

医养结合养老模式，是指将医疗资源与养老资源相结合，将养老机构和医院功能相结合，集医疗、护理、康复、养生、养老于一体，实现社会资源利用的最大化，为老年人提供生活照料和医疗康复、护理服务的新型养老模式。医养结合是在传统的生活护理服务、精神慰藉服务、老年文化服务的基础上，更加注重医疗、康复保健服务，涵盖医疗、健康咨询、健康体检、疾病诊治、护理服务以及临终关怀服务等，是对传统养老服务的延伸和补充。

目前，我国的医疗机构和养老机构功能相互独立，医疗和养老机构场所分离。空巢老人及居住养老机构老人的常见病、多发病的治疗、护理问题以及失能和半失能老人的照顾问题常困扰着养老机构和家庭。2013 年国务院印发了《关于促进健康服务业发展的若干意见》提出：鼓励医疗机构与养老机构加强合作，在养老服务中充分融入健康理念，加强医疗卫生服务支撑，推行医养结合养老模式。

（四）其他养老模式

1. **以房养老** 是指老年人为养老将自己购买的房屋出租、出售、抵押，以获取一定数额的养老金来维持自己的生活和养老服务的一种养老模式。在美国一些城市，以房养老已被认为是一种最有效的养老方式。

2. **乡村养老** 乡村的空气清新、生态环境优越、生活成本低廉，国外一些喜欢大自然的老年人退休后会选择在乡村的田园、牧场、小镇等地方养老，颐养天年。

3. **旅游养老** 国外很多老人退休后，喜欢到各地去欣赏秀美景色，体验不同的风俗民情，从而在旅游过程中实现养老。旅游机构通过与各地的养老机构合作，为老年人提供医、食、住、行、玩等一系列的服务。

四、老年人常见健康问题与保健指导

随着社会老龄化的进程，老年人健康问题的发生率不断上升。统计数据显示，有 1/3 的老年人出现 2 种以上的日常生活能力下降，30% 的居家老年人和 50% 的住院老年人有尿失禁，80% 的老年人有营养不良，60% 的居家老年人租住护理院，老年患者占有 60% 的急诊量，49% 的住院日和 85% 的长期照护床位。近年来，有学者引入“老年综合征”一词用于描述老年人由于年老体衰、智能和感官以及运动功能障碍等引发的一系列健康问题综合征。积极实施老年人的健康管理与护理，可有效预防老年人健康问题的发生，提高老年人的生活质量，降低医疗成本，节约医疗康复和护理费用。

知识链接

老年综合征是指老年人由于多种疾病或多种原因造成的同一种临床表现或问题综合征，包括日常活动能力下降、认知功能障碍、抑郁、谵妄、痴呆、沮丧、跌倒、骨质疏松、头晕、感觉丧失、营养不良和体重减轻、疼痛、药物滥用、尿失禁和医源性问题等。老年综合征严重影响老年人的身心健康，其相关护理内容已被列入 2006 年美国危重症护理及危重症急救护理的核心课程。

（一）跌倒

跌倒是一种不能自我控制的意外事件，指个体突发的、不自主的、非故意的体位改变，倒在地上或更低的平面上。国际疾病分类（ICD-10）将跌倒分为两类：从一个平面至另一个平面的跌落；同一平面的跌倒。

跌倒是我国人群伤害性死亡的第四位原因，而在65岁以上的老年人中则为首位。老年人跌倒死亡率随年龄的增长急剧上升。跌倒可致骨折、软组织损伤及脑部损伤等，不仅可致残、致死，还可影响老年人的身心健康。如跌倒后的恐惧心理可降低老年人的活动能力，使其活动范围受限，生活质量下降。

1. 危险因素

（1）内在因素

1）生理因素：老年人平衡能力、步态的稳定性下降是引发跌倒的主要原因。视觉、听觉、触觉、前庭觉及本体感觉减退，中枢神经系统的退行性变影响智力、肌力、肌张力、感觉、反应能力、步态及协同运动能力，使跌倒的危险性增加。骨骼、关节、韧带及肌肉的结构、功能损害和退化是引发跌倒的常见原因。

2）病理因素：凡是能导致老年人步态不稳、平衡功能失调、虚弱、眩晕或意识障碍的急、慢性疾病均可诱发跌倒。①神经系统疾病，如脑卒中、帕金森病、外周神经系统病变等；②心血管疾病，直立性低血压、脑梗死、小血管缺血性病变等；③影响视力的眼部疾病，白内障、青光眼、偏瘫等；④心理及认知因素，痴呆、抑郁症等；⑤其他，如晕厥、眩晕、惊厥、偏瘫、足部疾病及足或足趾的畸形等，均可增加老年人跌倒的危险。

3）药物因素：一些药物通过影响人的意识、精神、视觉、步态、平衡等而引起跌倒。可能引起跌倒的药物包括：①精神类药物，抗抑郁药、镇静催眠药、抗惊厥药等；②心血管药物，降血压药、利尿药、血管扩张药等；③其他，降血糖药、非甾体消炎药、镇痛药、多巴胺类药物、抗帕金森病药等。

4）心理因素：沮丧、抑郁、焦虑、情绪不佳及其导致的社会隔离均可增加跌倒的危险。沮丧可能会削弱老年人的注意力，导致老年人对环境危险因素的感知和反应能力下降。另外，害怕跌倒也使行为能力降低，活动受限，影响步态和平衡能力而增加跌倒的危险。

（2）外在因素

1）环境因素：①室内环境因素，灯光昏暗，地面湿滑、不平，过道有障碍物等；②户外环境因素，雨雪天气、台阶和人行道缺乏修缮、拥挤等；③个人环境，鞋尺寸不合适、鞋底不防滑、裤腿或睡裙下摆过长等。

2）社会因素：老年人的受教育水平和收入水平、卫生保健水平、享受社会服务和卫生服务的途径、室外环境的安全设计，以及老年人是否独居、与社会的交往和联系程度都会是跌倒的影响因素。

2. 临床表现 主要检查是否出现与跌倒相关的损伤。老年人跌倒后容易并发多种损伤，如软组织损伤、骨折、关节脱位和内脏器官受损等。跌倒时的具体情况不同，表现也不同，故需要重点检查着地部位、受伤部位，并对老年人做全面、细致的体格检查。详细检查外伤及骨折的严重程度，同时进行头部、胸腹部、四肢等的全面检查。观察生命体征、意识状态、面容、姿势等。检查听觉、视觉、神经功能等。

3. 紧急处理 老年人跌倒后，不要急于扶起，要分情况进行跌倒后的现场处理。

（1）意识不清者，立即拨打急救电话。

1）有外伤、出血时，立即止血、包扎。

2）对呕吐者，将头偏向一侧，并清理口、鼻腔呕吐物，保证呼吸道通畅。

3）对抽搐者，移至平整软地或身体下垫软物，防止碰伤、擦伤，必要时使用牙间垫等，防止舌咬伤。注意保护抽搐肢体，防止肌肉、骨骼损伤。

4）如发生呼吸、心搏停止，立即进行胸外心脏按压、口对口人工呼吸等急救措施。

5）如需搬动，应保证动作平稳，尽量使老年人平卧。

（2）意识清楚的情况

1）询问老年人跌倒情况及对跌倒过程是否有记忆，如不能记起跌倒过程，提示可能为晕厥或脑血管意外，应立即护送老年人到医院诊治或拨打急救电话。

2）询问是否有剧烈头痛，观察有无口角歪斜、言语不清、手脚无力等，如有，切忌立即扶起，否则可能加重脑出血或脑缺血。

3）有外伤、出血时，立即止血、包扎，并护送老年人到医院进一步处理。

4）如老年人试图自行站起，可协助老年人缓慢起立，于坐位或卧位休息，确认无碍后方可放手，并继续观察。

5）如需搬动，应保证动作平稳，尽量使老年人平卧休息。

4. **保健指导** 跌倒的保健指导，着重于指导如何预防再次发生跌倒。积极开展预防老年人跌倒的指导干预，将有助于减少老年人跌倒的发生，减轻老年人跌倒所致伤害的严重程度。

（1）增强防跌倒意识：加强防跌倒知识和技能的宣传教育，帮助老年人及其家属增强预防跌倒的意识。告知老年人及其家属发生跌倒时的紧急处理措施，同时告知紧急情况下如何寻求帮助等。

（2）合理运动：指导老年人坚持参加适宜的、规律的体育锻炼，如打太极拳、散步、游泳等，以增强其肌肉力量、柔韧性、协调性、平衡能力、步态稳定性和灵活性，从而减少跌倒的发生。

（3）合理用药：指导老年人按医嘱正确服药，不随意加药或减药，避免自行服用多种药物，尽可能减少用药剂量，了解药物的不良反应，注意用药后的反应。

（4）选择适当的辅助工具：指导老年人使用长度适宜、顶部面积较大的拐杖，并将拐杖、助行器及经常使用的物件等放在老年人触手可及的位置。

（5）创造安全的环境：①坚持无障碍观念。②室内光线应充足，通风良好，保持地面干燥、平坦、整洁。床边应放置容易伸手摸到的台灯；将经常使用的物件放在触手可及的位置，尽量不要登高取物。③衣着舒适、合身，避免过紧或过于宽松；鞋要合适，尽量避免穿拖鞋、鞋尺码过大、鞋底过滑等。

（6）调整生活方式：①避免走过陡的楼梯或台阶，上下楼梯、如厕时尽可能使用扶手。②转身、转头时动作一定要慢。③走路保持步态平稳，尽量慢走，避免携带沉重物品。④避免去人多及湿滑的地方。⑤乘坐交通工具时，应等车辆停稳后再上下车。⑥起身、下床时放慢速度。避免睡前饮水过多导致夜间多次起床如厕，夜间床旁尽量放置小便器。⑦避免在他人看不到的地方独自活动。

（7）保证良好的睡眠：夜间睡眠差可导致思维和判断力下降，易发生跌倒。老年人御寒能力差，夜间经常关闭门窗，使室内空气不流通，加之白天活动少或白天睡眠时间过长，导致夜间入睡困难或易醒，故寒冷季节老年人跌倒发生率较高。应指导老年人适当增加白天的活动，晚上保持室内空气流通，运用多种方法改善夜间睡眠。

（8）防治骨质疏松，减轻跌倒后损伤：指导老年人加强膳食营养，保持饮食均衡，适当补充维生素 D 和钙剂。对绝经期老年女性必要时应进行激素替代治疗，增加骨骼强度，降低跌倒后的损伤严重程度。

（二）便秘

便秘是指排便困难或排便次数减少，且粪便干结，便后无舒畅感。老年人便秘属于慢性便秘，慢性便秘使用罗马Ⅱ标准来诊断。罗马Ⅱ标准：在不用泻药的情况下，过去 12 个月中至少 12 周连续或者间断出现以下 2 个或 2 个以上症状即称为便秘。①大于 1/4 的时间排便费力；②大于 1/4 的时间粪便是团块或硬结；③大于 1/4 的时间有排便不尽感；④大于 1/4 的时间有排便时肛门阻塞或肛门梗阻；⑤大于 1/4 的时间排便需要用手协助；⑥大于 1/4 的时间每周排便少于 3 次。

便秘是老年人的常见症状，其便秘程度随年龄增长而加重。据统计，老年人的便秘发生率为 5% ~ 30%，长期卧床老年人可高达 80%，严重影响老年人的生活质量。此外，患者可出现腹胀不适、食欲缺乏、烦躁、失眠和头晕等症状，最常见的并发症为粪石性肠梗阻。此外，还可导致大肠癌、乳腺癌、高血压，甚至可诱发心绞痛、脑血管意外等严重健康问题。

1. 原因

（1）生理因素：随着年龄增长，老年人的食量和体力活动明显减少，胃肠道分泌消化液减少，肠管的张力和蠕动减弱，腹腔及盆底肌肉乏力，肛门内外括约肌松弛等，食物在肠内停留过久，水分被过度吸收引起便秘。

（2）不良饮食习惯：①膳食纤维摄入不足，日常生活中动物性食物多，谷类食物、膳食纤维的摄入量减少，肠道蠕动缓慢、排便不畅而造成便秘。②饮水不足，老年人口渴感觉迟钝，对体内高渗状态调节能力下降，易出现轻度脱水，增加便秘的危险。③不良的饮食行为，如饮酒、喜食辛辣食物、偏食或挑食等不良的饮食习惯与便秘的发生有关。

（3）活动减少：体力活动能促进肠道蠕动，有利于保持正常排便习惯。老年人，特别是慢性疾病或长期卧床生活不能自理的老人，缺乏体力活动，肠内容物长时间停留在肠腔，水分被过度吸收而造成粪质干结，排便困难。

（4）药物作用：抗胆碱能药、阿片类镇痛药、非甾体消炎药、利尿药、抗抑郁药、抗帕金森病药等可抑制肠道蠕动；含铝离子和钙离子的抗酸药、铋剂，可致肠内容物水分被过度吸收而引起便秘。

（5）神经系统疾病和心理障碍：中枢和末梢神经病变可导致便秘，如帕金森病、糖尿病性自主神经病变。此外，抑郁、焦虑等心理障碍及老年性痴呆者，还会存在主动排便能力下降。

2. 保健指导

（1）适当运动和锻炼

1）参加一般运动：老年人根据自身情况适当参加体育锻炼，如散步、慢跑、打太极拳等。

2）避免久坐久卧：避免长期卧床或坐轮椅等，如果不能自行活动，可以使用辅助器械，帮助其站立或进行被动活动。

3）腹部按摩：可做腹部按摩，取仰卧位，用手掌从右下腹开始顺时针向上、向左，再向下至左下腹，按摩至左下腹应加强力度，每天 2 ~ 3 次，每次 5 ~ 15 圈，站立时亦可进行此项活动。

4）收腹运动和肛提肌运动：收缩腹部与肛门肌肉 10 秒后放松，重复训练数次，以提高排便辅助肌的收缩力，增强排便能力。

5）卧床锻炼方法：躺在床上，将一条腿屈膝抬至胸前，每条腿练习 10 ~ 20 次，每天 3 ~ 4 次；从一侧翻身到另一侧（10 ~ 20 次），每天 4 ~ 10 次。

（2）形成健康的生活方式

1）培养良好的排便行为，指导老年人在晨起或早餐前排便，即使无便意，也要坚持蹲厕 3 ~ 5 分钟或用餐后 1 小时如厕。

2）改变不良饮食习惯，多食粗纤维含量高的食物，多饮水。

3）高血压、冠心病、脑血管意外患者应避免用力排便。若排便困难，要及时告知医务人员，采取相应措施，以免发生意外。

（3）正确使用通便药物

1）容积性泻药服用的同时需饮水 250 ml。

2）润滑性泻药不宜长期服用，以免影响脂溶性维生素的吸收。

3）温和的口服泻药多在服药后 6 ~ 10 小时发挥作用，故宜在睡前 1 小时服用。

4）复方聚乙二醇电解质散是一种新型的等渗性全肠灌洗液，通常 4 h 内导致腹泻，大量应用虽对水、电解质平衡无明显影响，但因为其由 1000 ml 液体所配制，故会引起腹胀、恶心等不适。

5）简易通便药的使用方法：老年人取左侧卧位，放松肛门括约肌，将药挤入肛门，保留 5 ~ 10 分钟后排便。

（三）疼痛

疼痛是由感觉刺激而产生的一种生理、心理反应及情感上的不愉快经历。疼痛是老年人晚年生活中经常存在的一种症状。

风湿、关节炎、骨折、胃炎、消化性溃疡、糖尿病、心绞痛、癌症等多种疾病可以诱发疼痛。65 岁以上的老年人有 80% ~ 85% 患有一种以上易诱发疼痛的疾病，故老年人各种疼痛的发病率高。老年人疼痛流行趋势为：①老年人持续性疼痛的发生率高于普通人群；②骨骼肌疼痛的发生率增高；③疼痛程度加重；④功能障碍与生活行为受限等症状明显增加。许多老年人常年生活在各种病痛折磨之中，不仅严重地影响生活质量，而且增加了社会负担。因此，老年人疼痛已经成为一个全社会都应当关注的普遍性社会问题。

1. 疼痛的特点及原因

（1）根据起病缓急和持续时间划分的疼痛类型及原因

1）急性疼痛：有明确原因引起的急性发作，如骨折、手术等，持续时间多在 1 个月内。常伴有自主神经系统症状，如心率加快、出汗，甚至血压轻度升高等。

2）慢性疼痛：起病较慢，一般超过 3 个月。多与慢性疾病有关，如糖尿病性周围神经病变、骨质疏松症等。一般无自主神经症状，但常伴有心理障碍，如抑郁。

（2）根据发病机制划分的疼痛类型及其原因

1）躯体疼痛：源自皮肤、筋膜或深部组织的疼痛，定位比较明确，性质为钝痛或剧痛。

2）内脏疼痛：源自脏器的浸润、压迫或牵拉，疼痛位置较深且定位不清，可伴牵涉痛。以腹腔脏器的炎症性疾病较为多见。

3）神经性疼痛：性质为放射样烧灼痛，常伴有局部感觉异常。常见原因是：疱疹后神经痛、糖尿病性周围神经病变、三叉神经痛等。

2. 保健指导

（1）用药指导：指导患者或家属遵医嘱按时服用止痛药物，心血管药、降血糖药、利尿药及中枢神经系统药都是老年人常用的药物。止痛药与这些药物合用时，应注意药物的相互作用可能带来的影响。同时，教会患者和家属使用常用的疼痛评估方法，以便采取正确、有效的镇痛方法。

（2）指导学会减轻疼痛的方法：疼痛时尽可能采取舒适的体位，尽量深呼吸，分散注意力。提倡清淡、高蛋白质、低脂、无刺激的易消化食物，少量多餐。保持排便通畅，减轻腹胀，以免诱发疼痛。保持情绪稳定。

（3）心理指导：重视、关心老年人的疼痛，认真倾听老年患者的主诉，给予适当安慰，减轻他们的心理负担。

（四）衰弱

衰弱是指一组由机体退行性改变和多种慢性疾病引起的机体易损性增加的老年综合征，是一种功能稳态失衡导致的病理生理状态，其特点是各器官系统分子、细胞和组织损伤的积累。其特征包括消瘦、耐力减低、平衡和运动功能下降、动作减慢、相对活动度降低，还可伴随认知功能的下降。衰弱发生率为 4.0% ~ 59.1%，常见于高龄老人，且女性高于男性。

1. 危险因素

（1）遗传因素：不同种族基因的多态性可能影响衰弱的临床表现，如非洲裔美国人衰弱发生率是其他美国人的 4 倍，墨西哥裔美国人衰弱发生率较欧洲裔美国人高 4.3%。

（2）生长发育：生长发育期的营养供给、体力活动（劳动、体育锻炼）等尤为重要。如果生长发育不良，则可因体能积累不足，导致老年期衰弱综合征的发生。

（3）生理因素：年龄和衰弱发生相关。随着年龄的增长，衰弱发生率显著增高。

（4）病理因素：多种疾病共存是衰弱重要的危险因素之一。心血管系统疾病、恶性肿瘤、肾衰竭、HIV 感染以及手术等均可促使衰弱发生。此外，脑卒中、骨折、慢性阻塞性肺疾病、糖尿病、关节炎及某些亚临床问题也与衰弱有关。

（5）营养不良和营养素摄入不足：营养不良是衰弱发生和发展的重要生物学机制。营养评分较差和摄入营养素少于 3 种（包括蛋白质、锌、钙、叶酸和维生素 A、C、E）的老年人易发生衰弱。

2. 保健指导

（1）饮食：戒烟限酒，摄入充足的营养物质，包括微量元素和矿物质等。

（2）运动：锻炼是提高老年人生活质量和机体功能最有效的方法。锻炼可提高动作灵活性和日常生活能力、改善步态、减少跌倒、增加骨密度及改善一般健康状况。可指导老年人进行自我锻炼，包括适当打太极拳。此外，还有个性化基于视觉反馈的平衡训练、家庭和社会支持的自我锻炼等。

（3）心理指导：指导老年人通过放松、参加各种社交活动等方式释放不良情绪，如焦虑、抑郁等。积极治疗基础疾病，如心力衰竭、糖尿病、慢性感染、恶性肿瘤等，做好疾病相关护理措施。

（五）阿尔茨海默病

阿尔茨海默病又称老年性痴呆，是一种中枢神经系统原发性退行性疾病，起病不明显、缓慢，呈现不可逆进展，是老年期痴呆最常见的一种类型。主要表现为记忆减退逐渐加重、认知功能障碍、人格改变及语言障碍等神经精神症状，严重影响社交、职业与生活功能。《世界阿尔茨海默病 2015 年报告》指出，全球每年约有 990 万例新发痴呆患者被诊断（每 3 秒钟就有 1 例）。随着世界人口老龄化程度加快，老年痴呆症患者人数成倍增长。到 2050 年，全球患有老年痴呆症的人数将从目前的 4600 万增加到 1 亿 3150 万。

1. 危险因素

（1）年龄：年龄是常见型阿尔茨海默病的主要诱发因素。阿尔茨海默病或痴呆症极少见于 30 岁以下人群。

（2）遗传因素：双胞胎阿尔茨海默病的遗传性作用因素占 70% ~ 80%。迅速进展性家族型阿尔茨海默病会在一个相对较早的年龄段发病，也就是说，患者会在 30 ~ 55 岁时发病。

（3）神经生化改变：神经递质（如乙酰胆碱、去甲肾上腺素）等减少，可影响记忆和认知功能。

（4）疾病因素：研究发现，老年性痴呆与脑血管供血不良、甲状腺功能减退等有关。脑外伤、叶酸和维生素 B_{12} 缺乏、酒精中毒、一氧化碳中毒、金属铝中毒等对脑功能也有一定的损害和影响。

（5）心理社会因素：包括低学历、丧偶、独居、经济状况差等。

2. 保健指导

（1）饮食指导：为老年人提供合理的膳食搭配，减少食盐摄入量，保持食物口味清淡，日常饮食中应增加鱼油的摄入，与蔬菜、水果等搭配食用，可帮助神经细胞再生，防止认知功能的下降。

（2）运动指导：多进行日常体育锻炼，可以减少糖尿病、心脏病、脑卒中等疾病发生，增加大脑血流量，也可以明显改善老年人的认知功能。进行适当的脑力训练（如做填字游戏、玩扑克牌等）可刺激大脑活动，有效预防老年性痴呆。

（3）心理指导：培养老年人积极、乐观的健康心理，多陪老年人散步、聊天，和老年人一起回顾以前美好的事，抚慰老年人的心理情绪。

（4）照料者的健康教育：阿尔茨海默病患者住院治疗是短暂的，出院后居家治疗和护理更为重要。告知照料者为患者佩戴腕带，防止走失；不随意改变环境，经常使用的小物品要有固定的位置，便于患者确认和使用，提高其生活自理能力。对于精神兴奋和躁动的患者要将剪刀、眼镜、义齿等收好，以免患者自伤或伤人。由于我国阿尔茨海默病患者的医疗保健服务体系不健全，长期繁重的日常生活护理给照料者身心带来颇大影响。因此，应做好照料者健康教育及保健指导，有条件的可通过社区将老年人集中活动，切勿将老年人关在家中拒绝人际交往。

本章小结

儿童、妇女、老年人群是社区卫生服务的重点保健人群。儿童青少年处于生长发育的动态变化过程中，处于人类生命周期中身心发展最快的阶段。根据生理、心理特点，社区护士应分别对学龄前儿童、学龄儿童进行保健管理及指导。妇女保健涉及女性的围婚期、围生期、产褥期、围绝经期等，社区护士应根据各期特点、保健要求以及影响妇女健康的卫生服务、社会环境等因素，制订保健对策和管理方法，开展妇女各期保健、妇女常见病和恶性肿瘤的普查普治、计划生育指导、妇女劳动保护、妇女心理保健等工作，以利于提高妇女健康水平。老年人处于衰老阶段，身体形态和功能上出现退行性变化，同时又要面对许多重大的负性生活事件，身心方面会产生巨大的波动。因此，应根据老年人生理、心理和社会需求等提供优质护理服务，提高老年人的生活质量，实现健康老龄化的战略目标。

自测题

A1 型题

1. WHO 提倡婴儿纯母乳喂养时间是（　　）
   A. 3 个月内　　B. 6 个月内　　C. 9 个月内
   D. 12 个月内　　E. 18 个月内
2. 一般 1 个月内进行新生儿家庭访视的次数是（　　）
   A. 1 ~ 2 次　　B. 2 ~ 3 次　　C. 3 ~ 4 次
   D. 5 ~ 6 次　　E. 7 ~ 8 次
3. 婴儿期预防传染病最有效的措施是（　　）
   A. 增加户外活动时间　　B. 提倡母乳喂养　　C. 预防贫血
   D. 预防接种　　E. 补充各种维生素和微量元素
4. 关于新生儿家庭访视内容，哪项**不正确**（　　）
   A. 初访重点是免疫接种
   B. 初访重点是了解分娩及哺乳期情况
   C. 周访重点是指导喂养
   D. 半月访应检查黄疸是否消退
   E. 满月访应指导喂养及日常护理

5. 关于婴儿期的预防接种，描述正确的是（　　）
A. 2 ~ 3 个月接种卡介苗
B. 2 个月开始口服脊髓灰质炎疫苗
C. 4 ~ 5 个月注射麻疹疫苗
D. 8 ~ 10 个月注射乙肝疫苗
E. 1 岁注射百白破疫苗

6. 乙肝疫苗初次免疫是（　　）
A. 注射 1 次
B. 每周 1 次，注射 2 次
C. 每个月 1 次，注射 2 次
D. 每个月 1 次，注射 3 次
E. 0 个月、1 个月、6 个月，共 3 次

7. 关于产后访视内容，描述不正确的是（　　）
A. 检查子宫收缩情况
B. 询问恶露情况
C. 检查全身情况
D. 了解计划生育情况
E. 检查腹部、会阴伤口愈合情况

8. 关于孕期自我监护方法，描述正确的是（　　）
A. 妊娠 30 周开始，每日 3 次，每次 1 小时
B. 妊娠 24 周开始，每日 2 次，每次 1 小时
C. 妊娠 32 周开始，每日 3 次，每次 1 小时
D. 妊娠 26 周开始，每日 2 次，每次 1 小时
E. 妊娠 28 周开始，每日 3 次，每次 1 小时

9. 关于围绝经期妇女保健，以下说法错误的是（　　）
A. 做好围绝经期保健知识的健康教育
B. 指导妇女合理安排生活
C. 此期无受孕可能，不必做计划生育指导
D. 指导妇女注意个人卫生
E. 每半年或一年做一次体检

10. 我国颁布的《中华人民共和国老年人权益保障法》规定：老年人的年龄起点标准是（　　）
A. 60 周岁　B. 55 周岁　C. 63 周岁　D. 65 周岁　E. 70 周岁

11. 目前我国养老的主流模式是（　　）
A. 居家养老
B. 机构养老
C. 医养结合
D. 以房养老
E. 乡村养老

A2 型题

12. 患者，女性，孕 34 周，因间断下肢水肿来诊。体格检查：血压 160/100 mmHg，水肿（+），其余正常。询问病史，孕妇自诉怀孕前血压无异常。此孕妇应诊断为（　　）
A. 妊娠高血压
B. 正常妊娠
C. 妊娠蛋白尿
D. 慢性肾炎合并妊娠
E. 重度子痫前期

13. 患者，女性，25 岁，孕 35 周因妊娠高血压综合征剖宫产一女婴，Apgar 评分 9 分，体重 3 kg。关于产后护理措施说法错误的是（　　）
A. 保持休息环境的舒适、安静
B. 产后 24 ~ 48 小时应注意预防产后子痫的发生
C. 严密监测血压和蛋白尿
D. 产后不需要继续降压治疗
E. 注意观察子宫复旧情况和阴道流血量

A3 型 /A4 型题

（14 ~ 15 题共用题干）

宋女士，25 岁，孕 40 周顺产娩出一女婴，Apgar 评分 10 分，体重 3.5 kg，产后第三天出院。第四天社区护士进行家庭访视时，产妇主诉哺乳时感乳头痛，检查发现左侧乳头有损伤。社区护士采取相关措施并进行母乳喂养指导。

14. 下列处理措施中错误的是（　　）
    A. 嘱产妇继续哺乳
    B. 湿热敷乳房 3 ~ 5 分钟
    C. 按摩乳房
    D. 挤出少量乳汁使乳晕变软，易被婴儿含接
    E. 协助产妇先喂哺左侧乳房
15. 社区护士指导其正确的哺乳方法，下列错误的是（　　）
    A. 哺乳前，用清水清洁乳房、乳头
    B. 哺乳前，用肥皂水清洁乳房、乳头
    C. 哺乳时，将乳头和乳晕大部分放入新生儿口中
    D. 婴儿吸空一侧乳房后再吸另一侧，两侧交替哺乳
    E. 哺乳结束时，用示指轻轻向下按压婴儿下颌，避免在口腔负压下拉出乳头而加重损伤

B 型题

（16 ~ 20 题共用备选答案）

A. 新生儿　　B. 2 个月　　C. 3 个月
D. 8 个月　　E. 4 岁

16. 乙肝疫苗开始接种的时间是（　　）
17. 麻疹疫苗开始接种的时间是（　　）
18. 百白破混合疫苗开始接种的时间是（　　）
19. 脊髓灰质炎疫苗开始接种的时间是（　　）
20. 卡介苗开始接种的时间是（　　）

（何凤英）

第六章 社区慢性病患者的护理与管理

思政之光

学习目标

1. 准确说出慢性病的概念、特点和分类。
2. 结合社区特点归纳出慢性病发生的危险因素。
3. 阐述社区常见慢性病病人的管理和护理。
4. 能够对社区常见慢性病采取预防措施。
5. 遵循德艺双馨标准，弘扬知行合一精神。

情景导入

男性，65 岁，吸烟 10 年，长期大量饮酒，喜食咸菜，近日来出现头痛、头晕、耳鸣、心悸、注意力不集中、记忆力减退，手足麻木、烦躁易怒、失眠、乏力等症状，近 2 天平均血压：收缩压 168 mmHg，舒张压 105 mmHg。

请问：

1. 考虑该患者是什么疾病?
2. 对该患者应该如何采取护理措施?

随着医学科学的发展和社会文明的进步，环境、饮食以及生活方式的改变，疾病谱发生了变化，慢性病开始逐步取代急性传染病而成为人类的主要健康问题。许多国家和政府也逐渐认识到，慢性病不仅是发达国家，而且是发展中国家的重要公共卫生问题，已经成为威胁人类健康的首要疾病。因此，对慢性病患者实施社区护理和管理已经成为社区护理的一个重要内容。

第一节 概　述

慢性病是一组病因不明确、发病潜伏期长、病理改变不可逆、不能自愈且很难治愈的非传染性疾病，主要包括心脑血管疾病（高血压、冠心病、脑卒中等）、糖尿病、恶性肿瘤和慢性阻塞性肺疾病（慢性气管炎、肺气肿等）、肥胖、精神病等。慢性病通常是终身性疾病，疼痛、伤残、昂贵的医疗费用等严重影响着慢性病患者的健康与生活质量，对有限的卫生资源造成持续消耗，对社会经济持续发展产生不利影响。

知识链接

资料表明，我国慢性病患者人数已经超过2亿，接近全国总人口的20%。其中，恶性肿瘤、脑血管病、心脏病三种慢性病死亡人数就已占全国目前因病死亡人数的63.4%。2000年全国死亡人数为731万，因慢性病死亡人数将近600万。近10年来，中国慢性病死亡人数占总死亡人数的比例呈现持续上升趋势，而且慢性病已成为城乡居民死亡的主要原因。城市和农村慢性病死亡人数的比例分别为85.3%和79.5%。

一、慢性病的概念及其特点

（一）概念

世界卫生组织（WHO）称慢性病为非传染性疾病。我国称其为慢性非传染性疾病，它不是特指某种疾病，而是对一类起病隐匿，病程长且病情迁延不愈，病因复杂，但缺乏确切证据的疾病的概括性总称。

美国疾病控制与预防中心对慢性非传染性疾病的定义为进行性的、不能自然痊愈及很少能够完全治愈的疾病。慢性非传染性疾病一般指不是由微生物引起的而是主要以生活方式、环境危险因素引起的恶性肿瘤、心脑血管疾病、糖尿病、慢性阻塞性肺疾病等的一组疾病。

（二）特点

1. **病因不明确**　慢性病的病因迄今未明。现代病因学研究证明，其发病与遗传因素、环境因素、行为因素和卫生服务因素等多种因素有关。

2. **潜伏期与病程长**　慢性病早期无明显症状，难以发现。其潜伏期长，患病时间也较长，可达数年或数十年，甚至终身。

3. **症状和体征不明显**　发病初期，慢性病的症状和体征一般不明显，部分患者常在体检时被发现，或某些症状反复迁延并逐渐加重，患者不能忍受，就医时才得以确诊。

4. **病理改变不可逆**　慢性病是一个长期且不可逆转的病理改变过程，在目前医疗条件下是不可治愈的，最终将导致功能障碍或丧失。但是经过良好的健康管理与护理，以及积极的治疗，可以控制疾病的发展，缓解症状，降低致残率和死亡率。

5. **不可治愈**　在目前的医疗水平下，慢性病是很难治愈的，需要长期的治疗和护理。慢性病最终会导致身体不同程度的残障，需长期用药和康复治疗。同时，需要根据病情给予患者生理、心理和社会三个方面的指导帮助。

6. **预防效果明显**　实践证明，实施“三级预防”措施，积极控制慢性病发生的危险因素，可以有效地降低慢性病的发病率和死亡率。

二、慢性病的流行病学特点

（一）分类

根据慢性病的影响程度，将慢性病分为三类：致命性慢性病、可能威胁生命的慢性病和非致命性慢性病。每类慢性病又按发病情况分为急发性与渐发性两种。

1. **致命性慢性病**

（1）急发性：急性白血病、胰腺癌、转移癌、肺癌、肝癌等。

（2）渐发性：获得性免疫缺陷综合征、肌萎缩侧索硬化等。

2. **可能威胁生命的慢性病**

（1）急发性：血友病、恶性贫血、脑卒中、心肌梗死、先天性心脏病等。

（2）渐发性：肺气肿、慢性酒精中毒、老年性痴呆、1 型糖尿病等。

3. 非致命性慢性病

（1）急发性：偏头痛、痛风、支气管哮喘、胆石症等。

（2）渐发性：帕金森病、骨关节炎、类风湿关节炎、溃疡性结肠炎、慢性支气管炎、高血压等。

（二）危险因素

慢性病的主要危险因素包括行为因素、环境因素、精神心理因素和不可改变因素四大类。其中年龄、性别、遗传因素是不可改变的，而行为因素、环境因素和精神心理因素是可以改变的。

1. 行为因素

（1）吸烟：烟草中含有苯和焦油。焦油可以导致肺癌、喉癌、食管癌等；尼古丁可以刺激交感神经，引起血管栓塞、血管内膜损伤和心律失常。吸烟会加重糖尿病，引起老年性痴呆。吸烟对女性有特殊危害。女性青年吸烟可导致痛经、月经紊乱、子宫和卵巢疾病。孕妇吸烟会影响胎儿的正常发育，导致胎儿发育停滞，早产、流产、死胎等。

（2）过量饮酒（酗酒）：酒对人有益还是有害取决于饮酒量的多少。过量饮酒（酗酒）能促使中性脂肪的合成旺盛，引起动脉硬化，还会大量沉积于肝内，降低肝的解毒功能，甚至造成肝硬化。饮酒与脑卒中、冠心病、原发性高血压密切相关，中度饮酒可增加脑卒中和原发性高血压的危险性。饮酒可增高某些恶性肿瘤的发病率。

（3）不合理膳食：高动物脂肪、高胆固醇饮食与动脉硬化发生呈正相关。高盐饮食可致高血压。烟熏和腌制的鱼、肉、菜等，含有较高的亚硝胺，长期食用易致恶性肿瘤的发生。另外，营养失衡也会造成一些相关慢性病发病率升高。

（4）运动量不足：运动可促进机体的新陈代谢，维持各器官的正常功能。现代人多采取静坐生活方式，能量摄入增加而消耗减少易导致体重超重或肥胖，使体内胆固醇和中性脂肪增加，引起整个机体的早衰，适应能力减退，抵抗能力下降，易发生 2 型糖尿病、高血压、冠心病和某些恶性肿瘤。世界卫生组织研究显示，每年全世界有 200 多万人因为运动量不足而死亡。每个国家有 65% ~ 85% 的成年人由于没有足够的体力活动而健康受损。

2. 环境因素

（1）自然环境：环境污染可破坏生态平衡和人们的正常生活条件，对人体健康产生直接、间接或潜在的有害影响。空气污染、水源污染、土壤污染、生活污染、噪声污染和放射性物质污染等都与恶性肿瘤或肺部疾病的发生密切相关。

（2）社会环境：国家的卫生政策、卫生资源配置，医疗卫生服务的水平、社会风俗习惯、文化教育普及程度、社会经济状况、人口的构成与流动状况等都不同程度地影响人们的健康。

3. 精神心理因素　精神紧张、情绪激动及各种应激状态，特别是经历紧张生活事件，会使人的心理状态失去平衡。长期压力过大，会引发神经系统功能失调、内分泌功能失调、机体免疫力降低，血压持续升高等变化，从而导致某些器官、系统疾病。

4. 不可改变因素　包括年龄、性别及遗传因素。这些因素在目前的医疗条件下是不可改变的。例如，许多慢性病的发病率与年龄呈正比，年龄越大，患病的概率越大。

三、慢性病的社区管理模式

（一）慢性病社区管理的意义

慢性病是一类与不良行为和生活方式密切相关的疾病，定期进行健康检查能及早发现慢性病，并通过及时治疗，促进康复，减少并发症和伤残的发生，从而提高生活质量。慢性病一般需要长时间的用药及其他治疗、护理，且不能完全治愈，需要特殊的康复治疗、训练及护理。因此，社区护理对慢性病的预防与控制意义重大。

1. **通过改变不良生活方式，提高治疗效果** 社区卫生服务机构对慢性病患者进行健康管理，可以有针对性地改变导致慢性病的不良生活方式等危险因素，从根本上提高慢性病的治疗效果。

2. **有利于增进社区居民的健康** 社区卫生服务机构可针对慢性病的一些共同危险因素展开全社区居民的健康教育，针对全体人群和不同疾病的高危人群，预防和控制慢性病的共同危险因素，从而提高社区居民的健康水平。

3. **有利于降低医疗费用，减轻经济负担** 在社区卫生服务机构开展慢性病健康管理，具有投资小、效益高的特点，不仅可以缓解医疗费用的不断增长，而且可以减轻慢性病患者的家庭经济负担。

4. **可充分利用医疗资源，有利于更好地发挥社区卫生服务机构的优势** 社区卫生服务机构在防治慢性病方面有很多优势，如慢性病患者居住地距离社区卫生服务机构比较近，社区卫生服务机构提供的服务价格较低，有相对完善的卫生组织与一定的卫生人力资源等。这些都有利于慢性病患者的可持续性治疗，能提高防治效果。同时，也有利于分流患者，缓解医院的接诊压力，充分、合理地利用卫生资源。

课堂互动

你能举例说明慢性病社区管理的工作模式吗？

（二）慢性病社区管理的工作模式

慢性病社区管理的工作主要由 3 个部分构成。

1. **健康调查** 即收集社区居民的健康资料。

2. **健康评价** 即根据所收集的健康信息对居民的健康状况及危险因素进行评估和分析。

3. **健康干预** 即针对居民的健康状况和危险因素，制订并实施合理的健康改善计划，以达到控制危险因素、促进健康的目的。

慢性病的病种多样，进行慢性病社区管理首先要由社区卫生服务机构通过健康体检、健康调查等方式收集健康信息，再在此基础上，确定居民的健康状况和危险因素，筛选出患病人群和高危人群，最后针对不同人群进行重点干预。

第二节 常见慢性病患者的社区护理与管理

不可治愈是慢性病的特点之一，慢性病一旦被确诊，患者就要与疾病做终身的斗争，接受终身的治疗。对于慢性病患者，重要的不仅是控制症状，而是能够满足正常地生活。良好的医疗卫生条件和患者的积极参与，可以减轻慢性病对患者的影响，提高患者的生活质量。以社区护理为中心，对社区常见慢性病患者实施健康教育、规范治疗、系统干预、动态管理，促进患者采用健康的生活行为方式、延缓或避免并发症的发生。

一、高血压患者的社区护理与管理

高血压可引起心、脑、肾等器官的并发症，严重危害着人类的健康。高血压是心、脑血管疾病重要的危险因素。

据统计，全世界高血压患病人数已达 6 亿，我国现有高血压患者约 1.6 亿人，高血压已成为中国居民的头号杀手。95% 以上的患者高血压起病隐匿，病因不明，称原发性高血压。约 5% 的高血压继发于某些确定的疾病或病因，称为继发性高血压，如肾血管性高血压等。我国人群高血压患病特点为“三高三低一复杂”，即：患病率高、致残率高、致死率高；知晓率低、治疗率低、控制率低；发病机制复杂。我国居民高血压的知晓率、治疗率、控制率分别只有30.2%、24.7%、6.1%，明显低于发达国家水平。

（一）原发性高血压的临床表现与诊断

1. **临床表现**　原发性高血压大多起病隐匿，进展缓慢，早期多无症状，常在精神紧张、情绪波动或劳累后血压增高，去除病因或休息后可降至正常。随着病情进展，可出现症状。高血压患者常见的症状有头痛、头晕、耳鸣、心悸、注意力不集中、记忆力减退、手足麻木、烦躁易怒、失眠、乏力等，也可出现视物模糊、鼻出血等较重症状。严重高血压可致心、脑、肾等靶器官损害。症状的轻重与血压升高的程度未必一致。体检时可闻及主动脉瓣第二心音亢进，长期持续高血压可有左心室肥厚，并可闻及第四心音。

2. **诊断**　1999年2月，世界卫生组织（WHO）和国际高血压学会（ISH）提出新的高血压分类标准（表6-1）。将高血压诊断标准定义为：在未服用抗高血压药的安静状态下，收缩压≥ 140 mmHg和（或）舒张压≥ 90 mmHg，测量2次或2次以上非同日血压，均符合上述标准，即可诊断为高血压。

表6-1　血压水平的定义和分类（WHO/ISH，1999年）

类别	收缩压（mmHg）		舒张压（mmHg）
理想血压	＜ 120	和	＜ 80
正常血压	＜ 130	和	＜ 85
正常高值	130 ~ 139	或	85 ~ 89
高血压			
1级高血压（轻度）	140 ~ 159	或	90 ~ 99
亚组：临界高血压	140 ~ 149	或	90 ~ 94
2级高血压（中度）	160 ~ 179	或	100 ~ 109
3级高血压（重度）	≥ 180	或	≥ 110
单纯收缩期高血压	≥ 140	和	＜ 90
亚组：临界收缩期高血压	140 ~ 149	和	＜ 90

注：当收缩压和舒张压属于不同分级时，以较高的级别作为标准

（二）原发性高血压患者的社区管理

我国根据《WHO/ISH高血压处理指南（1999年）》和《美国预防、检测、评估与治疗高血压全国联合委员会第六次报告》，结合我国国情和高血压患病的实际情况，制订了《中国高血压防治指南》。社区卫生服务工作者应按照《中国高血压防治指南》的要求，对社区的高血压患者进行规范化的管理。

1. **建立健康档案**　认真、细致地采集高血压患者的详细资料，包括患者的基本信息，如年龄、性别、职业、劳动类型及强度、文化程度、详细住址、联系方式；主要危险因素，如高血压既往史、家族史、生活方式、社会心理因素等；相关疾病，如脑血管疾病、心脏病、肾病等；实验室检查，如血糖、血脂、肾功能、心电图、眼底等检查；基本体检记录，如血压、身高、体重及体重指数等。借助计算机数据库等信息资源，建立高血压患者档案，为高血压的治疗和护理提供依据。

2. **健康教育和健康促进**

（1）健康教育：健康教育应以社区人群为对象，针对高血压高危人群重点进行，提高高血

压防治知识的普及率，改善不良生活方式，改变高危人群的不良行为。要从儿童做起，将防治高血压健康教育列为学校健康教育内容。对中小学生、家庭主妇、中老年人、高血压患者实施规范教育，逐步完善教育→参与→行为改变的健康教育模式。

（2）健康促进：社区卫生保健人员采取干预措施，帮助高血压患者将高血压防治知识落实到实际生活中。干预措施主要有限制食盐摄入量，戒烟和提倡不吸烟，限制饮酒，加强体力活动和体育锻炼，药物治疗等。

3. **高血压患者的随访管理** 定期随访，根据最初血压定时、定点（或上门）免费测量血压，并做详细记录。科学管理随访资料，对资料进行动态管理。指导患者学会自我测量血压。通过健康教育方式动员家属参与，积极帮助患病亲人调整生活方式，督促患者认真执行社区保健工作者制订的干预措施。指导患者通过经验交流，提高自我管理能力和增强战胜疾病的信心。对3级高血压患者，除坚持健康生活方式外，还应强调长期、规律按医嘱正确服药，不随意停药。对病情较重、伴有并发症、血压控制不理想的患者应积极建议住院进行检查和治疗。做好血压的监测，对具备危险因素人群（有高血压家族史、高血脂、重度吸烟、肥胖者），每年至少测一次血压。

知识链接

高血压的保健处方“三个三”，即：“三个半分钟”“三个半小时”和“三杯水”。“三个半分钟”是指早晨起床时，睁开眼后继续平卧半分钟，在床上再坐半分钟，然后双腿下垂床沿半分钟，最后方可下地。“三个半小时”是指早晨走步半小时，午睡半小时，傍晚散步半小时。“三杯水”是指晚上睡前饮一杯温水，半夜醒来饮一杯温水，早晨起床饮一杯温水。此处方简单、易行，且行之有效。

（三）原发性高血压患者的社区护理

原发性高血压患者的社区护理，应充分体现以患者为中心的现代护理理念，提高患者的生活质量。

1. 护理评估

（1）健康史及躯体、心理、社会评估：包括患者家族史和既往病史；一般情况与生命体征；生活方式与行为习惯；家庭与社会状况；心理状态及医疗状况等。

（2）实验室和辅助检查：血、尿、便常规检查，血糖、血脂、肾功能、心电图检查等。

2. 护理诊断

（1）疼痛（头痛）：与血压升高有关。

（2）有受损的危险：与头晕、急性低血压反应、视物模糊或意识改变有关。

（3）活动无耐力：与长期高血压致心功能减退有关。

（4）焦虑、恐惧：与血压控制不满意，与出现并发症有关。

（5）知识缺乏：缺乏改善行为及服用抗高血压药的相关知识；缺乏自我监控血压的知识。

（6）潜在并发症：高血压急症、脑血管病、心力衰竭、肾衰竭。

3. **护理目标** 患者情绪稳定；每日膳食中食盐量不超过5 g；戒烟；能坚持遵医嘱用药，血压控制在合适的范围，头痛程度减轻；能说出非药物疗法对控制高血压的意义；无并发症的发生。

4. 护理措施

（1）血压及症状监测：指导正确监测血压，测量血压要求固定体位、部位、时间，每天测量 2 次，相对固定测量人员、测量仪器并及时准确记录。评估患者头痛、头晕的程度和持续时间，是否伴有眼花、耳鸣、恶心、呕吐等症状，是否出现视物模糊、鼻出血等严重症状。

（2）饮食护理：指导患者以低热量、低脂肪、低胆固醇、高维生素食物为主，多吃水果、蔬菜，控制体重；养成良好的饮食习惯，细嚼慢咽，避免过饱，少吃零食等；同时限制食盐摄入量，戒烟，限制饮酒。

（3）运动指导：环境要安静、舒适，室内空气流通、温度适宜；保持愉快的心情，避免情绪激动；工作要劳逸结合，不做剧烈活动，以免血压突然升高。体育锻炼应根据个人健康情况选择适当的方式，如散步、慢跑、做广播操、练太极拳等。

（4）用药护理：遵照医嘱坚持按时服药，将血压控制在理想水平，同时注意药物的不良反应。警惕服用抗高血压药后出现急性低血压反应。

（5）心理护理：心理健康与否决定高血压患者治疗与康复的效果。心理护理的主要内容是指导患者学会自我调节，减轻精神压力，避免情绪激动、紧张等不良刺激，保持健康的心理状态。提高患者和家庭对高血压的认识和对治疗的重视程度，树立与疾病长期斗争的信心，自觉、积极地参与治疗及护理。从而达到有效地控制血压，预防并发症，提高生活质量的目的。

心理护理是非药物治疗中十分重要的内容。应根据患者的年龄、性别、人格特征、家庭功能等情况，选择适合患者且有利于高血压治疗与护理的方法，如心理训练、缓慢呼吸、情绪治疗、松弛疗法、音乐治疗等。

5. 护理评价　检查患者身体状况是否达到护理目标，如未达到需查找原因，及时修正护理目标和护理措施。在评价过程中，应体现以患者为中心，重视患者及家属对护理的满意度。

（四）高血压的三级预防

1. 一级预防　一级预防的目的是避免或延迟高血压的发生。一级预防可以使高血压的发病率下降 55%，并发症的发病率也随之下降。对一般人群，通过以倡导健康生活方式为主要内容的健康教育和健康促进活动，提高自我保护意识和防护能力。合理膳食，适当运动，戒烟限酒，心态平衡是对健康生活方式的最好概括。每年至少测量一次血压，可以早期发现和诊断高血压。对高危人群，实施危险因素（如血脂、体重指数等）筛选和监测，开展行为干预，如指导戒烟、低盐饮食、减轻体重等。

2. 二级预防　对已患高血压的人群通过建立健康档案、定期随访、指导用药和健康教育等手段，进行规范化治疗和管理，防止高血压加重，预防并发症。对高血压人群的血压动态变化、影响因素变化、认知情况变化、行为变化等进行监测。社区护士可以培训社区血压测量员，义务为居民测量血压。

3. 三级预防　抢救重度血压患者，有效防治并发症，同时进行康复治疗。对于高血压患者，除坚持健康的生活方式外，遵医嘱服药也非常重要。在高血压患者当中存在着三大误区，即不愿服药、不难受不服药、不按医嘱服药。除了少数早期被发现，病情轻，又能遵照科学生活方式的患者外，绝大多数高血压患者都需终身服药。一旦停药，血压会升高，病情反复，不仅损害心、脑、肾等靶器官，而且会使治疗难度加大。正确的方法是在医生的指导下，根据病情、季节、工作情况调整药物用量，提高患者的服药依从性，这是社区护士的重要工作。

➢ **考点：**高血压患者的社区护理措施有哪些？

二、糖尿病患者的社区护理与管理

糖尿病（diabetes mellitus，DM）是一组由遗传和环境因素相互作用而引起的一组以慢性高血糖为共同特征的代谢异常综合征。因胰岛素分泌或作用的缺陷，或者两者同时存在而引起的糖类、蛋白质、脂肪、水和电解质等代谢紊乱。随着病程进展，可出现多系统损害，导致眼、肾、神经、心脏、血管等组织的慢性进行性病变，引起功能缺陷和衰竭。病情严重或应激时可发生酮症酸中毒、高渗性昏迷等急性代谢紊乱。世界卫生组织（WHO）提出，将糖尿病分为 1 型糖尿病、2 型糖尿病、其他特殊类型糖尿病和妊娠期糖尿病。临床上以前两型多见。

知识链接

随着人口老龄化、人们生活方式改变和生活水平的提高，糖尿病患者人数正逐年增加。其中，2 型糖尿病发病率的增速远高于 1 型糖尿病。据现有资料分析，世界不同地区 1 型糖尿病的发病情况差异甚大，以北欧国家最高，而东南亚国家相对较低。我国是 1 型糖尿病发病率最低的国家之一，但由于人口基数大，故 1 型糖尿病患者的绝对数量并不少。近年来，世界各地 2 型糖尿病患者剧增是造成全世界糖尿病患者总数剧增的主要原因。WHO 报道，目前全世界约有糖尿病患者 1.75 亿，预测到 2025 年将上升到 3 亿。我国糖尿病患病率从 20 世纪 80—90 年代中期增高了 4 ~ 5 倍，估计现有糖尿病患者人数有 4 千多万，居世界第二位。糖尿病已成为严重威胁人类健康的世界性公共卫生问题。

（一）糖尿病的临床表现与诊断

1. 临床表现 1 型糖尿病多见于青年、儿童，起病急、病情重、症状明显，患者常出现“三多一少”的典型症状，即多饮、多尿、多食和体重减轻。2 型糖尿病多见于成年人，起病慢、症状相对较轻，容易被忽视。糖尿病患者还会有一些不典型的症状，如经常感到疲劳、视物模糊、皮肤瘙痒、性欲减退、月经失调、便秘、四肢酸痛、麻木、伤口愈合缓慢、容易饥饿等。也有一部分患者无明显症状，只是在体检时偶然被发现。

2. 诊断 我国糖尿病学会采纳的诊断标准为：①糖尿病症状 + 任何时间血浆葡萄糖水平≥ 11.1 mmol/L（200 mg/dl）；②空腹血浆葡萄糖水平≥ 7.0 mmol/L（126 mg/dl）；③口服葡萄糖耐量试验，2 小时血浆葡萄糖水平≥ 11.1 mmol/L（200 mg/dl）。符合以上三项中的一项，且在另一日再测一次证实，即可诊断为糖尿病。儿童糖尿病的诊断标准与成人一致。

（二）糖尿病患者的社区管理

糖尿病属终身疾病，需长期甚至终身的综合治疗与护理。因此，糖尿病社区预防和患者非住院治疗是主要的控制措施。糖尿病患者社区管理的根本目标是预防糖尿病并发症的发生。要尽可能早期诊断糖尿病，规范治疗和护理；纠正代谢紊乱，预防发生急性并发症，阻止或延缓慢性并发症的发生和发展，提高糖尿病患者的生活质量。具体方法有：

1. 建立健康档案 通过社区糖尿病筛查发现患者并及时进行登记，给每位糖尿病患者建立健康手册，记录体重、血压、血糖、饮食内容、运动量、用药情况及自觉症状等，为定期检查和治疗提供依据，并借助计算机数据库等信息资源建立糖尿病患者的档案。

2. 制订实施干预方案 根据患者的基本信息和健康档案，结合实际情况，为患者制订个体化的干预方案，及时为患者教授保健知识、保健技能和用药知识。

3. 健康教育和健康促进 通过健康教育，使患者知晓糖尿病的危害性，学会控制糖尿病的保健知识，知晓糖尿病的主要危险因素，意识到定期与社区医师联系的重要性。教患者学会自测血糖、自己注射胰岛素等护理技能，培养良好的生活习惯，自觉控制饮食，进行有规律的体育锻炼，调整心理压力，树立战胜疾病的信心。

4. 防治并发症 包括慢性并发症与急性并发症，急性并发症多为糖尿病酮症酸中毒和高渗性昏迷。

5. **定期随访与复查** 对糖尿病患者一般每2～3个月复查糖化血红蛋白，如血脂异常，每1～2个月监测1次，如无异常每6～12个月监测1次。体重每1～3个月测1次。以了解病情控制情况，及时调整用药剂量。每3～6个月到门诊定期复查，每年全身检查1次，以便尽早防治慢性并发症。

6. **效果评价** 进行阶段性评价，根据效果及时调整和完善个体化治疗与干预方案，使其具有更好的针对性和可行性。

（三）糖尿病患者的社区护理

1. 护理评估

（1）健康史及躯体、心理、社会评估：详细询问患病的有关因素，如有无糖尿病家族史，病毒感染史等；了解患者的生活方式、饮食习惯、体力活动情况；了解患者对疾病的认知程度，有无焦虑、恐惧等心理反应；检查和治疗经过及效果；有无“三多一少”症状；有无皮肤瘙痒；睡眠、运动及膳食情况；有无并发症；患者生命体征、体重、精神和神志状态等情况。

（2）实验室及辅助检查：空腹及餐后血糖、糖化血红蛋白、血脂、肾功能、电解质、心电图、眼底情况等。

2. 护理诊断

（1）营养失调，低于或高于机体需要量：与胰岛素分泌或作用缺陷引起糖、蛋白质、脂肪代谢紊乱有关。

（2）有体液不足危险：与血糖升高、尿渗透压增高有关。

（3）生活自理缺陷：与视力障碍有关。

（4）焦虑：与糖尿病慢性并发症、长期治疗导致经济负担加重有关。

（5）知识缺乏：缺乏对糖尿病的预防和自我护理知识。

（6）有感染的危险：与血糖增高、脂代谢紊乱、营养不良和微循环障碍有关。

（7）潜在并发症：低血糖、糖尿病足、酮症酸中毒、高渗性昏迷。

3. **护理目标** 患者体重恢复至正常水平并保持稳定，血糖正常或维持在理想水平；焦虑减轻或消失，能正确对待当前的健康状态；能采取适当措施预防和控制感染；加深对糖尿病的认识并积极配合治疗；未发生糖尿病急性并发症或发生时能被及时发现和处理。

4. **护理措施** 对明确诊断的糖尿病患者，应使其明白糖尿病是终身疾病，目前尚不能根治，需长期甚至是终身治疗。糖尿病健康教育是糖尿病治疗手段之一。良好的健康教育和充分调动患者的主观能动性，使其积极配合治疗，有利于疾病控制，防止各种并发症的发生和发展，提高患者的生活质量。

（1）饮食护理：饮食护理的目的是限制患者总热量，改善胰岛素的敏感性，降低血糖。饮食控制是重要的基础治疗措施，必须严格并长期执行。饮食护理的原则是平衡膳食，合理营养；严格限制高糖、高脂食物，多吃富含膳食纤维的食物；烹调以清淡为主；定时定量，少量多餐；达到和维持理想体重。

（2）运动疗法护理

1）运动疗法的作用：规律运动可促进血液循环，缓解轻、中度高血压；有助于2型糖尿病患者减轻体重；提高胰岛素的敏感性，减轻胰岛素抵抗，改善糖代谢，降低1型糖尿病患者的胰岛素用量；降低血脂；降低血小板凝集因子，减少血栓形成的机会，降低患心血管疾病的危险，改善心、肺功能，促进全身代谢。

2）运动的方式：最好做有氧运动。有氧运动是指在运动过程中，通过呼吸所得到的氧能够连续不断地供给肌肉，如散步、慢跑、骑自行车、做广播操、打太极拳、球类活动等。其中，散步比较安全，可作为首选的锻炼方式。

3）运动的注意事项：①运动时间相对固定，餐后0.5小时开始运动为宜；②进行高强度运动，应在运动前后测血糖，血糖低者应先加餐后运动，血糖过高则暂不运动；③运动时衣裤、鞋袜穿着舒适、合体；④运动中出现胸痛、胸闷、视物模糊等症状，应立即停止运动，并及时处理；⑤发生低血糖时，应立即停止运动，口服含糖饮料或食品，若不能缓解，应立即就医；⑥运动时，随身携带糖尿病急救卡，卡上注明本人姓名、年龄、家庭地址、电话号码和病情以备急用；⑦运动后检查皮肤、足部、关节；⑧运动后应做运动日记，以观察疗效和不良反应。

（3）用药护理

1）口服降血糖药治疗：通过饮食控制和运动疗法的非药物治疗2～3个月，血糖下降不理想者，可服用口服降血糖药。应了解各类降血糖药的药理作用、剂量、用法、不良反应和注意事项，指导患者正确服用。口服降血糖药分为磺脲类和双胍类。磺脲类药物的主要不良反应是低血糖反应，宜在餐前半小时口服，从小剂量开始。双胍类药物的主要不良反应为食欲缺乏、恶心、呕吐、厌食、腹泻等胃肠道反应，应在餐中或餐后服用，以减少胃肠道刺激。

2）胰岛素治疗：胰岛素是治疗糖尿病的一种效果最明显的药物。1型糖尿病患者必须采用胰岛素治疗，否则会出现酮症酸中毒，危及生命。2型糖尿病患者在严重高血糖、妊娠合并感染、创伤和大手术等情况下，需采用胰岛素注射。①给药方法，普通胰岛素于餐前半小时皮下注射，中、长效胰岛素于早餐前1小时注射。②注射部位，宜选择皮肤疏松部位，如上臂三角肌、臀大肌、大腿前侧、腹部等，注射部位应经常更换，以免形成硬结、脂肪萎缩，影响药物吸收与疗效。③胰岛素的不良反应，低血糖反应、过敏反应、注射部位脂肪萎缩或增生。④胰岛素的保存，将未开封的胰岛素放于冰箱4～8℃冷藏保存，正在使用的胰岛素在常温下可使用28天，无需放入冰箱，应避免过冷、过热、太阳直晒，否则可因蛋白质凝固变性而失效。

（4）并发症的护理

1）低血糖：低血糖是糖尿病治疗过程中常见的并发症。一般血糖低于2.8 mmol/L时可出现低血糖症状，包括头晕、肌震颤、心悸、饥饿感、出汗、虚弱无力等，严重时可出现抽搐、昏迷。如出现低血糖症状，对意识清醒的患者应尽快给予糖溶液、含糖饮料或饼干、面包等。对病情重，神志不清者，应立即静脉推注50%葡萄糖溶液40～60 ml或静脉滴注10%葡萄糖溶液。患者清醒后改进米、面食物，以防止再度昏迷。要注意查明低血糖的原因，予以纠正。

2）糖尿病足：糖尿病患者因血管病变和神经病变造成足部供血不足、感觉缺失并伴有感染。糖尿病足的主要表现有下肢疼痛、皮肤溃疡、间歇跛行或足部坏疽，是糖尿病患者致残的主要原因之一。预防糖尿病足，要做到每天检查双足1次，选择合适的鞋袜，避免足部受压；保持足部清洁，避免感染，促进肢体的血液循环；对于小伤口应先用消毒液（如乙醇）彻底清洁，然后用无菌纱布覆盖。避免使用碘酊等强刺激性的消毒液。不要使用鸡眼膏等腐蚀性药物，以免发生皮肤溃疡。若伤口在2～3天仍未愈合，应尽早就医。

（5）心理护理：糖尿病患者因疾病的长期性，常存在精神紧张、忧虑、恐惧、愤怒、孤独、忧郁、绝望等心理问题。应针对患者的具体情况给予支持和指导，帮助患者摆脱不良情绪的困扰，保持乐观、稳定、积极向上的情绪状态。①将糖尿病的常识、预后告诉患者，使他们了解糖尿病虽不能根治，但可通过终身治疗、饮食控制、规律生活、适当的体育锻炼而避免并发症的发生。②耐心倾听患者的诉说，并与之沟通、交流，指导患者学会转移注意力和宣泄情绪。

5. 护理评价 评价护理目标是否达到，如未达到需查找原因，修订计划。如病情出现变化，需请示医生或与其协商，重新制订计划。

（四）糖尿病的三级预防

1. **一级预防**　一级预防的目的是纠正可控制的糖尿病危险因素，预防糖尿病的发生。针对一般人群，加强糖尿病知识的宣传，提高居民对糖尿病及其危害的认识；提倡健康的生活方式；定期体检，一旦发现有糖耐量减低或空腹血糖受损，及早实施干预。针对高危人群（如糖耐量减低、肥胖者），开展糖尿病患者教育，强调控制糖尿病危险因素（如肥胖、缺乏体力活动、不合理的膳食及不健康的生活方式等）的重要性。加强筛查，尽早检出糖尿病。进行生活方式干预，如减少主食摄入、增加运动时间、减轻体重等。

2. **二级预防**　二级预防的目标是预防糖尿病的并发症。对每一位糖尿病患者，都应确立血糖控制目标。为患者制订饮食计划、运动计划、血糖监测计划；教会患者如何监测血糖及尿糖；纠正可能导致并发症的危险因素；进行并发症筛查。

3. **三级预防**　三级预防的目标是降低糖尿病的致残率和死亡率，提高糖尿病患者的生活质量。督促患者定期进行肾功能、视网膜、周围血管、周围神经等检查，发现问题及时处理，减少糖尿病肾病、糖尿病眼病、周围神经病变等慢性并发症的发生。

➢ **考点：**糖尿病患者的社区护理措施有哪些？

第三节　缓和护理与临终关怀

伴随着社会的进步，死亡与临终作为生命的结束阶段和每个人必须经历的阶段，越来越受到人们的重视。如何让老年人在生命的最后阶段宁静地面对死亡，减轻其生理和心理上的痛苦，尽可能舒适、安详地告别人生，走完人生的最后旅程；如何让患者家属得到情感支持，达到维持或增强身心健康的目的，是社区临终关怀的主要内容，也是社区护士的主要职责。

一、缓和护理

世界卫生组织（WHO）于2011年将缓和医疗定义为“通过早期识别、评估和预防性的干预手段来减轻严重疾病患者的身、心、灵的痛苦，从而提高患者及其家属在疾病过程中的生活质量”。美国国家缓和医疗临终关怀机构（National Hospice Palliative Care Organization，NHPCO）对缓和医疗定义的补充是：“缓和医疗将临终关怀的理念和原则延展到更广泛的人群，患者可以从疾病早期就开始接受这种治疗照护理念而全方位获益。随着病情的发展，缓和医疗的理念会逐渐帮助患者及其家人作出明智的医疗决定，并在疾病的后期为进入临终关怀阶段做准备”。

知识链接

美国医学研究所2010年在“未来护理学发展”的报告中指出，护理工作对医疗服务改革的成功至关重要，护士需要在医疗体系中占据更重要的地位。未来护理人员需要更高的受教育水平，特别在缓和医疗邻域需要充分发挥工作能力。

二、临终关怀

临终关怀又称善终服务、安宁照顾、安息护理、终末护理等，是对现代医学技术治愈无望的临终患者及其家属所提供的一种全面支持和照顾，包括生理、心理及社会等方面。

知识链接

临终是临近死亡的阶段，是指无论何种原因造成人体主要器官的生理功能趋于衰竭，各项体征显示生命活动走向终点的状态。

关于临终时间范围的界定，各个国家有不同的标准：

美国将临终时间界定为患者已无治疗意义，预期存活时间在6个月以内者；日本将临终界定为患者只有2～6个月存活时间；而英国将预后不到1年的患者称为临终患者；我国不少学者提出，将处于疾病末期、预期存活时间为2～3个月的患者称为临终患者。

（一）临终关怀的目的

临终关怀是以提高患者的生活质量为宗旨的一系列服务，应尽最大的努力减轻患者的疼痛和其他令人痛苦的症状，使临终患者的生活质量得以提高，尽可能使患者安宁、平静地度过人生的最后旅程，尽可能帮助家属和丧亲者平稳度过悲伤期并使家属的身心健康得到保护。近些年研究认为提高生活质量比延长生命期限更重要。

1. **以照料为主**　这种照料不是完全按照工作人员的主观想法去实施，而是以重视患者个人实际需求为前提，尽量按照患者和其家属的愿望去进行护理，最终达到舒适。

2. **维护临终患者的尊严和权利**　临终关怀强调在死亡前的临终阶段，患者的个人尊严不应该因生命活力的降低而递减，个人权利也不可因身体衰竭而被剥夺。社区护士应尊重、维护和支持其个人权利，如患者有权知道预后、参与治疗和护理方案的制订、选择死亡方式，保留个人的隐私。

3. **提高临终生活质量**　正确认识和尊重临终患者最后生活的价值，提高其生活质量是对临终患者最有效的服务，使他们能较顺利地摆脱对死亡的恐惧，接受亲属与工作人员的关怀，安详、舒适地过好人生的最后阶段。

4. **关心家属**　对临终患者提供全面照料的同时，社区护士也应对患者的家属提供心理、社会支持，帮助他们建立正确的死亡观，坦然地面对死亡、接受死亡。使家属既为临终患者生前提供照料，又为其死后提供居丧服务。

（二）临终患者的生理和心理特点

1. 生理特点

（1）呼吸困难：表现为呼吸困难，呼吸由快转慢、由深转浅，甚至出现潮式呼吸、张口呼吸、点头呼吸等，最终呼吸逐渐停止。

（2）胃肠道功能减弱：出现食欲减退、恶心、呕吐、腹胀、便秘或腹泻、脱水等症状。

（3）肌张力丧失：全身肌肉松弛、软瘫，表现为眼球内陷、上睑下垂、吞咽困难等。若肛门及膀胱括约肌松弛，则可能出现大小便失禁。

（4）循环功能衰竭：表现为皮肤苍白、湿冷，四肢发绀，脉搏细速、不规则或测不到，血压逐渐降低，甚至测不到。

（5）感知觉以及意识的改变：表现为视觉逐渐减退，由视物模糊发展到仅有光感；眼睑干燥、分泌物增多，听觉是最后消失的感觉。意识改变，可表现为嗜睡、意识模糊、昏睡、昏迷。

（6）疼痛：临终患者尤其是晚期癌症患者在生命的最后阶段大都遭受着疼痛的折磨，表现为表情痛苦、呻吟不止、辗转反侧及无法入眠。

2. **心理特点**　美国心理学家罗斯认为：临终患者的心理活动一般分为否认期、愤怒期、协议期、抑郁期、接受期5个发展阶段。

（1）否认（denial）期：当患者初次面对“不治之症”或疾病晚期等诊断时，往往以否认诊断或质疑诊断作为第一反应，继而会寻求再次检查，希望能否定之前的诊断。此种表现即为否认期患者的突出表现。

（2）愤怒（anger）期：当患者面对已无法改变的现实时，可能会表现出愤怒、怨恨的情绪，并容易迁怒于医护人员、家属及照顾者。

（3）协议（bargaining）期：当患者被迫接受现实时，为了延长生命，可能会提出各种协议性要求，并寻求各种方法缓解症状，乞求“奇迹”的出现。

（4）抑郁（depression）期：当病情不断发展、治疗无明显效果时，患者可能将陷入极度痛苦、绝望之中。

（5）接受（acceptance）期：当病情进一步恶化、死亡无法避免时，患者情绪将相对稳定，表情淡漠。由于机体极度衰竭，患者常处于嗜睡状态。

上述心理发展阶段因人而异，有的可以重合，有的可以提前，有的可以推后，也有的始终停留在某阶段，并非所有的临终者都按顺序经历各个阶段。

（三）临终患者的关怀内容及措施

1. **疼痛护理**　有效地控制疼痛是提高临终患者生活质量的重要途径，也是临终关怀的主要内容之一。

根据WHO的疼痛分级标准，将疼痛分为4级。

0级：无疼痛。

1级：有疼痛，不严重，可以忍受，不影响睡眠。

2级：疼痛明显，无法忍受，影响睡眠。

3级：疼痛剧烈，无法忍受，严重影响日常生活。

（1）药物镇痛：社区护士在准确评估患者疼痛的状况后，应协助全科医生认真实施镇痛方案。目前，我国主要采用WHO建议推广使用的“三阶梯镇痛疗法”。

第一步：一般性疼痛，只用非麻醉性镇痛药，如阿司匹林等。

第二步：中等疼痛，可用弱麻醉性镇痛药，如可待因等。

第三步：严重疼痛，可用强麻醉性镇痛药，如吗啡、哌替啶等。

为确保镇痛方案的有效，社区护士要切实做到按时给药、按需给药。同时，注意患者用药后的反应，指导家属妥善管理麻醉性镇痛药，以防发生意外。

（2）非药物镇痛：常用的方法有针灸法、按摩法、音乐疗法以及心理疗法等。

2. **心理护理**

（1）否认期：要加强与患者及其家属的沟通，逐步让患者了解病情，不能回避问题、欺骗患者、隐瞒病情，以免丧失患者的信任，要引导患者逐步面对现实，积极配合治疗。

（2）愤怒期：首先要理解患者的愤怒是面对死亡的正常反应，宽容、耐心、谅解患者的同时积极沟通，引导患者宣泄心中对死亡的恐惧和对未来的忧虑。

（3）协议期：此时的患者对医护人员态度友好、积极配合治疗，可能对治疗效果有过高的期望。这种情绪对患者是有益的，鼓励患者说出自己的诉求，尽量满足患者需求。

（4）抑郁期：此时患者情绪低落，护理人员应加强安全措施，以防患者采取极端行为。尽量多陪伴患者、鼓励和倾听患者表达自身的痛苦感受。有的患者想要有人陪伴，护理人员应当积极帮助联系家人、朋友或社区临终关怀志愿者。

（5）接受期：此时患者的身体功能衰竭、对外界刺激反应减弱。护理人员应提供安静、整洁的环境，为患者清洁身体，询问其是否有未完成的心愿，尽可能帮助完成。

3. **临终患者家属护理**　积极做好临终患者家属的心理照护已成为临终关怀的重要组成部分。社区护士应注意从以下几个方面关心、帮助家属。

（1）给予家属精神和心理上的关心和支持，帮助家属尽快接受事实。

（2）指导家属正确照顾患者，满足家属照顾患者的需要。

（3）协助家属做好善后处理。

（4）调动患者的社会关系体贴家属，帮助家属顺利度过居丧期。

本章小结

慢性病是一组病因不明确、发病潜伏期长、病理改变不可逆、不能自愈且很难治愈的非传染性疾病，主要包括心脑血管疾病（高血压、冠心病、脑卒中等）、糖尿病、恶性肿瘤和慢性阻塞性肺疾病（慢性气管炎、肺气肿等）、肥胖、精神病等。慢性病患者的社区护理和管理已经成为社区护理的一个重要内容。慢性病社区管理的工作主要由 3 个部分构成，分别是健康调查、健康评价、健康干预。原发性高血压患者的社区护理，应充分体现以患者为中心的现代护理观念，提高患者的生活质量，其护理措施包括：①血压及症状监测；②饮食护理；③运动指导；④用药护理；⑤心理护理。糖尿病患者社区管理的根本目标是预防糖尿病并发症的发生，其护理措施包括：①饮食护理；②运动疗法护理；③用药护理；④并发症的护理；⑤心理护理。如何让老年人在生命的最后阶段宁静地面对死亡，减轻其生理和心理上的痛苦，尽可能舒适、安详地告别人生，走完人生的最后旅程；如何让患者家属得到情感支持，维持或促进身心健康，是社区临终关怀的主要内容，也是社区护士的主要职责，包括疼痛护理、心理护理、临终患者家属护理。

自测题

A1 型题

1. 导致慢性病发病不可改变的危险因素是（　　）

A. 缺乏体力活动　B. 吸烟　C. 遗传

D. 不合理膳食　E. 精神紧张

2. 慢性病的特点是（　　）

A. 潜伏期与病程长　B. 症状与体征明显

C. 绝大多数可以治疗　D. 病理改变可逆

E. 病因明确

3. 关于原发性高血压患者的社区护理，描述**不正确**的是（　　）

A. 避免紧张和情绪激动

B. 根据个体健康状况选择适当的体育运动

C. 根据血压间断服用抗高压药

D. 低盐、低脂饮食

E. 监测血压

4. 高血压患者社区管理措施**不包括**（　　）

A. 血压及症状监测　B. 健康体检

C. 高血压患者筛查　D. 随访评估

E. 分类干预

5. 下列选项不属于糖尿病危险因素的是（　　）
A. 高血压　　B. 精神紧张　　C. 低盐饮食
D. 肥胖　　E. 缺乏运动

6. 下列不属于糖尿病社区护理措施的是（　　）
A. 病情监测　　B. 用药护理　　C. 运动疗法护理
D. 饮食护理　　E. 对症治疗

7. 糖尿病患者社区管理措施不包括（　　）
A. 糖尿病患者筛查　　B. 随访评估　　C. 健康体检
D. 分类干预　　E. 空腹血糖测定

A2 型题

8. 患者，女性，60 岁，既往有高血压病史。患者突然出现头痛、恶心 1 天，血压 190/135 mmHg。该患者可能为（　　）
A. 1 级高血压　　B. 2 级高血压　　C. 3 级高血压
D. 临界高血压　　E. 高血压危象患者

9. 患者，女性，57 岁。近 2 个月来体重减轻 9 kg，出现食欲明显旺盛，饮水增多，排尿次数增多，皮肤瘙痒等症状，查空腹血糖为 7.9 mmol/L。初步考虑为（　　）
A. 甲状腺功能亢进症　　B. 糖尿病　　C. 泌尿系感染
D. 皮肤病　　E. 高血压

A3 型

（10 ～ 14 题共用题干）

患者，女性，59 岁，确诊为糖尿病，起初饮食控制治疗 4 个月，因无法接受口服降血糖药治疗，空腹血糖控制在 6.3 mmol/L 以下，之后患者未能坚持按医嘱服药及加强饮食控制，空腹血糖在 6.2 ～ 12.5 mmol/L 范围波动。2 天前饱餐后 2 小时出现昏迷，急诊入院，诊断为糖尿病高渗性昏迷。

10. 该患者在居家期间最主要的护理诊断是（　　）
A. 饮食控制不良　　B. 运动量不足　　C. 活动无耐力
D. 营养不良　　E. 药物依从性差

11. 针对护理诊断相应的预期护理目标是（　　）
A. 加强营养
B. 坚持锻炼
C. 饮食控制良好
D. 长期严格按医嘱服用降血糖药和进行饮食控制
E. 需要及时服药

12. 为达到预期目标，社区护士应采取的最主要的护理措施是（　　）
A. 家属动员　　B. 心理护理　　C. 加强药物护理
D. 健康教育　　E. 行为干预

13. 如果该患者发生了糖尿病足，下列关于社区护理的内容正确的是（　　）
A. 伤口处涂甲紫溶液消毒并保持干燥
B. 伤口小可用碘酊消毒处理
C. 每天坚持小腿和足部运动 30 ～ 60 分钟
D. 鞋袜尽量紧些，防止水肿

E. 如有皮肤溃疡，应早期截肢，以防溃疡蔓延至整个腿部

14. 社区护士给糖尿病患者的饮食指导是（ ）

A. 低纤维素　　B. 低糖　　C. 低钙

D. 低钾　　E. 低盐

（刘媛洁）

第七章 社区传染病患者的护理与管理

思政之光

学习目标

1. 能阐述社区传染病的概念、传播流行的环节、预防原则。
2. 能阐述社区常见传染病病人的家庭访视要求、隔离和消毒指导。
3. 会描述传染病的社区访视管理内容。
4. 能说出社区传染病的分类及社区预防性护理措施。
5. 能理解弘扬伟大抗疫精神，为决胜全面建成小康社会、夺取新时代中国特色社会主义伟大胜利而不懈奋斗。

情景导入

某地一所小学20多名低年级学生出现呕吐、腹泻症状。据该市疾病预防控制中心新区工作站相关人员介绍，初步排除食物中毒，考虑是诺如病毒感染，还要等进一步检查结果出来才能确认。因为诺如病毒感染引发的症状和食物中毒类似，所以不少家长首先想到的是食物中毒。

请问什么是诺如病毒？它引起的症状有哪些？如何预防？

自从有了人类，传染病就始终与人类相伴相随。在人类漫长的发展进程中，传染病曾给人类文明的发展设置了各种障碍，成为威胁人类健康的头号杀手之一。几十年来，随着近代医学技术的发展，大部分传染病已经得到了有效的控制。但一些传染病，如艾滋病、肺结核、登革热、麻疹、鼠疫、埃博拉出血热等，却依然令人类健康备受威胁。因此，传染病的预防和控制仍不可懈怠。

第一节 概 述

一、传染病的概念、流行条件及分类

（一）概念

由各种病原体引起的、能在人与人、动物与动物或人与动物之间相互传播的一类疾病。

（二）流行条件

传染病具有传染性，不仅引起个体发病，还会在人群中流行。传染病在人群中发生、传播和终止的过程称为流行过程。传染病在人群中流行必须具备传染源、传播途径和易感人群三个

环节，若能完全切断其中的一个环节，即可防止该种传染病的传播和流行。

1. **传染源** 是指被病原体感染的人或动物。病原体不仅能在传染源体内生存和繁殖，而且能将病原体向外界播散。患者、病原微生物及被感染的动物等均可作为传染源，它们在流行中的重要性则因不同传染病而异。

（1）患者：这种传染源在疾病传播过程中起着重要的作用，因为许多传染病患者在发病期间能排出大量的病原体，如白喉、麻疹患者咳嗽，痢疾患者腹泻，都可以向外界播散病原体。但是，不同传染病在不同时期的传染性是不同的，大多数传染病在潜伏期阶段是没有传染性的，但病毒性肝炎、水痘、百日咳等则在潜伏期末有传染性。发病阶段是各种疾病传染性最强的时期。

（2）病原携带者：病原携带者可分为病后病原携带者和健康病原携带者，后者在感染病原体后没有出现症状，但可以排出病原体，称为隐性感染病例。有些传染病的病原携带者是重要传染源，如流行性脑脊髓膜炎、伤寒、细菌性痢疾、猩红热等病原携带者。这些隐性感染患者由于没有症状不易被发现和管理，但他们是传染病流行过程中的重要传染源。如何发现和处理病原携带者和隐性感染病例，是控制传染病流行的主要环节。

（3）被感染的动物：在人类的传染病中约有 1/3 的病种是以动物为传染源的。如牛、羊是炭疽病、布鲁菌病等的传染源，猪是钩端螺旋体病、流行性乙型脑炎、猪囊尾蚴病等的传染源，狗是狂犬病的主要传染源。

2. **传播途径** 是指病原体从传染源体内排出后再感染人或动物的过程。传播途径一般分为空气传播、水源传播、食物传播、接触传播、虫媒传播和土壤传播等。

3. **易感人群** 是指人群作为一个整体对某种传染病的易感程度，也是个体对病原体抵抗力强弱的一种表现。人群中易感者的多少，对传染病的发生和流行有很大影响。

（三）分类

我国于 1989 年颁布了《中华人民共和国传染病防治法》，并于 2013 年进行了最近一次修订。目前我国法定传染病分为甲类、乙类和丙类。

1. **甲类传染病** 包括鼠疫、霍乱。

2. **乙类传染病** 包括严重急性呼吸综合征、艾滋病、病毒性肝炎、脊髓灰质炎、人感染高致病性禽流感、麻疹、流行性出血热、狂犬病、流行性乙型脑炎、登革热、炭疽、细菌性痢疾、阿米巴痢疾、肺结核、伤寒和副伤寒、流行性脑脊髓膜炎、百日咳、白喉、新生儿破伤风、猩红热、布鲁菌病、淋病、梅毒、钩端螺旋体病、血吸虫病、疟疾。

3. **丙类传染病** 包括流行性感冒、流行性腮腺炎、风疹、急性出血性结膜炎、麻风病、流行性和地方性斑疹伤寒、黑热病、包虫病、丝虫病，以及除霍乱、细菌性和阿米巴痢疾、伤寒及副伤寒以外的感染性腹泻、手足口病。

国务院卫生行政部门根据传染病暴发、流行情况和危害程度，可以决定增加、减少或者调整乙类、丙类传染病的病种并予以公布。对乙类传染病中的严重急性呼吸综合征、炭疽中的肺炭疽和人感染高致病性禽流感，采取本法所称甲类传染病的预防、控制措施。其他乙类传染病和突发原因不明的传染病需要采取本法所称甲类传染病的预防、控制措施的，由国务院卫生行政部门及时报经国务院批准后予以公布、实施。根据 2013 年《国家卫生和计划生育委员会关于调整部分法定传染病病种管理工作的通知》，将甲型 H_1N_1 流感从乙类调整为丙类，并纳入现有流行性感冒进行管理；解除对人感染高致病性禽流感采取的传染病防治法规定的甲类传染病预防、控制措施。

课堂互动

我国规定管理的法定传染病分为哪三类？

知识链接

诺如病毒属杯状病毒，又名诺沃克病毒，源于1968年在美国俄亥俄州诺沃克一所学校引起的一次胃肠炎暴发，之后被更名为诺如病毒。诺如病毒是一种急性胃肠炎病毒，感染后引起胃肠道炎症，表现为恶心、呕吐、腹痛、腹泻、腹部痉挛等胃肠炎症状，以及头痛、发热、寒战、肌肉疼痛等病毒感染的全身中毒症状，严重时可因腹泻、脱水致死。

诺如病毒所致感染性腹泻在全世界范围内均有流行，全年均可发生感染，感染对象主要是成人和学龄儿童，寒冷季节高发，可在学校、餐馆、医院、托儿所等地集中暴发。

中国疾病预防控制中心的建议是：注意个人卫生、食品卫生和饮水卫生是预防的关键。

二、传染病的预防原则

由于传染病具有传染的特殊性，所以在传染病的社区护理中更要强调隔离、消毒和疫情报告等。通过隔离来控制传染源，实行消毒以切断传播途径，进而防止交叉感染和病原体的扩散。

（一）控制传染源

1. **传染病患者的管理**　必须做到“五早”管理，即早发现、早诊断、早报告、早隔离和早治疗。

（1）早发现、早诊断：建立健全城乡三级医疗防疫卫生网，方便群众就医；提高医务人员的业务水平，加强工作责任心，开展社区卫生宣传教育，提高群众对传染病的识别能力；有计划地对集体单位人员进行健康检查，对早期发现、早期诊断传染病具有重要意义。

（2）早报告：全面、迅速、准确地进行传染病报告是各级卫生人员的重要职责，也是防疫部门掌握疫情、做出判断、制订控制疫情策略及采取控制措施的基本依据。

1）报告人：执行职务的医疗保健人员、卫生防疫人员是法定报告人，其他行业的职工、干部、居民等各类人员也都有报告的义务。

2）报告种类：《中华人民共和国传染病防治法》规定的报告病种均需报告。

3）报告时限和方式：发现甲类传染病患者和乙类传染病中的肺炭疽、传染性非典型病原体肺炎、人感染高致病性禽流感患者或疑似患者，或其他不明原因传染病暴发时，应于2小时内用传染病报告卡通过网络报告；未实行网络直报的责任报告单位应于2小时内以电话、传真等最快的通讯方式向当地县级疾病防控机构报告，并于2小时内寄出传染病报告卡。发现乙类、丙类传染病患者或疑似患者，应在24小时内进行网络报告；未实行网络直报的责任报告单位应于24小时内寄出传染病报告卡。

（3）早隔离、早治疗：发现传染病患者或疑似患者，应将其安置在一定场所，使其不与健康人接触，便于集中管理、消毒和治疗，以防传染病蔓延。早期治疗不仅能使患者早期治愈，降低病死率，减少后遗症的发生，而且能及早消除病原体携带状态，终止患者继续作为传染源，减少疾病的传播机会。

2. **病原携带者和接触者的管理**　对传染病患者、疑似患者应做到“五早”管理。除患者外，病原携带者通常也是重要传染源，也应争取尽早发现并采取相应措施，使其无害化，因为各种传染病的携带者对于疾病传播的重要性不同，处理措施也不完全相同，可以按照病种有目的地进行检查、治疗、教育，建立健康登记卡、调整工作岗位及随访观察。

对密切接触传染源，可能受到感染的人，应采取应急预防接种、药物预防、医学观察，隔离或留验等措施，以防止其发病而成为传染源。

3. **动物传染源的管理**　对有经济价值的动物（如家禽、家畜），应尽可能加以治疗。对无经济价值的动物（如鼠类），则应杀灭并处理好尸体。对患病动物的分泌物、排泄物要彻底消毒。

（二）切断传播途径

切断传播途径是以消灭被污染的环境中的病原体及传递病原体的生物媒介为目的的措施。但是，由于各种传染病传播途径不同，故采取的措施也不一样，如对于肠道传染病，重点在粪便等污染物的处理及环境的消毒；对于呼吸道传染病，重点是空气消毒、通风换气、个人防护等；对虫媒传染病，应以杀虫防虫为主；某些传染病（如血吸虫病），由于传播因素复杂，应采取综合措施才能切断其传播途径。

（三）保护易感人群

易感者在传染病发生后能否被感染患病，取决于其对病原体防御能力的大小。保护易感人群可以提高人群对传染病的免疫力和抵抗力，降低传染病的发病率。

1. **增强非特异性免疫力** 主要措施包括定期举办健康教育讲座、改善居住环境、养成良好生活习惯、合理饮食、锻炼身体、保持良好的人际关系及愉快的心情。

2. **增强特异性免疫力** 特异性免疫力通过隐性感染、患传染病后或预防接种可获得。其中免疫接种对人群特异性免疫力的提高起着关键作用。

3. **药物预防** 对某些尚无特异性免疫方法或免疫效果尚不理想的传染病，在传染病流行期间可给患者周围的易感人群口服预防性的药物进行预防，如口服磺胺药可以预防流行性脑脊髓膜炎。

三、传染病的社区访视管理

（一）初访

1. **核实诊断** 要求各级医院门诊发现传染病后，立即填报传染病报告卡、就诊依据卡，由医院相关部门收集，根据患者居住或所在地址分发给地段责任医务人员。社区护士于 24 小时内进行访视管理。

2. **调查传染源** 调查该传染病在何时、何地、通过何种途径传播。

3. 判断疫情的性质和蔓延的情况。

4. **采取切实可行的防疫措施** 通过社区宣传让群众了解常见传染病的传播方式、隔离、消毒和护理等知识，通过宣传让居民了解社区服务的功能，知道传染病要进行访视及其重要意义。

5. **做好记录**。

（二）复访要求

1. 了解患者病情的发展和痊愈情况，进一步明确诊断。
2. 了解患者周围的继发情况，并对继发患者立案管理。
3. 检查防疫措施的落实情况，及时发现问题并加以纠正。
4. 填写传染病复访表。
5. 患者痊愈或死亡即结束本案的管理。

第二节　社区常见传染病患者的护理与管理

情景导入

患者，男性，35 岁，某公司经理。近 1 个月来出现低热、乏力、食欲缺乏、恶心，近半个月来上述症状明显加重，不思饮食、恶心、呕吐，餐后即吐，尿液呈浓茶色。患病后患者一直在外出差，工作繁忙，无暇休息并经常饮酒。体格检查：体温 37.8 ℃，脉搏 98 次 / 分，呼吸 20 次 / 分，血压 110/70 mmHg，重病容，嗜睡，巩膜及皮肤深度黄染，皮肤可见瘀斑，未见肝掌和蜘蛛痣，心、肺（－），腹胀明显，腹水（＋）。实验室检查：白细胞 23.5×10^9/L，中性粒细胞计数 0.85，淋巴细胞计数 0.15，血胆红素 19.4 mg/dl，丙氨酸氨基转移酶 120 U/L，凝血酶原活动度（PTA）0.35，HBsAg（＋），HBeAg（＋）。

问题：

1. 该患者的初步诊断是什么？
2. 该患者存在哪些患病危险因素？
3. 社区护士应如何指导其进行居家护理？

一、病毒性肝炎患者的社区护理与管理

病毒性肝炎是由多种肝炎病毒引起的，以肝脏炎症和坏死病变为主要临床表现的一组感染性疾病，属于法定报告的乙类传染病。病毒性肝炎具有传染性强、传播途径复杂、流行范围广和发病率高等特点。目前病毒性肝炎分为甲型、乙型、丙型、丁型和戊型五型。病毒性肝炎呈世界流行趋势，严重危害人类健康，阻碍社会经济的发展。

（一）社区预防性护理措施

1. 管理传染源　做好疫情报告及各类患者的隔离消毒工作。特殊行业（饮食、托幼和水源管理等行业）人员应定期体检，发现患者立即隔离治疗。

2. 切断传播途径　甲型、戊型肝炎传播途径相同，主要经消化道传播，即经粪 – 口传播。对此，在社区内应开展卫生宣传教育，养成良好的卫生饮食习惯，饭前便后要洗手，把好“病从口入”这一关。水产品不宜生吃，生食蔬菜要洗净后食用，对于已经发生甲型、戊型肝炎患者的家庭，除了将患者送入传染病医院隔离治疗外，还要将患者所用物品进行消毒处理。

乙型、丙型、丁型肝炎的传播途径主要是血液 – 体液（如精液、阴道分泌物等）传播。对此，应重点做到以下几点：

（1）各种医疗及预防注射要保证一人一针一管，医疗器械及用具实行“一人一用一消毒”，提倡使用一次性医疗用品，严格进行血液污染用品的消毒处理。

（2）日常生活中要注意防止皮肤黏膜损伤感染，如不要到卫生条件差的地方做文眉、文身、刮脸等美容服务。

（3）严格加强对血制品的管理，做好血制品 HBsAg 和抗 HCV 检测，阳性者不得出售和使用。

（4）加强母婴传播的阻断工作。

3. 保护易感人群　甲型肝炎罕有二次发病者，故免疫预防对象是未感染者，主要为儿童与肝炎患者有密切接触者，可接种甲肝疫苗从而提高人群免疫力，预防甲肝的发生和暴发流行。对于乙型肝炎，进行乙肝疫苗的预防接种是最有效的预防方法。对于乙型肝炎的高危易感人群，如乙肝病毒携带者的家人、医护人员，尤其是牙科、外科、血液透析单位、检验科等经常接触血液的工作人员，均应接种乙肝疫苗。

（二）家庭访视管理

1. 访视要求　所在社区发现病毒性肝炎后，社区护士应于 24 小时内进行初访。初访后 1 周进行第 1 次复访，自患者发病后 42 天，进行第 2 次复访。对慢性肝炎患者，应每年提交 1 次疫情报告卡，社区护士应每年至少访视 1 ~ 2 次。

2. 指导做好家庭隔离和消毒

（1）甲型、戊型肝炎自发病之日起隔离 3 周，按肠道传染病进行隔离和消毒。患者接触的食具、毛巾、衣服和床单等要单独使用，可用 0.3% ~ 0.5% 托克络辛钠（优氯净）或

1% ~ 5% 含氯消毒液浸泡 15 分钟后再用清水清洗。其他已被污染的用具可用上述消毒液擦拭消毒。污染的手可在流动水下用肥皂洗刷 1 ~ 2 分钟或 0.2% 优氯净浸泡 2 分钟后洗净。患者的呕吐物、排泄物要用漂白粉或 5% 优氯净混合静置 2 小时再倾倒。

（2）乙型、丙型、丁型肝炎病程较长（3 个月左右），患者隔离期要视情况而定，一般持续到肝功能正常、抗原消失后方可解除。因其为血液 – 体液传播，患者的牙刷、剃须刀、指甲刀和修脚刀应做到专用。

3. 指导患者

（1）休息：对急性肝炎、慢性肝炎活动期、丙氨酸氨基转移酶升高者应强调卧床休息，重症肝炎患者应绝对卧床休息。卧床期间鼓励患者在床上缓慢活动肢体，以保持肌力。待症状好转、黄疸消退、肝功能改善后，可逐渐增加活动量，但以不疲劳为度。肝功能正常 1 ~ 3 个月后可恢复日常活动及工作，避免过度疲劳及重体力劳动。

（2）饮食：急性肝炎期应给予患者清淡、易消化、富含维生素的食物。对热量摄入不足者应静脉补充葡萄糖。慢性肝炎期可适当增加蛋白质摄入量，以优质蛋白质为主，如牛奶、鸡蛋、瘦肉、鱼等。向患者和家属解释合理的饮食可以改善患者的营养状况，促进肝细胞再生和修复，利于肝功能恢复。各型肝炎患者均应戒酒和禁酒。腹胀者应减少产气食物（如牛奶、豆制品）摄入。

（3）嘱患者遵医嘱按时服药，忌滥用药物，以防增加肝脏负担，不利于疾病恢复。

二、肺结核患者的社区护理与管理

肺结核是由结核分枝杆菌引起的肺部感染，主要通过呼吸道传播，其次通过被结核分枝杆菌污染的食物或餐具而引起肠道感染。开放性肺结核患者的痰液是本病的主要传染源，飞沫传播是最主要的传播途径。量少、毒力弱的结核分枝杆菌多能被人体防御功能杀灭，只有量大、毒力强的结核分枝杆菌侵入人体，同时人体免疫力低下时才引起发病。2018 年 9 月 18 日世界卫生组织（WHO）发布《2018 年全球结核病报告》。据估算，2017 年全球的结核病潜伏感染人群约为 17 亿，潜伏感染率为 23%。全球新发结核病患者约 1000 万，结核病发病率为 133/10 万，其中小于 15 岁的儿童患者和艾滋病病毒感染者分别占新发患者的 10% 和 9%；30 个结核病高负担国家的新发患者人数占全球的 87.2%；印度（27.4%）、中国（8.9%）、印度尼西亚（8.4%）和菲律宾（5.8%）四国的新发患者人数约占全球的 50%。中国的估算结核病新发患者数为 88.9 万，估算结核病发病率为 63/10 万，在 30 个结核病高负担国家中估算结核病发病率排第 28 位。

（一）社区预防性保护措施

1. 建立健全社区预防体系。
2. 对易感人群进行卡介苗接种，对象为婴幼儿及学龄期儿童。
3. 勤洗手，经常开窗通风，积极锻炼身体，提高机体抵抗力。
4. 咳嗽、打喷嚏时要掩住口、鼻，不要对着他人，不随地吐痰。
5. 如果身边有肺结核患者，要尽快让其离开集体环境接受正规治疗，并对集体环境进行消毒。

6. 团体卫生的宣传教育 以演讲、挂图、电影、幻灯等方式，在社区的相关机构（如学校、居民大会等）进行有关结核病发病原因、病原体、传播途径、临床表现、检查及治疗方法、治疗原则、预防方法等方面的健康教育，使社区居民养成良好的卫生习惯，预防结核病的发生。

7. 接触者的检测及预防 家庭成员都应定期接受检查。对 15 岁以下儿童可做结核菌素试验，强阳性者需要服用抗结核药物预防；15 岁以上少年及成人可接受 X 线检查，以利于早期发现患者；学校中如有结核病患者，至少在患者所在班级或对全年级学生做结核菌素试验，对强阳性者也要预防性治疗。

（二）家庭访视管理

1. 访视要求 一般初次药物治疗期间，每个月访视一次；对再次治疗的患者，每 3 个月访视一次；对慢性开放性患者，每 6 个月复访一次。

2. 指导做好家庭隔离和消毒

（1）隔离措施：肺结核患者咳嗽、打喷嚏时要用手帕或肘部掩住口鼻，避免直接面对他人，减少结核分枝杆菌的播散。患者不能大声说话，以免细菌扩散。肺结核患者应该停工、休学，接受隔离治疗，独居一室，尽量避免去公共场所，尤其是封闭场所。传染期的患者去公共场所时应主动佩戴口罩，要养成不随地吐痰的卫生习惯，用纸将痰包起来进行焚烧。

（2）消毒措施：如家庭中有传染性肺结核患者，患者的餐具应经常用水煮沸，衣服、被褥可在太阳下暴晒。使用 70% 乙醇、0.5% 次氯酸钠溶液擦拭物品也可以杀灭结核分枝杆菌。对于室内物品，可购置紫外线灯进行消毒，房间要经常开窗通风。密切接触者如果出现咳嗽、咳痰超过 2 周，或痰中带血，必须立即去结核门诊就诊。

3. 指导患者

（1）休息：肺结核患者在疾病处于进展期、病灶处于高度活动状态、有严重的中毒症状或咯血时应卧床休息。当病灶好转无不良反应时，可在护理人员指导下进行适当锻炼，如散步、打太极拳等。

（2）饮食：肺结核是一种消耗性疾病，补充足够的能量和营养，可加速结核病灶的钙化，提高机体免疫力，促进机体康复。结核病的营养治疗原则是高能量、高蛋白质及富含维生素和矿物质的半流质饮食或普通饮食。食物尽量要注意色、香、味，同时为患者安排舒适的进食环境，以增进患者的食欲，保证其摄取足够的营养。

（3）指导和监督患者合理化疗：化学药物治疗（简称化疗）对结核病的控制起决定性作用。合理的化疗是指对活动性结核病患者坚持早期、联用、适量、规律和全程使用敏感药物的原则。让患者和家属了解药物的不良反应及观察不良反应的要点。如注意巩膜有无黄染、肝区是否疼痛、有无胃肠道反应等。

（4）密切观察病情变化：如有大量咯血、胸痛、呼吸困难且伴有大汗淋漓、血压下降等症状时，应立即送医院救治。

知识链接

根据国家《结核病防治规划实施工作手册》的相关规定，县（区）级疾病预防控制中心（结核病防治机构）负责对肺结核和疑似肺结核患者实行免费检查和治疗。

肺结核免费治疗对象有：

（1）初治涂阳（痰涂片阳性）肺结核患者：既往未使用过抗结核药或使用抗结核药未超过 30 天。结核病防治机构提供 6 个月标准的免费抗结核药，治疗期间免费查痰 3 次。

（2）复治涂阳肺结核患者：初治涂阳肺结核治疗失败、既往治愈后复发或使用抗结核药超过 30 天。结核病防治机构提供 8 个月标准的免费抗结核药，治疗期间免费查痰 3 次。

（3）重症涂阳肺结核患者：患者痰涂片检查结核分枝杆菌阴性，X 线检查显示粟粒型或新发空洞型肺结核。结核病防治机构提供 6 个月标准的免费抗结核药，治疗期间免费查痰 3 次。

（4）其他初治涂阴（痰涂片阴性）肺结核患者：痰涂片检查结核分枝杆菌阴性。结核病防治机构提供 6 个月标准的免费抗结核药，治疗期间免费查痰 3 次。

三、艾滋病患者的社区护理与管理

艾滋病全称为获得性免疫缺陷综合征，是由艾滋病病毒即人类免疫缺陷病毒（human immunodeficiency virus，HIV）引起的一种病死率极高的恶性传染病。HIV 病毒侵入人体，能破坏人体的免疫系统，使感染者逐渐丧失对各种疾病的抵抗能力，最后导致死亡。目前该病尚无疫苗可以预防，也无治愈的有效药物或方法。艾滋病于 1982 年定名，1983 年发现其病原体，是当前最棘手的医学难题之一。

（一）社区预防性护理措施

1. **管理传染源**　患者和无症状病毒携带者是本病的传染源，特别是后者。病毒主要存在于血液、精液、子宫和阴道分泌物中。其他体液（如唾液、泪液和乳汁）中也可含病毒，故均具有传染性。对新发患者及 HIV 感染者应依法报告疫情，患者应接受隔离治疗，HIV 感染者每半年左右到指定医院接受健康状况检查。禁止感染者献血、捐献精子及器官。对患者的血液、排泄物及分泌物进行彻底消毒。

2. **切断传播途径**

（1）开展性道德教育，树立健康积极的恋爱、婚姻和家庭观念，禁止卖淫、嫖娼。

（2）倡导社区居民杜绝毒品，珍爱生命。不要与注射毒品者发生性交。

（3）加强血液和血制品的检验工作，限制及严格管理一切进口的血制品。其他凡侵入人体的治疗、美容等器械均要严格消毒，做到一人一用一消毒。外出旅游最好自带牙刷、剃须刀和指甲刀等。

（4）为减少母婴传播，已感染 HIV 的育龄妇女应避免妊娠、哺乳。

（5）社区内的宾馆等涉外单位要做好床上用品、用具的消毒。

3. **保护易感人群**　对密切接触者应给予具体的医学指导，加强个人防护。对密切接触者或怀疑接触艾滋病者要做病毒感染检查，定期进行血液检测。医疗机构应建立完善的制度与有效的隔离消毒措施，以保障医护人员的安全。

课堂互动

艾滋病的主要传播途径是什么？怎样预防艾滋病？

（二）社区健康教育

1. 社区要积极参与预防艾滋病的宣传教育活动，宣传教育的内容为艾滋病防治基本知识、艾滋病相关国情国策、社会伦理等。采取大课堂与小讲堂并举，重点辅导与广泛宣传相结合的方法开展多种形式的健康教育活动，如举办师资培训班、开展艾滋病防治知识讲座、编印并发放预防艾滋病的知识传播材料、举办防治艾滋病知识竞赛等。

2. 开展有效的社区组织动员，是做好社区艾滋病预防工作的重要环节。掌握本社区艾滋患者和 HIV 感染者，在社区内营造一个友善、和谐、健康的生活环境，鼓励他们采取积极的生活态度，改变高危行为，配合治疗以利于延长生命，提高生活质量。

3. 关心 HIV 感染者及家人，替他们做好保密工作，他们也是疾病的受害者，应得到同情和帮助。不要歧视他们，对他们的歧视不仅不利于预防和控制艾滋病，还会使之成为社会的不安定因素。

4. 艾滋病是一种慢性病，潜伏期较长，虽然无特效治疗药物，但早期抗病毒治疗能缓解病情进展，减少机会性感染和肿瘤发生，预防或延缓艾滋病相关疾病的发生。因此，护理人员要向患者及家属说明认真配合治疗与检查是必要的，向其介绍本病的治疗方法、药物的使用方法和不良反应，并阐明坚持治疗对控制病情发展的重要性。

（三）家庭访视管理

已确诊的中晚期艾滋病患者需要住院治疗，对 HIV 感染者或艾滋病早期患者应给予访视管理。

1. **访视要求** 所在社区发现艾滋病患者或 HIV 感染者后，社区护士应于 24 小时内进行初访。一般初访后每月复访一次。

2. **指导做好家庭隔离和消毒** 对患者及病毒携带者要按照血液－体液隔离方式进行隔离。护理患者时要戴手套、口罩、护目镜，穿隔离衣。对患者使用过的物品或医疗器械应严格消毒，可用 10% 次氯酸钠溶液浸泡。用 0.2% 次氯酸钠溶液消毒地板、桌、椅。严格消毒患者的排泄物和被患者血液、体液等污染的一切物品。有条件者应在执行血液、体液隔离的基础上，实施保护性隔离，防止继发感染。

3. **指导患者**

（1）休息：为患者营造一个安静、舒适、空气清新的环境，协助做好生活护理。患者在急性感染期和艾滋病期应绝对卧床休息，有症状时尽量休息，症状减轻后可逐步起床活动。无症状感染者可从事正常工作与学习。

（2）饮食：患者由于长期发热、腹泻，消耗明显增多，应该给予高热量、高蛋白质、高维生素、易消化的饮食，以改善营养，增强机体抵抗力。必要时静脉补充所需营养和水分。

（3）防止感染：感染 HIV 后很长一段时间可无症状，因此要尽量为患者提供正常生活，注意卫生条件，防止继发感染。对患者的一般性感染应予以积极治疗，以免产生严重的并发症。

（4）心理支持：不歧视患者，尊重患者人格。动员其亲属和朋友给患者以关怀、同情和支持。多与患者沟通，了解患者的心理状态，有针对性地进行疏导。满足患者的合理要求，消除患者的孤独、恐惧感。应告知家庭成员与艾滋病患者及 HIV 感染者的日常生活和工作接触不会被感染艾滋病，如拥抱、握手、共同进餐、共用工具和办公用品等都无感染的危险。

（5）定期复查：在医生指导下服用提高免疫力的中药和西药，密切观察病情变化，一旦病情变化，应及时就诊。

本章小结

通过本章学习使学生对传染病的概念、传播流行的环节、预防原则、社区护理、社区预防等形成初步认识。本章重要的基本概念有传染病、传染病的流行条件。重点描述的内容有：传染病的防治原则；社区常见传染病的家庭访视管理内容及社区预防性保护措施；传染病的分类。

自测题

A1 型题

1. 传染病的特征最主要的是（ ）
   A. 病原体　B. 传染性　C. 地方性
   D. 季节性　E. 时代性
2. 甲类传染病有（ ）
   A. 霍乱、鼠疫
   B. 麻疹、疟疾

C. 传染性非典型肺炎、人感染高致病性禽流感
D. 流行性乙型脑炎、血吸虫病
E. 手足口病、结核病

3. 病原携带者是指（　　）
A. 接触病原体的人
B. 接触传染病患者的人
C. 感染病原体无临床症状但能排出病原体的人
D. 感染病原体有临床症状也能排出病原体的人
E. 被感染的动物

4. 2008 年 5 月 2 日国务院正式将手足口病列为哪类传染病（　　）
A. 甲类　B. 丙类　C. 乙类　D. 丁类　E. 戊类

5. 传染病在人群中发生、发展以及引起流行必须具备的条件是（　　）
A. 传染源　B. 传染源、传染途径和易感人群
C. 动物宿主和易感儿童　D. 易感儿童
E. 传播途径

6. 可传播 HIV 的是（　　）
A. 蚊虫叮咬　B. 与 HIV 感染者握手
C. 与 HIV 感染者拥抱　D. 分娩过程中胎儿经产道娩出
E. 与 HIV 感染者共同进餐

7. 肺结核化学治疗的原则是（　　）
A. 早期、联合、适量、规律、全程　B. 仅早期使用抗结核药
C. 间断使用抗结核药　D. 仅用一种杀菌药
E. 药物剂量应偏大

8. 乙型病毒性肝炎最主要的传播途径是（　　）
A. 粪－口传播　B. 血液传播　C. 呼吸道传播
D. 蚊虫叮咬　E. 水源传播

9. 传染病的二级预防要做到“五早”，不包括（　　）
A. 早发现　B. 早诊断　C. 早治疗
D. 早隔离　E. 早宣传

A2 型题

10. 属于计划免疫程序的疫苗是（　　）
A. 乙脑疫苗　B. 流脑疫苗　C. 甲肝疫苗
D. 乙肝疫苗　E. 流感疫苗

11. 属于乙型肝炎传播途径的是（　　）
A. 呼吸道　B. 消化道　C. 虫媒传播
D. 血液传播　E. 一般生活接触

12. 现代结核病最主要的治疗方法是（　　）
A. 化学治疗　B. 手术治疗　C. 放射治疗
D. 中医中药治疗　E. 免疫疗法

13. 不属于乙类传染病的是（　　）
A. SARS　B. 艾滋病　C. 乙型肝炎
D. 霍乱　E. 脊髓灰质炎

14. 保护易感人群最主要的措施是（　　）
A. 使用转移因子等免疫激活剂
B. 使用高价免疫球蛋白
C. 预防性使用抗生素
D. 接种疫苗、菌苗或类毒素等
E. 加强营养，提高机体抵抗力

15. 不是空气传播的疾病是（　　）
A. 水痘
B. 麻疹
C. 肺结核
D. 风疹
E. 金黄色葡萄球菌感染

B 型题

（16 ~ 18 题共用备选答案）
A. 粪 – 口传播
B. 空气传播
C. 虫媒传播
D. 接触传播
E. 性传播

16. SARS 的主要传播途径是（　　）
17. 甲型肝炎的主要传播途径是（　　）
18. HIV 感染的主要传播途径是（　　）

（19 ~ 20 题共用备选答案）
A. 鼠疫、炭疽
B. 艾滋病、炭疽
C. 狂犬病、麻风病
D. 猩红热、丝虫病
E. 流行性感冒、流行性腮腺炎

19. 上述属于乙类传染病的是（　　）
20. 上述属于丙类传染病的是（　　）

（江　岚）

思政之光

第八章 社区康复护理

学习目标

1. 准确说出康复、康复医学、社区康复、康复医学评定的概念。
2. 结合社区康复的概念，说出社区康复护理的内容、社区康复的模式及内容。
3. 能说出康复医学评定、分类、步骤、方法；康复护理程序及常用护理技术。
4. 描述社区常见病伤残病人的康复如脑血管意外偏瘫病人康复护理、精神分裂症病人的社区康复护理。
5. 通过参与义诊，使大学生感恩生命，关注弱势群体，发扬人道主义精神。

情景导入

小刘，女性，27 岁，于某年护理学院毕业后至某社区卫生服务机构应聘康复护士的职位。面试专家提出如下几个问题，其应如何回答？

1. 什么是康复、康复护理以及社区康复护理？
2. 社区康复护理的对象主要是哪些？
3. 社区康复护理的工作内容有哪些？康复护理的方法有哪些？
4. 社区康复护士常用的康复技术有哪些？
5. 对骨折、偏瘫和高位截瘫患者如何进行康复护理？

康复医学是一门新兴学科，和预防医学、保健医学、临床医学并称为“四大医学”，是促进病、伤、残患者康复的医学学科。康复主要针对的是病、伤、残的功能障碍者，以整体的人为对象，以提高功能和生活质量并最终回归社会为目标。康复护理作为一门新兴学科，是康复医学的一个重要组成部分，贯穿于康复治疗的全过程。随着社会的发展，康复护理已成为现代护理工作的重要组成部分，其重要性越来越凸显出来。

第一节 概 述

一、康复和社区康复的概念

（一）康复的定义

“康复”译自英语 rehabilitation，是指重新获得能力或适应正常社会生活。康复应用于现代医学领域，主要是指身体状况、心智行为、工作能力以及社会生活能力的恢复。1969 年世界卫生组织（WHO）康复专家委员会对“康复”给出如下定义：康复是指综合、协调地应用医学的、社会的、教育的和职业的措施，对患者进行训练和再训练，使其能力达到尽可能高的水平。1981 年 WHO 康复专家委员会经过对数十年康复发展的总结再次对“康复”给出如下定义：康复是指应用各种有用的措施以减轻残疾的影响和使残疾人重返社会。20 世纪 90 年代 WHO 康复专家委员会正式将“康复”定义为：综合、协调地应用各种措施，最大限度地恢复和发展病、伤残者的身体、心理、社会、职业、娱乐、教育和与周围环境相适应的潜能。也就是说，康复是一个帮助病员或残疾人在其生理或解剖缺陷的限度内和环境条件许可的范围内，根据其愿望和生活计划，促进其在身体、心理、社会生活、职业、业余消遣和教育方面的潜能得到最充分发展的过程。

康复的最终目标是使病、伤残者重新走向生活、工作和社会。康复不仅针对疾病，而且着眼于整个人，从生理、心理、社会及经济能力等各方面进行全面康复。全面康复即包括医疗康复、康复工程、教育康复、社会康复和职业康复等方面。

（二）康复护理的定义

与传统的患者被动地接受护理人员照顾的“替代护理”相比，康复护理强调“自我护理和协同护理”，即在病情允许的条件下，通过护理人员对患者进行生活能力的康复训练和指导，充分发挥患者潜能，使患者达到部分或全部生活自理的目标。康复护理除包括基础护理内容外，还应用各种专门护理技术，对患者进行残余功能的恢复。

（三）社区康复的定义

1981 年世界卫生组织康复专家委员会对社区康复（community-based rehabilitation，CBR）的定义为：“社区康复是指在社区的层面采取的康复措施，这些措施是利用和依靠社区的人力资源而进行的，包括依靠有残损、残疾和残障人员本身，以及他们的家庭和社会工作者的共同参与”。

1994 年世界卫生组织、联合国教科文组织、国际劳工组织联合发表的《关于残疾人社区康复的联合意见书》对社区康复给出新的定义：“社区康复是社区发展计划中的一项康复策略，其目的是使所有残疾人享有康复服务、实现机会均等、充分参与的目标。社区康复的实施要依靠残疾人、残疾人亲友、残疾人所在的社区以及卫生、教育、劳动就业、社会保障等相关部门的共同努力”。在我国，社区康复也称基层康复，是指依靠社区本身的人力资源，建设一个由社区领导、卫生人员、民政人员、志愿者、社团、残疾者本人及其家属共同参与的社区康复系统。它是以三级卫生网络为依托、以家庭为单位、以个人为主要服务对象，在社区进行的残疾普查、预防和康复工作的全程康复服务。社区康复的目的是尽量减轻因病、伤、残带来的后果，最大限度地恢复病、伤、残者的功能和能力，增强其生活自理能力和参与社会生活的能力。

（四）社区康复护理的定义

社区康复护理（rehabilitative nursing in the community）是指在社区康复过程中，护士根据总的康复医疗计划，围绕全面康复目标，针对病、伤、残者的整体进行生理、心理、社会诸方面的康复指导，使他们自觉地坚持康复锻炼，减少残疾的影响，预防继发性残疾，以达到最大限度的康复。

课堂互动

请解释康复、康复护理、社区康复护理的概念。

二、社区康复管理体系

（一）社区康复的护理对象

1. **残疾人** 是指生理、心理、人体结构和组织功能的异常或缺失，使得部分或全部失去以正常方式从事个人或社会生活能力的人。残疾包括视力残疾、听力残疾、语言残疾、肢体残疾、智力残疾、精神残疾及多重残疾和其他残疾。

世界卫生组织按残疾的性质、程度和影响，把残疾分为以下 3 类。

（1）残损或病损：指身体结构和（或）功能有一定缺损，使生理、心理、智力活动受到不同程度的影响，但个人生活仍能自理。其影响在组织器官水平上。

（2）残疾或失能：指身体结构和（或）功能有严重缺损，造成生理、心理、智力活动的明显障碍，以至于不能在正常范围内以正常方式独立进行日常活动。其影响在个人水平上。

（3）残障：指由于病损和失能严重，不但个人生活不能自理，而且不能正常参加社会生活、学习和工作。其影响在社会水平上。

2. **老年人** 进入老年期后，机体生理功能退化，新陈代谢水平降低，便表现出耳目失聪、痴呆、行动不便等；特别是老年残疾人，在生活自理、经济收入、参与家庭和社会生活等方面存在着不同程度的康复需求。

3. **慢性病患者** 现代康复医学认为，康复存在于疾病的发生、发展过程中，康复范围已扩大到精神残疾、智力残疾、感官残疾以及心肺疾病、癌症、慢性疼痛等。这些疾病以慢性病的形式表现为各种各样的障碍，患者对康复护理的需求更为迫切。社区中常见的慢性病患者多是出院后或门诊康复后仍需继续康复者。

（二）社区康复的模式

社区康复根据康复对象采用不同的模式。我国目前采用的有以下几种：

（1）世界卫生组织模式：是一种以社区和家庭为基础，依靠初级卫生保健系统及上级医疗系统，建立社区康复网的社区康复模式，主要由卫生部门负责，通过残疾人、患者家属、社区康复员，采取简单、实用、有效、经济的康复措施。

（2）社区服务模式：是一种将社区康复纳入社区服务体系的社区康复模式，主要由民政部门负责，目的是为残疾人、老年人及生活能力有限的人提供职业康复和社会康复。如开办福利工厂、敬老院、残疾儿童寄托所、康复站等社区康复机构。

（3）家庭病床模式：是一种为社区康复对象在家庭设立家庭病床，进行医疗、预防、保健、护理和康复服务的社区康复模式，主要由社区卫生部门和医疗康复机构负责。

（4）特殊类型残疾人的社区康复模式：是一种专门为特殊类型的残疾人提供社区康复服务的社区康复模式，主要由民政部门与社区卫生部门、社区康复组织负责。如残疾儿童社区康复中心、脑血管病后遗症社区康复站、精神病患者社区康复院等。

第二节　社区常用康复护理的内容和方法

一、社区康复护理的内容

社区康复采用全面康复的形式，也就是说，从残疾的预防，到残疾人的医疗康复、教育康复、职业康复、社会康复，都是社区康复要完成的任务。

1. **残疾预防** 依靠社区的力量，落实各项有关残疾预防的措施，如新生儿接种卡介苗、乙肝疫苗，给儿童服食预防脊髓灰质炎的糖丸，进行其他预防接种，搞好优生优育和妇幼卫生保健工作，开展卫生宣传教育等工作，保持环境卫生、营养卫生、精神卫生，做好保健咨询、安全防护。这些工作一般都要与卫生院、社区医院的初级卫生保健工作结合进行。

2. **残疾普查**　依靠社区的力量，在本社区范围内挨家挨户进行调查，查出本社区的残疾人员及其分布并登记，做好残疾患者总数、分类、致残原因等的统计分析，为制订残疾预防和康复计划提供资料。

3. **康复训练**　依靠社区的力量，在家庭和社区康复站，对需要进行功能训练的残疾人开展必要的、可行的功能训练，如生活自理训练、步行训练、家务活动训练、儿童游戏活动训练、简单的语言沟通训练、心理辅导等，这是社区康复工作最基本的内容。对疑难、复杂病例则需要转诊到区、县、市级以上的医院、康复中心等有关专科进行康复诊断和治疗。

4. **教育康复**　依靠社区的力量，帮助残疾儿童解决上学问题，或组织开展社区内残疾儿童的特殊教育学习班。

5. **职业康复**　依靠社区的力量，对社区内还有一定劳动能力、有就业潜力的青壮年残疾人，提供就业咨询和辅导，或介绍到区、县、市的职业辅导和培训中心，进行就业前的评估和训练，对个别残疾人，指导学会并掌握自谋生计的技能和方法。社区内残疾人的就业，如有可能，尽量安排在社区开办的工厂、车间、商店、公司等单位。

6. **社会康复**　依靠社区的力量，组织残疾人与非残疾人在一起的文娱体育和社会活动，以及残疾人自己的文体活动；帮助残疾人解决医疗、住房、交通、参加社会活动等方面的困难和问题；对社区的群众、残疾人及其家属进行宣传教育，使大众能正确地对待残疾和残疾人，为残疾人重返社会创造条件。

7. **独立生活指导**　依靠社区的力量，协助社区内残疾人组织建立“独立生活互助中心”，提供有关残疾人独立生活的咨询和服务，如有关残疾人经济、法律、权益的咨询和维护、残疾人物品用具的购置和维修服务、独立生活技能咨询和指导等。

二、社区常用的康复护理技术和方法

社区残疾人康复护理是动员和利用社区、家庭和个人的资源，通过居家护理的方式，采用护理程序的方法对社区残疾人进行护理的过程。与一般护理程序相同，康复护理程序也分为五个基本步骤：评估、诊断、计划、实施、评价。它是一个持续的、循环的和动态变化的过程，具有系统性、动态性、人际互动性、目标指向性及普遍适用性的特征。

（一）评估

康复护理评估是指有目的、系统地收集康复护理对象的资料。此步骤在康复护理程序中很关键，是顺利进行康复护理工作的基础和制订护理计划的重要依据。

1. **社区评估**　进行社区概况调查及社区残疾人普查，分析残疾原因，针对残疾的预防措施、残疾人功能改善、残疾儿童受教育、残疾人职业康复就业情况等进行评估。

2. **个人评估**　询问病史，包括现病史、既往史、发育史、心理行为史、家庭和社会生活史。重点询问功能障碍发生的时间、原因、发展过程，对日常生活活动、工作、学习、社会活动的影响，以及治疗和适应情况。体格检查，重点在于与残疾有关的肢体及器官系统的检查。评估残疾者功能状况及残存的能力，以及患者的转移能力、平衡能力、日常生活能力、心理状态、语言能力、职业能力、社会生活能力等。

3. **家庭评估**　评估残疾者的家庭类型、家庭结构、家庭功能。

（二）诊断

诊断是对残疾者个人、家庭或社区现存和潜在的康复问题的护理判断，是为达到预期康复结果选择护理措施的基础，并力求对残疾人、其家庭及康复成员均有指导作用。

（三）计划

制订残疾人康复护理计划就是确定残疾人康复护理目标和拟订康复护理措施。康复护理目标包括长期目标和短期目标。康复护理目标应由残疾者、家庭、护士和其他康复成员一起制订。根据残疾人病情的轻重缓急、功能康复特征以及康复护理诊断提出的问题确定相应的康复护理目标，制订相应康复护理措施。残疾人康复护理计划应包括对家属的康复教育，指导家属照顾患者，训练家属执行康复活动和如何处理危机等。康复护理目标包括：

1. 残疾人能进行自我心理调节，身心功能、职业功能得到改善，残疾人能在某种意义上像正常人一样积极地生活。

2. 残疾人能在康复小组的指导下，按康复计划进行训练。

3. 通过训练，残疾人能正确使用辅助器具，生活基本能自理，无继发性残疾的发生。

4. 对残疾严重的患者，在不能达到上述目标的情况下，增进其自理程度，保持现有的功能或延缓功能衰退，提高生活质量。

（四）实施

1. 指导残疾人家庭进行居住环境改造，以便于残疾人生活和功能促进。

2. 给予心理疏导及支持，帮助残疾人树立信心，鼓励其参与康复训练，积极参与家庭及社会活动。

3. 加强家庭和社区的支持，协调社区有关部门及家庭成员在心理上和经济上给予关心、支持和照顾，使残疾人逐渐适应残疾后的家庭及社会生活。

4. 对残疾者、家属及社区人群进行预防残疾、康复知识的宣传教育，以降低残疾的发生率。

5. 指导残疾人恢复和改善日常生活活动能力，进行职业能力的再训练。日常生活活动是指人们在每日生活中，为了照顾自己的衣、食、住、行，保持个人卫生整洁和独立地在社区中生活所必须进行的一系列基本活动。日常生活活动能力是一种综合能力，它是个人独立的基础，也是一个人履行角色任务的准备性活动。病、伤、残者由于功能障碍，往往部分或全部失去日常生活活动能力。日常生活活动能力训练的目的，是要帮助病、伤、残者维持、促进和恢复自理能力，以改善健康状况和生活质量，使残疾者在家庭和社会中能够不依赖或少依赖他人而完成各项功能活动。日常生活常用体位及体位转换训练的康复护理技术主要有：

（1）体位及体位转换：体位应用在临床上通常指根据治疗、护理和康复的需要所采取并能保持的身体姿势和位置。临床上常用的各种体位包括：仰卧位、侧卧位、半卧位、坐位、俯卧位、膝胸卧位、截石位、中凹仰卧位、头低足高位、头高足低位等。康复治疗时，要针对疾病的不同特点选取不同体位，如脑卒中等上运动神经无损伤的患者，采取对抗痉挛模式的体位，有助于防止或减轻痉挛；烧伤后采取抗挛缩的功能体位可减轻因畸形而造成的日常生活活动障碍。

体位转换是指通过一定的方式改变身体的姿势或位置。根据康复训练的要求，需要有体位转换的配合，才能达到康复训练目的。定期的体位转换，可促进血液循环，预防因静止卧床而引起的坠积性肺炎、压疮、肌肉萎缩、关节挛缩和深静脉血栓形成等并发症，最大限度地保持各关节的活动范围。体位转换对于保障康复和促进康复效果具有极其重要的意义。

根据体位转换完成过程中主动用力程度，可将体位转换分为主动体位转换、助动体位转换和被动体位转换三种。主动体位转换是指患者能够按照自己的意愿，或者为了配合治疗、护理及康复的要求，不需任何外力帮助，通过自己的能力随意转换并保持身体的姿势和位置。助动体位转换是指患者必须在外力协助下，通过主动努力才能完成转变的动作并保持身体的姿势和位置。被动体位转换是指患者必须完全依赖外力搬动并利用支撑物才能保持身体的姿势和位置。外力通常由康复人员施加，也可由患者家属施加。支撑物可使用软枕、小棉被、浴巾和沙袋等。

体位转换的要求：不影响临床救治、避免病情进一步发展及恶化是采取任何体位及转换的前提；在体位转换前，应向患者及家属说明体位转换的原因及意义，以取得积极配合；在体位转换过程中，不可强力拖拉并注意动作协调、轻稳，尽可能鼓励患者发挥自身残存功能，同时给予必要的协助和指导。对保留导尿管和使用各种引流管的患者，在体位转换时，应先固定好各种导管，以防脱落；根据病情、康复治疗和护理的需要，选择相应的体位及其转换的方式、方法和间隔时间，一般 2 小时一次。在转换时应注意观察全身皮肤有无出血点，局部皮肤有无红斑、破溃及肢体血液循环是否良好等情况，发现异常要及时处理，并缩短间隔时间；体位转换后，要确保患者舒适、安全和保持功能位。

体位转换的方法：体位转换的方法很多，包括翻身法、移向床头法、从卧位到坐位、从坐位到站立位，以及从轮椅到床等转换方法。由于患者体重及病情不同，操作者可以采取一人协助转换法（适用于体重较轻、有一定移动能力的患者）或二人协助转换法（适用于体力极差或肥胖等患者）。

视频：
翻身侧卧技术

1）翻身法：①一人协助患者翻身法，患者仰卧，双手交叉相握于胸前上举或放于腹部，双膝屈曲，双足支撑在床面上。操作者站在病床一侧，先将患者两下肢移向近侧床缘，再移动患者肩部，然后一手扶托肩部，一手扶托髋部，轻推患者向对侧呈侧卧位，使患者背向操作者。如果在此卧位下进一步翻转，则可成为俯卧位。整理床铺，使患者舒适并维持功能位。②两人协助患者翻身法，患者仰卧，双手放于腹部或置于身体两侧。操作者两人同站在患者将翻向的对侧床边，一个操作者双手分别扶托患者颈肩部和腰部，另一操作者双手分别扶托患者臀部和腘窝部，两人动作一致的同时抬起患者使其转向对侧呈侧卧位。整理床铺，使患者舒适并维持功能位。

视频：
轴线翻身技术

2）移向床头法：①一人协助患者移向床头法，视病情将床头摇平，或放平床头支架，将枕头横立于床头，以保护患者避免碰伤。患者仰卧屈膝，双足支撑于床面上，一手或双手拉住床头栏杆。操作者一手稳住患者双足，一手在臀部提供上移的助力，协助患者移向床头。放回枕头，恢复床头原位或按需要抬高床头，整理床铺，使患者舒适并维持功能位。②两人协助患者移向床头法，视病情将床头摇平，或放平床头支架，将枕头横立于床头，以保护患者避免碰伤。患者仰卧屈膝，双足支撑于床面上，一手或双手拉住床头栏杆。操作者两人分别站在床的两侧，面向床头，两人同时一手扶托患者颈肩部，一手扶托患者臀部，动作一致的同时抬起患者并将其移向床头。放回枕头，恢复床头原位或按需要抬高床头，整理床铺，使患者舒适并维持功能位。

视频：
移向床头技术

3）仰卧位与坐位转换法：①从仰卧位到平坐位，患者取仰卧位，双上肢置于身体两侧，肘关节屈曲支撑于床面上。操作者站于患者侧前方，以双手扶托患者双肩并向上牵拉。指导患者利用双肘的支撑抬起上部躯干后，逐渐改用双手掌支撑身体而坐起。使患者保持舒适坐位。②从平坐位到仰卧位，患者取平坐位，从双手掌支撑于床面开始，逐渐改用双侧肘关节支撑身体，使身体缓慢向后倾倒。操作者用双手扶持患者双肩以保持倾倒速度，缓慢完成从平坐位到仰卧位的转换。使患者舒适，并保持功能位。

4）从坐位到站立位：患者取坐位，双足着地，力量较强的足在后，躯干前倾。操作者面向患者站立，两足分开与肩同宽，用双膝夹紧患者双膝外侧以固定，双手扶托其双髋部或拉住其腰带，利用身体重心力量，用力帮助患者上抬。患者双手置于操作者肩胛区，根据操作者的指令通过抬臀、伸腿完成站立。

视频：轮椅运送法

视频：平车运送法

视频：协助进食

视频：协助排泄

视频：拐杖使用技术

视频：助行器使用技术

5）轮椅训练：①从床到轮椅，将轮椅置于患者的健侧，与床呈 30° ~ 45°，轮椅面向床尾，刹住车闸，将脚踏板移向一边。以健侧手撑起身体，将身体重心放在健侧腿上站立，健侧手放在轮椅的远侧扶手上，以健侧腿为轴心旋转身体坐在轮椅上，调整位置。将脚踏板恢复到原来的位置，用健侧足抬起患侧足，健侧手将患侧腿放到脚踏板上。松开车闸，轮椅后退离床。②从轮椅到床，轮椅朝向床头，刹住车闸，将脚踏板移向一边。躯干向前倾斜，并向下撑而移到轮椅的边缘，双足下垂，使健侧足稍靠后于患侧足。抓住床扶手，身体前移，用健侧上、下肢支撑体重而站立。转身坐到床边，推开轮椅，将双足收回到床上。

（2）更衣训练：应教会患者穿脱衣裤、鞋袜，扣纽扣，系鞋带等。如偏瘫患者穿衣时先穿患侧肢体，脱衣时先脱健侧肢体；对于佩穿假肢的患者注意配合假肢穿戴；截瘫患者如能取坐位，可自行穿脱上衣，穿裤子时可先取坐位，将下肢穿进裤子，再取卧位，抬高臀部拉上裤子穿好；对于更衣困难者，可借助拉衣钩、纽扣器、穿袜器等自助用具。

（3）进食训练：可先训练患者手部动作、模仿进食，再教患者及其家属如何使用碗、筷、匙、杯等进食餐具，完成饮水、进食及咀嚼、吞咽的训练。吞咽困难患者清醒状态下，明确无误咽并能顺利饮水时，可试行自行进餐，先用稀粥、糊状食物等，逐步从流质饮食到半流质饮食再到普通饮食，从少量多餐过渡到正常进食。训练中要耐心，给患者以足够的时间完成。

（4）个人卫生训练：教患者洗脸、洗手、刷牙、梳头、剪指甲、洗澡等，根据患者残疾情况，尽量训练其自己进行洗脸、漱口、梳头等动作，偏瘫患者可用健侧手代替患侧手操作，继之训练患侧手操作，健侧手辅助。教患者学会排便活动、便后清洁及控制大小便的基本方法。当患者活动范围及能力受限时，也可借助 ADL 套或加长、加粗把柄等自助器。

（5）指导患者生活自理：指导患者行走、洗衣、做饭、清洁卫生、购物等，并教会患者在从事家务活动中有关安全的自我保护方法。在家庭康复训练的同时，要重视心理护理，克服患者不良心理反应，维护其自尊心，耐心指导各项训练，对于患者微小的进步要给予鼓励和表扬，使其树立信心，消除顾虑。

6. 助行器使用的护理

（1）手杖是用一只手辅助行走的工具，有单足手杖、多足手杖两种。

（2）常用的腋杖步行包括三点步行、四点步行、摆至步和摆过步。

（3）在普通轮椅选择时要考虑的内容是：①座位宽度；②座位深度；③座位高度；④靠背高度；⑤扶手高度。

（4）轮椅治疗的适应证包括脊髓损伤、下肢伤残、颅脑疾病、老年人、体弱多病者。站立轮椅适用于截肢残疾人。

（5）矫形器是用于人体四肢、躯干等部位，通过力的作用以预防、矫正畸形，增强正常支持能力，治疗骨关节及神经肌肉疾患，补偿功能的支具、支架、夹板等器械的总称。膝关节离断假肢适用于大腿高位截瘫、髋关节离断和半侧骨盆切除的患者。

（五）评价

康复护理评价是将残疾人的康复状况与护理计划中预定的目标进行比较并做出判断的过程，是康复护理程序的最后阶段，是通过康复护理计划的实施，判断是否有效地促进达到预期的目标，即系统地比较残疾人的康复状况与实施各种康复护理后的结果，评价护理行为是否恰当，是否达到预期的目标。评价的目的在于检验存在的问题是否得到改进，帮助再次发现问题，引出其他护理诊断，使护理活动持续进行。

（赵莎莎）

第三节　社区常见病、伤、残患者的康复护理

情景导入

患者，女性，23岁，在校大学生，因车祸造成第6、7节颈椎开放性粉碎骨折，并伴有65%的错位，四肢及胸部以下躯干失去运动和感觉功能，被诊断为高位截瘫。患者于病情平稳后回到家中继续进行康复训练。作为患者所属社区医院的护士，请思考以下问题：

1. 请按照美国脊髓损伤学会2006年提出的分级标准对患者的脊髓损伤程度进行级别判断。

2. 请正确指导患者进行功能康复训练。

3. 患者可能会发生哪些并发症？该如何进行预防？

一、脑血管意外患者的社区康复护理

（一）概述

脑血管意外又称脑卒中或中风，是指脑血管疾病患者因各种诱发因素引起脑内动脉狭窄、闭塞或破裂，而造成急性脑血液循环障碍，临床上表现为一过性或永久性脑功能障碍的症状和体征。脑血管意外是急性脑血管疾病的总称，包括脑部出血性疾病（脑出血、蛛网膜下腔出血）和缺血性疾病（短暂性脑缺血发作、脑血栓形成、脑梗死），其中脑梗死和脑出血发病率最高。

脑血管意外是严重危害人类健康和生命安全的常见难治性疾病，具有发病急、死亡率高、致残率高的特点。脑血管意外患者常有运动、感觉、语言、认知等功能障碍，患者本人往往存在极大痛苦，患者家庭及社会也承担着沉重的负担。因此，积极开展脑血管意外患者的社区康复护理，改善其功能障碍，使他们最大限度地回归家庭和社会，具有非常重要的意义。

（二）脑血管意外患者的功能障碍

1. **运动功能障碍**　病变大脑半球对侧肢体的中枢性偏瘫、弛缓性偏瘫、痉挛性偏瘫、异常运动等。

2. **感觉障碍**　患侧肢体感觉减弱或消失、偏盲、本体感觉缺失、失认症和失用症等。

3. **认知障碍**　脑卒中后最常受到影响的认知功能有注意、记忆以及执行功能。在康复过程中，认知功能障碍是阻碍患者肢体功能与日常生活活动能力改善与提高的重要因素。

4. **言语与吞咽功能障碍**　言语障碍主要表现为失语症和构音障碍。吞咽功能障碍主要表现为吞咽困难、咀嚼无力、进食及饮水呛咳等。

5. **心理异常**　脑卒中发生后，患者可出现思维方式、行为方式以及情绪控制能力方面的改变。常见的心理问题有抑郁症和焦虑症。

6. **脑卒中的继发障碍**　包括肩手综合征、肩痛、肩关节半脱位、关节挛缩、骨质疏松症、直立性低血压、深静脉血栓形成以及排尿与排便障碍等。

（三）康复护理评估

1. **运动功能的评定**　一般采用Brunnstrom六阶段评价法（表8-1）、MAS法、上田敏法、Fugl Meyer评价法等。

表 8-1　Brunnstrom 六阶段评价法

阶段	临床表现
Ⅰ	患侧肌肉呈弛缓状态，肌张力小
Ⅱ	出现肌张力痉挛和联合反应
Ⅲ	可随意引起不同程度的共同运动，痉挛明显，达到病程中的高峰
Ⅳ	共同运动模式被打破，出现分离运动，痉挛减轻
Ⅴ	分离运动进一步改善，可完成较难的功能活动，痉挛明显减轻
Ⅵ	共同运动模式消失，痉挛基本消失，协调运动、运动速度大致正常

2. **其他功能的评定**　日常生活活动能力评定多采用 Barthel 指数和功能独立性评定量表；认知功能评定可采用简易智能状态检查量表；失语症评定可采用波士顿诊断性失语检查、汉语失语成套测验等；构音障碍评定可采用 Frenchay 构音障碍评定法；吞咽障碍评定可采用洼田饮水试验；心理状态评定可采用美国流行病学调查中心的抑郁量表。

知识链接

Barthel 指数

1. 排尿	0= 失禁	5= 偶尔失禁	10= 能控制
2. 排便	0= 失禁	5= 偶尔失禁	10= 能控制
3. 个人卫生	0= 需帮助	5= 独立洗脸、梳头、刷牙、剃须	
4. 如厕	0= 完全依赖他人	5= 需部分帮助	10= 可独立完成
5. 进食	0= 完全依赖他人	5= 需部分帮助	10= 可独立完成
6. 床－椅移动	0= 完全依赖他人	5= 能独立坐起	
	10= 需少量帮助或口头指导		
	15= 独立完成，但移到椅子上需大量帮助		
7. 步行	0= 完全依赖他人	5= 可独立操作轮椅活动	
	10= 步行需要帮助或指导		
	15= 独立步行（可用辅助工具）		
8. 穿脱衣	0= 完全依赖他人	5= 需部分帮助	10= 可独立完成
9. 上下楼梯	0= 完全依赖他人	5= 需帮助或指导	10= 可独立完成
10. 洗澡	0= 完全依赖他人	5= 可独立完成	

0 ~ 20 分：功能严重障碍，日常生活完全依赖

21 ~ 40 分：生活需要很大帮助，重度依赖

41 ~ 60 分：生活需要中等程度帮助，重度依赖

61 ~ 99 分：生活大部分自理，轻度依赖

100 分：生活可基本自理，不需要他人照顾

3. **家庭状况和社区环境的评估**　包括居住条件、经济水平、家庭照顾者情况、社区交往状况及社区卫生保健设施等。

（四）社区康复护理目标

1. 改善患者的运动、认知、语言、心理等功能。
2. 减少并发症的发生，预防疾病复发。

3. 促进患者尽快恢复生活自理能力，提高生活质量。

4. 提高患者及家属的康复护理技术，促进患者的自我管理，提高家庭护理质量。

（五）社区康复护理措施

1. **自我运动生活能力训练**　积极鼓励患者进行日常生活能力训练，即指导患者用健侧手按摩患侧肢体，用健侧肢体带动患侧肢体活动。指导患者翻身或移动身体，起床时用健侧手抓扶床沿或将布带系于床尾用健侧手牵拉协助坐起。鼓励患者进行健侧肢体的屈伸、抬腿练习，促进血液循环，为早日下床做准备。指导患者进行坐位训练，应避免突然坐起，以防发生直立性低血压。如患者出现面色苍白、出冷汗、恶心、呕吐、眩晕等不适，应平卧休息。先从头部抬高 30° 开始，每天增加 5° ~ 10°，直到 80° 为止。每天坐起时间从 5 分钟过渡到 30 分钟开始，再到 1 小时，并逐日增加坐位时间和次数。患者可先采取扶助床沿、拉绳子或健侧手支撑的办法坐起，也可使用活动靠背床、后背靠垫被褥、将带靠背的座椅倒扣于床头等办法支撑身体。待患者有一定的靠背坐起耐力后改为独立坐起，逐渐过渡到床边坐、椅子坐，为早日下床和进行室外活动做准备。指导患者早期下床活动并进行适当锻炼，日常生活尽量做到自理，并力所能及地进行一些家务、学习、娱乐及社交活动，逐渐恢复对社会的适应。

2. **肢体功能训练**　脑血管意外多致患者偏瘫，运动疗法是康复治疗中的一个重要手段。肢体功能训练是一个循序渐进的过程，需每日坚持，患者及家属都要有耐心。

（1）足趾运动和训练：足趾是下肢运动、感觉的末端，其功能的恢复可影响整个下肢的恢复程度。刺激诱发所需要的背屈肌肉反应可提高踝关节背屈能力，促进下肢运动功能的恢复。因此，足趾的运动和训练十分关键。足趾训练宜尽早开始，危险期过后即可进行。足趾训练的初期可由医师或家属帮助进行，用双手握住患者足趾，令其反复感觉足趾的屈和伸动作，同时摩擦足背部肌肉以刺激患者对足趾屈、伸的感觉。每次做 20 次，每日训练 2 ~ 3 次。

（2）全方位运动疗法：对偏瘫的运动疗法须是全方位的，不仅应包括足趾和踝关节，还应包括膝关节运动的伸展和髋关节的内收、外旋及上肢的关节运动等，这样方能使患者在较短的时间内得到最大限度的恢复。当患者能够感到足趾屈、伸位置后，在治疗师或家属的帮助下，逐渐加大自主运动的力量，完成足趾伸展及踝关节背屈动作，然后带动整个足的背屈。

（3）上肢训练：主要是防止患肢肌肉萎缩，恢复患肢的日常动作，如解衣领扣、梳头、洗漱、用餐、穿衣等。家属要协助、鼓励患者尽量使用患肢，教会患者主动按摩患侧肢体或由家属被动按摩，防止患侧肢体失用性萎缩。

（4）下肢训练：协助患者从床旁站立到迈步行走，开始时速度要慢，防止摔伤，以后逐渐增加行走时间和行程。家属可站在患者患侧，借助自己内侧腿部力量拖带患者患肢向前迈进，也可用绷带系于患者患侧足踝部向前提拉协助其行走。

3. **保持功能位**　除日间活动和锻炼外，患者夜间及卧床时仍应保持功能位，且体位应定期更换。偏瘫患者宜取患侧卧位，可增加患侧肢体的知觉刺激输入，并使整个患侧肢体被拉长，从而减少痉挛，也有利于健侧肢体的自由活动。

（1）患侧卧位：头部可用枕头给予支持，躯干稍向后旋转，后背亦可用枕头稳固支持，患侧上肢应前伸，健侧上肢可放在身上或身后枕头上，下肢向前呈迈步位，健侧髋、膝屈曲并由枕头在下面支持。

（2）健侧卧位：头部仍由枕头良好支持，以确保患者舒适。躯干与床面呈正角，即患者未向前成半卧位。患侧上肢由枕头支持在患者前面，并上举 100°。健侧上肢可采取任意舒适体位，可屈曲在枕头下，或放在胸、腹部。患侧下肢向前屈髋屈膝，并完全由枕头支持。注意足不能内翻悬在枕头边缘。

（3）仰卧位：头部由枕头良好支持，在患侧臀部、大腿下面放置一个枕头，在患侧肩胛下放一个枕头，使其前伸，处于抬高的位置，使患者伸肘、背伸腕部和伸指。患者应尽可能少用此体位，因该体位受到颈紧张性反射和迷路反射的影响，异常反射活动最强，使骶尾部足跟外侧和外踝处发生压疮的危险性显著增加。

（4）床边坐：患者患侧上肢横放在腹部，健侧下肢勾住患侧下肢，健侧上肢支撑坐起，双腿摆在床边坐好。

（5）坐位：宜选择质硬、不软，有扶手的椅子。患者坐于椅子中央，上身坐直，抬头，患侧上肢放在椅子的扶手或支架上，或放于大腿上，有枕头支撑。总之，患侧上肢不可垂挂在椅子旁。患者双下肢分离，膝部垂直，双足平放于地板上或椅子踏板上。

4. **语言功能训练**　脑血管意外的患者中约有20%存在语言障碍，主要表现为失语、语言辨别障碍、失读和失写。不管哪种情况，都会严重影响患者的日常生活能力。为尽快促进患者语言功能的恢复，满足其人际交往的需求，家庭成员应利用一切机会指导训练。

（1）对不能发声的患者，训练从喉部发出“啊、啊”的声音开始，也可让其用嘴吹火柴诱导发声，因唇音最易恢复。

（2）对能发声的患者，可指导其先练习念字和词汇，然后让其独立练习，逐步由最常用的单音词（如吃、喝、走、不）过渡到双音词（如吃饭、喝水、儿子等），由易到难，逐渐延长练习时间。可给患者一面镜子，嘱其注意观察别人口型，对着镜子随时矫正。鼓励患者自我练习，必要时采用手势、表情等肢体语言提高患者的理解能力。

（3）当患者读音基本独立时，指导患者听常用词句的前半部分，让其说出后半部分内容。

（4）对语言辨别、理解困难的患者，需做言语刺激训练，可在患者面前摆些图片，让其按训练者口令指图，逐个图片进行，当指误率低于30%时，增加图片数目和词汇。

（5）对于失读的患者，指导其阅读卡片上的字。

（6）对失写的患者，指导其进行抄写、听写和自己书写。

在对患者进行言语训练时，要有热情、细心、耐心，并要不断鼓励患者，帮助其克服困难，理解其急躁心理，并对患者的微小进步及时给予鼓励。若坚持不懈地对患者的语言功能进行诱导、启发，一般都能使患者得到较好的恢复。

5. **心理护理**　脑血管意外往往导致患者肢体瘫痪、失语、反应迟钝等状态，常致其出现严重心理问题，主要表现为极度自卑、悲观、失望、焦虑、急躁、易怒等，有些患者甚至产生轻生念头。因此，做好患者的心理护理和训练非常重要。

（1）家庭所有成员都应积极关心、体贴、尊重和谅解患者，使其感受到家庭的温暖和照顾。家属绝不能在患者面前表现出烦躁、讨厌情绪或随意训斥患者，也不可装聋作哑，不予理睬。家属应学会转移患者注意力，并把握好自己的情绪，避免在患者面前商谈家庭中不愉快的事情或经济问题，以免影响患者心理或伤害其自尊。

（2）家庭成员要经常用一些康复效果好的成功案例鼓励患者，多与其沟通，分散其注意力，并尽量满足其心理需求，帮助患者消除恐惧和悲观，摆脱一切杂念，帮助其学会主动进行心理调节和自我控制，正确对待疾病，树立战胜疾病的信心，以最佳心理状态坚持有效的主动锻炼和被动锻炼。

（3）患者的心理障碍往往从认知活动障碍开始，进一步引起智能障碍和情感障碍。因此，不能单独依靠使用药物来恢复患者的脑神经功能，更重要的是，要根据患者不同的文化程度、生活习惯等，从简到繁，指导其去进行分析、归纳、判断、推理，帮助其重新认识周围事物。

（4）为患者创造一个安静、舒适的环境，有利于其保持良好的心理状态，增进患者身心健康，促进其情绪稳定，提高心理治疗的效果。

（5）注意观察患者的心理反应，如过分依赖性、走路时怕摔倒及劳累等。

6. **饮食护理**　脑血管意外是由高血压和动脉硬化所引起的一种疾病，常见于中老年人，除药物治疗外，合理调整和搭配饮食对康复也具有重要作用。

（1）康复期无吞咽困难的患者，宜以清淡、少油腻、易消化的柔软食物为主。

（2）为避免血中胆固醇浓度明显升高，导致动脉硬化，患者饮食应限制动物脂肪（如猪油、牛油、奶油等）的摄入，以及含胆固醇较高的食物，如蛋黄、鱼子、动物内脏、肥肉等；可采用植物油，如豆油、茶油、芝麻油、花生油等，以达到降低血中胆固醇含量，延缓动脉硬化的发生及减轻其程度。

（3）饮食中应有适量蛋白质，常摄入蛋白、瘦肉、鱼类和各种豆类及豆制品，以供给身体所需要的氨基酸。一般每日饮牛奶及酸牛奶各一杯，在饮用牛奶时可将奶皮去掉。牛奶中含有牛奶因子和乳清酸，能抑制体内胆固醇的合成，降低血脂及胆固醇的含量。豆类含豆固醇，也可促进胆固醇的排出。

（4）多吃新鲜蔬菜和水果，因其中含维生素 C 和钾、镁等微量元素。维生素 C 可降低胆固醇，增强血管的致密性，防止出血，钾、镁对血管有保护作用。

（5）多吃含碘丰富的食物，如海带、紫菜、虾米等，可减少胆固醇在动脉壁沉积，防止动脉硬化的发生。

（6）控制每日食盐摄入在 6 g 以下为宜，以防止人体摄入过多的钠离子，导致血容量增加和心脏负担加重，使血液黏稠度和血压升高，这对卒中患者尤其不利。

（7）忌用兴奋神经系统的食物，如酒、浓茶、咖啡及刺激性强的调味品。此外，少喝鸡汤、肉汤，可保护心、脑血管系统及神经系统。嘱患者忌暴食。

7. 预防复发

（1）康复训练过程中，要注意观察患者病情。若安静状态下，患者脉搏在 120 次 / 分以上，血压在 200/120 mmHg 以上，有心悸、气促、胸闷等不适及精神极差，均应暂停训练。每日监测血压 2 次，若出现持续性血压升高或忽高忽低，应及时与医生联系，防止脑卒中的复发。

（2）脑卒中恢复的前期，患者应多服用改善循环的药物，此类药物具有扩张血管、降低血压的作用。因此，要遵医嘱服药，不能随意增减药量，以免使血压降得太低而影响血流速度，诱发再次脑血栓或脑梗死，或是血压控制不到应有的水平而诱发再次脑出血。

（3）脑卒中患者的血液多呈高黏状态，平时应注意水分的摄入。晚餐以多汤饮食为宜，入睡前 2 小时饮水至少 300 ml，以降低夜间血液的黏度。晨起空腹饮水一杯，稀释血液，能有效防止脑血栓。夜间张口呼吸或打鼾者，水分丢失更多，血液黏稠度更高，更应注意水分的摄入。

（4）注意合理用药：不滥用药物，以免对胃、肝、肾系统造成损害。戒除烟、酒。冬季注意防寒保暖，夏季保证足够的水分摄入。保持情绪稳定，防止大怒、暴喜、过悲等不良情绪刺激。

➢ **考点**：脑血管意外患者的社区康复护理措施有哪些？

二、脊髓损伤患者的社区康复护理

（一）概述

脊髓损伤是由各种原因导致的脊髓结构或功能损害，造成损伤平面以下不同程度的运动、感觉及自主神经功能的改变。脊髓损伤可导致患者发生截瘫，甚至造成其终身残疾，给其家庭和社会带来沉重负担。外伤暴力、交通事故是脊髓损伤的常见原因。

课堂互动

何种类型的脊髓损伤可造成高位截瘫？

（二）脊髓损伤患者的功能障碍

1. **运动功能障碍** 损伤平面以下的肌力减退或消失（如四肢瘫或高位截瘫）、肌张力增强或减退，反射消失、减弱或亢进，病理反射阳性。

2. **感觉障碍** 损伤平面以下的感觉（痛温觉、触觉、本体觉）减退、消失。

3. **括约肌功能障碍** 膀胱括约肌和肛门括约肌功能异常，可引起排尿、排便的异常，如发生尿潴留、尿失禁、排便失禁等。

4. **自主神经功能异常** 可引起体位性低血压、心动过缓或排汗功能异常等。

5. **各系统并发症** 包括运动系统（肌肉萎缩、骨质疏松、关节僵硬），呼吸系统（肺炎、肺不张），循环系统（深静脉血栓形成、直立性低血压），消化系统（应激性溃疡、便秘）、泌尿系统（尿潴留、尿失禁、排便失禁）等。

（三）康复护理评估

1. **脊髓损伤程度评定** 一般采用美国脊髓损伤学会2006年提出的分级标准（表8-2）。

表 8-2 美国脊髓损伤学会脊髓功能损伤分级

损伤分级	损伤情况
A 完全损伤	骶区无任何运动和感觉功能保留
B 不完全损伤	脊髓损伤平面以下及骶髓 S_4 ~ S_5，无运动功能但存在感觉功能
C 不完全损伤	脊髓损伤平面以下有运动功能保留，但一半以上关键肌的肌力 $<$ 3 级
D 不完全损伤	脊髓损伤平面以下有运动功能保留，且一半以上关键肌的肌力 $\geq$ 3 级
E 正常	运动和感觉功能正常

2. **脊髓损伤平面评定** 脊髓损伤平面是指身体双侧保留正常感觉和运动功能的最低脊髓节段。脊髓损伤平面的判断以运动平面为主，但 T_2 ~ L_1 损伤时无法判断运动平面，可通过感觉平面来诊断。感觉和运动的损伤平面可不一致，左、右侧也可不同。

（1）运动损伤平面：一般通过检查关键性肌肉的肌力来确定，如肱二头肌对应 C_5 节段，股四头肌对应 L_3 节段。

（2）感觉损伤平面：一般是通过关键性感觉点的痛觉和触觉来确定，如乳头连线的皮肤感觉区对应 T_4 节段，肛门周围的皮肤感觉区对应 S_4 ~ S_5 节段。

（四）社区康复护理目标

1. 维持脊柱处于功能位。
2. 改善患者的运动、呼吸、循环、排尿、排便功能。
3. 保证营养供给，保持皮肤清洁、完整。
4. 预防和减少各系统并发症。
5. 使患者保持乐观情绪，能积极配合长期康复。

（五）社区康复护理措施

1. **运动功能的康复护理** 此阶段的运动锻炼多在医院内进行。在生命体征平稳后即可开始全身各关节的被动活动，活动范围以能达到最大生理范围为宜，但运动过程中动作宜缓慢轻柔，注意避免损伤韧带或肌肉。在脊髓损伤部位稳定、神经损伤或压迫症状减轻、呼吸平稳后可进入恢复期康复治疗，这时需主要依靠社区康复人员的护理。

（1）肌肉训练：脊髓损伤的患者，要进行上肢支撑力量、肱二头肌和肱三头肌训练及握力训练，以适应使用轮椅、拐杖和助行器；使用低靠背轮椅者，还需进行腰背肌的功能训练。根据患者损伤程度和部位的不同，可采用徒手抗阻运动、滑板运动或助力运动等训练方法。

（2）垫上训练：主要训练患者躯干和四肢的灵活性和力量，包括垫上支撑、垫上移动、转身和侧卧等。

（3）转移训练：训练患者进行床上横向或纵向转移、床和轮椅间的转移、轮椅坐位与站立位间的转移等。

（4）步行训练：在进行坐位和站立位的平衡训练后，患者可借助平衡杠进行行走练习。在训练时，保持身体正直，步伐稳定。待患者耐力增强后可进行跨越障碍、上下台阶的练习等。

➢ **考点：**脊髓损伤患者的社区康复护理措施有哪些？

2. **呼吸系统的护理** 高位脊髓损伤患者常出现呼吸功能不全，护理人员可采用胸部叩击、体位引流等方法帮助其排出呼吸道分泌物，必要时进行气管插管并用呼吸机辅助呼吸。待患者情况好转后，进行呼吸肌训练。

3. **排泄护理** 对能建立排尿反射的患者，可采用诱导排尿法，如听流水声、用温水冲洗会阴部、下腹部按摩等。对上肢有部分功能的患者可进行间歇导尿，否则使用留置导尿或膀胱造瘘术。根据患者排便的损伤程度进行排便训练。

4. **深静脉血栓的护理** 主要以预防为主，保持下肢的被动和主动活动，卧床时抬高下肢，促进静脉血液回流。也可采用弹力绷带或弹力袜进行肢体压迫。必要时服用抗血小板聚集药物，如阿司匹林。也可采用紫外线照射和超短波理疗。

三、重性精神病患者的社区管理及康复护理

（一）概述

社区管理的精神残疾大多由精神分裂症所致。在中国约有900万精神分裂症患者，其中99%生活在社区，精神分裂症是终身慢性疾病，其高复发率和高致残率一直困扰着患者及其家庭成员，并严重影响其生活质量。精神分裂症是以基本个性改变，思维、情感、行为的分裂，精神活动与环境的不协调为主要特征的一类常见的精神疾病。精神分裂症发病原因尚不清楚，多在青壮年缓慢或亚急性起病，具有遗传倾向，若父母双方中有患该疾病者，其子女发病危险概率增加。患者智能基本正常，但部分患者在疾病发展过程中会出现认知功能的损害。该疾病发病常潜隐，病程多迁延，呈反复加重或恶化的状态。早期治疗效果好，若转为慢性，则疗效差。目前，抗精神病药物治疗是精神分裂症首选的治疗措施，药物治疗能使大部分患者的精神病性症状缓解，但不能恢复其日常生活和工作状态。精神分裂症患者的预后与社会、家庭照顾有很大关联，需要在患者不同的阶段、选择不同的康复护理方法。若患者有强烈的自杀企图或极度抑郁，可采用电休克治疗。在康复和疾病的慢性阶段，药物治疗需要与心理治疗、康复训练同步进行。因此，该类患者的社区管理及康复护理尤其重要。

（二）精神分裂症患者的功能障碍

1. **感知觉功能障碍** 精神分裂症患者最突出的感知觉障碍是幻觉，以幻听最常见，常在意识清晰时出现。其次，幻视较常见，但幻嗅、幻味和幻触不常见，若一旦出现，需考虑是否有器质性因素。部分患者可出现内脏幻觉，如大脑烧灼感、血管冲动感或骨髓切割感等。幻听是精神分裂症的重要特征，其内容多半是争论性的，也可是命令性的；有的患者在幻听的影响下会辱骂甚至殴打亲人；部分患者为躲避幻听“骚扰”而频繁上诉，甚至要求有关部门拆除安装在脑子里的“播音器”。

2. **思维障碍**

（1）思维联想障碍：主要表现为患者的思维联想过程缺乏连贯性和逻辑性，其特点是患者在意识清楚的情况下，思维联想散漫，缺乏具体性和现实性。最典型的表现是破裂性思维。

（2）思维逻辑障碍：常见的有病理性象征性思维、语词新作等，凡是涉及概念形成、判

断、推理等方面障碍的症状均属于思维逻辑障碍。

（3）妄想：多表现为被害妄想与关系妄想，其荒谬性显而易见，可见于各年龄层。妄想内容往往与患者的生活经历、教育背景有一定的关联。

3. **情感障碍** 主要表现为情感迟钝或平淡。少数患者有情感倒错，但抑郁与焦虑情绪也较多见。

4. **意志与行为障碍**

（1）意志减退或缺乏：患者在坚持工作、完成学业、料理家务等方面有很大困难，对自己的未来没有任何计划，或即使有计划也从不实施。

（2）意向倒错：患者常吃一些不能吃的东西（如泥土、棋子、纽扣、肥皂等），或伤害自己的身体。

（3）紧张综合征：主要表现为患者全身肌张力增高，包括紧张性木僵和紧张性兴奋，二者可交替出现，是精神分裂症紧张型的典型表现。

（4）行为障碍：患者表现出退缩、无故傻笑、独处、发呆、扮鬼脸等怪异行为。此外，自杀行为也是患者行为障碍的一种，应予以高度重视。约 50% 的患者有自杀企图，10% ~ 15% 的患者最终死于自杀。

（三）社区护理管理

为避免精神分裂症患者离开医院后流向一些医疗和护理保健不全的家庭、社区，而造成严重的社会问题，除需要依靠医院或机构化管理外，还须建立有效的社区防治监控网络，以预防和避免患者暴力行为的发生。精神病的社区康复保健是精神医学的重要组成部分，它是以社区为单元，研究精神疾病的治疗、预防、康复以及社会适应的统筹安排管理。通过严密的组织管理机构，有效地实施精神卫生保健工作，管理社会上散在的精神病患者，延缓精神疾病的复发，促进与维护社会秩序。

“去机构化”管理是西方发达国家近十年来大力提倡和推广的精神病治疗和管理体系。所谓“去机构化”，是指逐步关闭大规模的封闭管理式的精神病医院，将患者接回家，在社区与家人的管理和照顾下于正常的环境中疗养，帮助他们回归家庭和社区。“去机构化”管理可改变精神病治疗依赖于大型精神病医院治疗的传统模式，大部分精神病患者的治疗和护理改由社区服务提供。澳大利亚是最早实施这种管理的国家，该管理模式的主要经验在于：将管理精神健康的专业机构和人员与照顾病患的组织、患者和家属结合成合作伙伴关系，共同制订出符合患者和有关各方所需的精神健康服务项目。这种服务项目一般包括：

1. 提供临时住宿服务，精神病患者可以申请到该协会管理的住宿中心小住，由专业人员照顾，提供家居服务。

2. 进行自主自救活动，通过规模庞大的服务网络，为患者及其家属提供支援。

3. 注重社区宣传，由工作人员到社区团体与各级学校演讲，向社区居民介绍精神健康知识，消除人们对精神病患者的误解及歧视。

我国精神病的“去机构化”管理尚处于起步阶段。当前社区精神病患者的社区组织管理方法为三级管理制，即市级、区县级和基层，这是结合我国国情建立起来的精神卫生保健、群防群治的组织网络。因此，社区精神心理卫生服务是利用精神卫生的技术、方法和理论，处理一定时期或一定人口的心理卫生问题。社区精神心理卫生的服务对象是全体居民，包括目前心理状态正常者和社区精神病患者，其服务内容包括健康教育、心理咨询、家庭治疗、危机干预、康复指导服务等。

（四）社区康复护理目标

1. 改善患者的心理、思维、情感、行为等功能。

2. 减少并发症的发生，预防疾病复发。

3. 促进患者尽快恢复生活自理能力，提高生活质量。

4. 提高患者及家属的康复护理技术，促进患者的自我管理，提高家庭护理质量。

（五）社区康复护理措施

精神病患者的社区康复护理涉及的内容包括药物治疗和社会家庭关怀等多个方面。精神病患者复发的原因尽管很多，但最主要的仍是停止维持治疗和遭受严重的精神刺激。精神病患者在病情发作前绝大多数都有征兆，如情绪、言语或行为反常，只要家属、监护人或其他亲密接触的人具备基本的精神卫生常识和防范意识，或在事件可能发生前采取措施对其加强监护和管理，及时送患者就医，可避免恶性事件的发生。

1. **心理护理** 主要是为了化解患者的心理冲突，指导患者认识自己、认识别人，培养患者的自助能力。可给予患者支持、鼓励、安慰，为患者的某些病症做出解释和说明。例如，精神分裂症患者容易受到幻听的困扰，护士可以握住患者的手告之明白他的感受，但是其他人是感受不到那些令他惊恐的事件，并向患者保证不会受到伤害，同时设法转移患者的注意力，嘱其大声唱歌或朗读、看电视等；若还是不能奏效，可指导患者试着接受幻听的存在，告诉患者不用害怕，只将其当做日常生活中的一部分，就好像身边多了一个“朋友”，虽然不能控制这位“朋友”的出现，但告诉患者有权利和能力去选择是否按这位“朋友”的指示去做，甚至拒绝。当患者状况控制，自知力恢复时，要教会其如何调整心态，应对生活和工作的压力、控制情绪、友好地与人交往等，以促进其社会功能的恢复。

抑郁症状明显的精神分裂症患者常出现自杀的念头，需要有人陪伴。陪伴者应体贴、关心患者，并能体会患者的心境，通过与患者的交谈，引导患者倾吐内心的隐秘或痛苦，尽量帮助患者解决问题。

2. **安全管理** 精神分裂症患者在幻觉妄想的支配下，可出现攻击他人、自杀、毁物等行为。因此，对患者的安全管理十分重要。

（1）专人看护：患者症状明显或病情不稳定阶段，尤其是有严重自杀企图和出走念头的患者要有专人看护。注意观察患者的情绪变化及异常言行，尤其当患者流露出厌世情绪或是抑郁状态明显好转时，更应严密观察，警惕其出现自杀行为。

（2）注意细节：金属类的小刀、剪刀、铁丝、各种玻璃制品、绳索、药物等一切对患者生命有威胁的物品不能带入患者的房间或活动场所；患者不能蒙头睡觉；上厕所超过 5 分钟要注意查看等。

（3）保持门窗完好：若患者表现出异常困扰，不能自控，对自己或他人构成威胁时，要进行控制和约束。

3. **用药指导** 精神病患者的用药护理是家庭康复治疗中的一个关键问题，也是预防病情复发的重要措施。不同时期、不同症状的精神病患者，其护理方法各不相同。

（1）急性发作期患者一般都无自知力，不承认自己有病，故大多数人都不愿意服药。对此一般只能耐心劝说，可找患者最信任或最有权威性的人来劝说。劝说时注意不要说“你有精神病应该服药”之类的话，应该尽量换一种说法，或根据其平时的疾病，带到平时诊治的科室就诊开处方后，悄悄将药调换再给服用。若有些患者能够辨识以往服用过的抗精神病药，可将药装在胶囊中给其服用。

（2）恢复期患者用药护理的重点在于不断加强患者对坚持服药重要性的认识。维持药物治疗的目的在于治疗疾病，预防和减少疾病复发。一般来说，患者病情稳定后需坚持服药 2 ~ 3 年。很多患者出院后往往服用一段时间后就自行停药，其原因是认为自己已经康复。也有患者家属因为对坚持服药的重要性缺乏明确的认识，擅自同意患者停药，甚至还有家属反对患者继续服药，担心患者过多服用抗精神病药影响其智力或肝功能。还有些患者因为服药后出现不良反应而不愿服药。因此，患者的药物须由亲属保管，服药要有专人督促检查，家属还要防止患者将药物藏起来，储积后顿服而自杀的行为。

护理人员应注意观察患者服药后的反应，服药后出现嗜睡、动作呆板、便秘、流涎、肥胖是轻微的不良反应，不需治疗处理。头颈歪斜、坐立不安、四肢颤抖等症状则是较严重的不良反应，此时需在医生的指导下调整或减少服药剂量。在恢复期维持治疗期间，要定期就诊检查，按医嘱服药并根据病情调整药物，使药物作用“恰到好处”，不良反应也减到最低限度，这样患者也愿意坚持服药。

4. **活动与睡眠护理** 精神病患者的睡眠与其病情好坏有密切关系，家属做好精神病患者的睡眠观察非常重要。

（1）了解失眠原因及表现：①精神症状影响，如患者兴奋、紧张、恐惧、幻觉等。②各种思想顾虑、兴奋或不愉快，躯体不适。③各种环境或气候不习惯，睡眠条件不良（噪声干扰、强光刺激等）。④睡眠前服用兴奋剂或含兴奋剂的饮料（咖啡、浓茶等）。失眠的表现包括夜间睡眠减少、缄默不语、整夜辗转难眠、疑有人害己、疑有人监视等。例如，抑郁症患者常有早醒，此时情绪抑郁、消极，容易发生自杀；恢复期患者若出现连续几天的失眠，预示病情复发的可能；患者入睡困难，不时起床，心神不定，预示将有意外事件发生，常提示患者出现幻听，存在被害妄想等症状。

（2）精神病患者的睡眠护理：①为患者创造一个舒适、安静的睡眠环境，房间布置简单清雅、光线柔和、温度适宜、睡床舒适。②为患者制订适宜的作息时间，如中午安排午睡 2 小时，晚上 9 ~ 10 时督促患者上床休息，早上 7 时左右按时起床。恢复工作的患者最好不要参加轮值夜班工作。睡前忌服兴奋性饮料（酒、浓茶、咖啡），尽量少吸烟或不吸烟，睡前督促患者排尿。对生活自理能力差的患者应协助就寝时的生活护理。③发现有失眠现象时，应了解患者是否身体不适或饥饿，及时给予安慰及协助解决。如果患者存在幻听、妄想所致的焦虑、紧张、烦躁，家人应陪伴，在给抗精神病药的基础上加服催眠药，若睡眠情况仍无好转，家属应及时送患者到门诊随访治疗，以防疾病复发。④精神病患者常在精神症状控制后睡眠好转，应逐渐停用催眠药，以防成瘾。

5. **帮助患者自我护理和回归社会** 精神病患者由于受疾病症状的影响，活动减少，感情淡漠，导致生活无规律，不能自理。因此，帮助精神病患者养成良好的生活习惯，需要社会与家庭及医务人员的共同努力。

（1）帮助患者料理个人生活，其目的是使患者能在家庭中和社会发挥作用，重新回归社会。家属通过督促检查、卫生指导，让患者在不影响治疗的情况下，学会料理个人生活，能够操持一部分家务劳动，并能够有享受空闲的时间。如让患者清洗自己的衣物、打扫房间、协助家人做饭等。

（2）积极鼓励患者多参与社会交往和社会活动，让患者走出家门，上街购物，与别人谈心，从事力所能及的活动等，坚定其回归社会的信念。护理人员应以宽容的态度善待精神病患者，耐心地予以指导和帮助，让其回归社会，像正常人一样工作、学习和生活。

> **考点**：精神分裂症患者的社区康复护理措施有哪些？

本章小结

社区康复是社区发展计划中的一项康复策略，其目的是使所有残疾人享有康复服务、实现机会均等、充分参与的目标。在社区康复过程中，护士根据总的康复医疗计划，围绕全面康复目标，针对病、伤、残者的整体进行生理、心理、社会各方面的康复指导，使他们自觉地坚持康复锻炼，减少残疾的影响，预防继发性残疾，以达到最大限度的康复。社区康复护理的对象包括残疾人、老年人、慢性病患者。在进行社区康复护理时，要根据康复对象采用不同的模式。社区康复的内容不仅包括残疾的预防，还涵盖残疾人的医疗康复、教育康复、职业康复、社会康复等。社区的康复护理程序分为五个基本步骤：评估、诊断、计划、实施、评价。它是一个持续的、循环的和动态变化的过程，具有系统性、动态性、人际互动性、目标指向性以及普遍适用性的特征。脑血管意外、脊髓损伤、精神分裂症患者是社区的常见康复护理对象，社区护士在对康复对象进行护理时，不仅要做好社区康复护理的管理工作，还要正确评估患者存在的主要功能障碍，根据患者身体状况制订相应的康复护理目标，运用适当的康复护理技术，遵循康复护理程序的基本步骤，提高患者的康复效率，改善其功能障碍，帮助他们最大限度地回归家庭和社会。

自测题

A1 型题

1. 关于社区康复护理的基本内容，描述错误的是（　　）
   A. 预防并发症和畸形　　B. 日常生活能力训练
   C. 心理护理　　D. 指导患者辅助用具和矫形器的使用
   E. 以被动护理为主
2. 关于康复护理的目标，描述错误的是（　　）
   A. 训练患者健侧功能　　B. 充分发挥患者潜能
   C. 维持健侧功能　　D. 协助患侧功能训练
   E. 向患者家属进行健康教育
3. 康复护理的目的是（　　）
   A. 减轻痛苦，促进康复　　B. 尽量减少继发性功能障碍
   C. 提高生活质量　　D. 重返家庭，回归社会
   E. 以上均是
4. 偏瘫患者达坐位二级平衡，穿脱衣方法正确的是（　　）
   A. 先穿健侧后穿患侧　　B. 先穿患侧，后穿健侧
   C. 先脱健侧，后脱健侧　　D. 先脱患侧，后脱健侧
   E. 先穿患侧，后穿健侧；先脱健侧，后脱患侧
5. 偏瘫患者从轮椅转移至床，正确做法是（　　）
   A. 将轮椅与床边呈 90°，锁住刹车
   B. 双手扶轮椅扶手站起
   C. 将患侧靠于床边
   D. 患侧手按住床垫缓慢起身、坐于床上
   E. 将轮椅与床边呈 45°，锁住刹车
6. 关于康复的叙述不正确的是（　　）
   A. 康复是一种观念和指导思想
   B. 康复工作在疾病后期进行
   C. 康复需要环境和社会作为一个整体来参与
   D. 康复要求残疾者本人、其家庭及所在社区均参与康复服务计划的制订和实施
   E. 康复训练促进残疾、残障者提高功能

7. 康复护理的中心指导思想是（　　）
A. 替代护理　　B. 自我护理　　C. 整体护理
D. 心理护理　　E. 生活护理
8. Barthel 指数是用于评定（　　）的方法
A. 肌力　　B. 肌张力　　C. 关节活动度
D. ADL　　E. 平衡功能
9. 患者长期处于仰卧位时，不易发生压疮的部位是（　　）
A. 坐骨结节　　B. 足跟　　C. 背部棘突
D. 骶部　　E. 肩背骨突部
10. 卧床患者应多长时间翻身 1 次（　　）
A. 1 小时　　B. 2 小时　　C. 半小时　　D. 3 小时　　E. 4 小时
11. 属于一级预防范畴的是（　　）
A. 早发现　　B. 提供假肢　　C. 预防接种
D. 就业指导　　E. 功能训练
12. 全髋关节置换术后为防止脱位，应将患肢保持在（　　）
A. 内收外旋位　　B. 外展内旋位　　C. 外展中立位
D. 内收内旋位　　E. 内收中立位
13. 膀胱功能训练的间歇导尿法是（　　）
A. 留置导尿管 2 ～ 3 小时放尿一次　　B. 留置导尿管 4 ～ 6 小时放尿一次
C. 2 ～ 3 小时导尿一次　　D. 4 ～ 6 小时导尿一次
E. 有尿意时导尿
14. 倾斜床站位训练的优点之一是调节血管紧张性，其目的是（　　）
A. 有利于患者呼吸　　B. 防止直立性低血压
C. 预防压疮　　D. 预防静脉血栓
E. 增加腹内压，利于排便
15. 日常生活活动能力是指（　　）
A. 人们反复进行的一些基本动作和技能
B. 人们必须反复进行的、最基本的劳动技能
C. 人们为达到独立的生活而必须反复进行的、最基本的动作和技能
D. 人们为达到独立的生活而进行的特殊训练
E. 人们为活着而必须反复进行的个人基本动作和技能
16. 可以进行关节被动训练的状况是（　　）
A. 骨关节恶性肿瘤　　B. 膝关节骨性强直
C. 肘关节伤口未愈合　　D. 脊髓损伤
E. 踝关节扭伤早期
17. 下列关于体位的描述，**错误**的是（　　）
A. 仰卧位时，踝背屈 90° 可防止足下垂　　B. 仰卧位主要强化伸肌优势
C. 健侧卧位强化患侧屈肌优势　　D. 患侧卧位强化患侧屈肌优势
E. 患侧卧位强化患侧伸肌优势

A2 型题

18. 患者，男性，27 岁，因运动损伤而接受膝关节置换术，协助其患侧膝关节屈伸训练应开始于（　　）

A. 术后当天　B. 术后 2 天　C. 术后 3 天
D. 术后 1 周　E. 术后 2 周

19. 患者因车祸而受伤，其脊髓损伤平面为 T_5，损伤级别为 B，代表意义是（　　）

A. C_5 为最后一个正常脊髓平面，C_5 以下存在感觉功能，无运动功能
B. T_5 为最后一个正常脊髓平面，T_5 以下存在感觉功能，无运动功能
C. T_5 为最后一个正常脊髓平面，T_5 以下存在运动功能，无感觉功能
D. L_5 为最后一个正常脊髓平面，L_5 以下存在感觉功能，无运动功能
E. L_5 为最后一个正常脊髓平面，L_5 以下存在运动功能，无感觉功能

A3 型 /A4 型题

（20 ~ 21 题共用题干）

患者女性，44 岁。左前臂骨折行石膏固定 1 周。

20. 社区护士指导患者观察石膏固定部位是否出现血液循环障碍，若发生血液循环障碍，最早出现的症状是（　　）

A. 感觉异常　B. 疼痛　C. 苍白
D. 体温下降　E. 发绀

21. 不符合该患者功能训练原则的是（　　）

A. 活动范围又小到大
B. 活动次数始终一样，要固定，并坚持完成
C. 活动强度由弱至强
D. 活动时间逐渐延长
E. 被动活动与主动活动相结合

（22 ~ 23 题共用题干）

患者因运动不慎造成左小腿闭合性骨折，但未涉及膝、踝关节，骨折处已复位固定。

22. 3 天后肿胀及疼痛已减轻，患者可以开始做的训练是（　　）

A. 患肢肌肉等长收缩训练　B. 患肢肌肉等张收缩训练
C. 患肢踝关节的主动运动　D. 患肢膝关节的助力运动
E. 患肢踝关节的助力运动

23. 3 周后，患者左下肢能抗重力做关节全范围活动，但不能抗阻力，其肌力处于（　　）

A. 1 级　B. 2 级　C. 3 级　D. 4 级　E. 5 级

（24 ~ 26 题共用题干）

患者，女性，70 岁，2 个月前突发右脑出血，经治疗病情稳定，左侧偏瘫，伴排尿、排便失禁，吞咽困难。

24. 对患者进行排便训练的最佳时间是（　　）

A. 起床后　B. 早餐后　C. 午餐后
D. 晚餐后　E. 入睡前

25. 目前，需对患者进行饮食训练，最适宜的体位是（　　）
    A. 仰卧位　　B. 健侧卧位　　C. 患侧卧位
    D. 坐位　　E. 立位

26. 对患者进行从轮椅移至床的训练，错误的做法是（　　）
    A. 轮椅朝向床头，关好刹车，移开脚踏板
    B. 躯干前倾，移至轮椅前缘
    C. 双足着地，患侧足略靠后于健侧足
    D. 健侧手抓住床扶手，前移身体
    E. 以健侧支撑站起，转身坐到床边

B 型题

（27 ～ 29 题共用备选答案）
    A. 健侧肢体 – 患侧肢体　　B. 患侧肢体 – 健侧肢体
    C. 手杖 – 健侧肢体 – 患侧肢体　　D. 手杖 – 患侧肢体 – 健侧肢体
    E. 健侧肢体 – 手杖 – 患侧肢体

27. 偏瘫患者扶拐上楼梯时，移动顺序为（　　）
28. 偏瘫患者穿衣顺序为（　　）
29. 偏瘫患者扶栏杆上楼梯，下肢移动顺序为（　　）

（赵莎莎　张云萍）

第九章 社区灾害事件的应急管理与护理

思政之光

学习目标

1. 能阐述灾害的概念及特征。
2. 能阐述灾害伤病员预检分诊和现场救护。
3. 能阐述灾害后人群心理应激反应。
4. 会描述社区护士在灾害救援中应具备的能力。
5. 能说出社区灾害的风险管理、应急管理及预警处置。
6. 能树立坚持人民至上、生命至上的精神，做好救灾工作。

情景导入

2008年5月12日，四川省汶川县发生7.8级地震，共造成69 227人死亡，374 643人受伤，17 923人失踪，是中华人民共和国成立以来破坏力最大的地震，也是继唐山大地震后伤亡最严重的一次地震。作为护士，假如参与当时的现场救援，请问应如何对伤病员进行预检分诊？如何配合医生进行现场救护？对于幸存者、罹难者家属等人群出现的心理行为反应该如何进行疏导？你认为从事灾害救援工作应具备哪些能力？

近几年来，世界各地灾害日益频发，对人民生活和生产影响极大，因此，防灾减灾危机管理已成为目前全球关注的热点问题。自20世纪90年代联合国提出"国际减轻自然灾害十年"理念以来，灾害护理逐步受到社会各界的认可和关注。护士作为守卫人民卫生健康的主力军，是突发灾害紧急医学救援的重要力量。同时，灾害的急救管理也是社区卫生服务的重要职责之一，社区护士在院外灾害救护中的积极作用及重要性亦越来越凸显出来。本章以社区灾害事件的应急管理与护理为主线，介绍社区灾害、社区灾害的管理、社区灾害的现场救护及灾害恢复过程。

第一节 社区灾害概述

一、灾害

（一）定义与特征

不同学者从不同的侧面阐述了对灾害的理解。世界卫生组织将灾害定义为：任何能引起设施破坏、经济严重受损、人员伤亡、健康状况恶化的事件，如其规模已超出事件发生社区的承受能力而不得不向外部寻求专门援助，可称为灾害。联合国“国际减轻自然灾害十年”专家组对灾难所下的定义则更为简洁，即灾难是一种超出受影响社区现有资源承受能力的人类生态环境破坏。总体而言，灾害具有以下两个典型特征：

1. **破坏性**　无害，就无所谓“灾害”。破坏性是灾害首要的、最基本的特征，且灾害的规模和强度超出了灾害社区的自救或承受能力。某些灾害会对局部甚至整个国家及全世界的生存环境造成毁灭性破坏，使人类生命、财产遭受巨大损失，同时也会延缓人类社会发展进程。当然，鉴于不同地区对灾害的承受能力不同，灾害的破坏性也是相对的，即相同的灾害对某些地区可构成灾害，而对其他一些地区或许并不构成灾害。

2. **突发性**　虽然灾害发生过程有长有短，但是大多数灾害的发生往往征兆甚微，对其发生时间、地点、强度、范围等不能做到完全事先预警，因此大部分灾害的发生特别突然，进展迅速，其造成的危害也是猝不及防的。

（二）分类

对于灾害，有多种分类方法。习惯上常按灾害发生的原因将灾害分为自然灾害和人为灾害。自然灾害是指由于自然异常变化造成的人员伤亡、财产损失、社会失稳、资源破坏等现象或一系列事件。它的形成必须具备两个条件：一是要有自然异变作为诱因，二是要有受到损害的人、财产、资源作为承受灾害的客体。自然灾害主要包括气象灾害（龙卷风、霜冻、暴雨等）、地震灾害、水旱灾害（洪涝、干旱等）、地质灾害（泥石流、山体滑坡、水土流失等）、海洋灾害（海啸、潮灾等）、农作物灾害（农作物病虫害、农作物气象灾害等）、森林灾害（森林病虫害、森林火灾等）等。人为灾害则是指在社会经济建设和生产活动中各种不合理、失误或故意破坏性行为所造成的灾害。其种类很多，主要包括自然资源衰竭灾害、环境污染和生态破坏灾害、火灾、交通事故灾害、恐怖袭击、人口过剩灾害、核灾害，以及工、矿、商、贸等企业各类安全事故灾害等。无论是自然灾害还是人为灾害，都会威胁人民群众生命安全，造成巨大经济损失及自然与社会环境破坏，引发诸多灾后社会心理负面反应。

课堂互动

根据灾害的分类，请你举例说出近几年危害较大的自然灾害与人为灾害。

二、灾害医学及护理人员应具备的能力

（一）灾害医学

灾害医学主要研究人员伤亡及其规律，制订防灾减灾预案及各类灾害的紧急救援、院外急救与复苏，以及伤员的检伤分类、分级、治疗等。因此，灾害医学涉及灾害预防、灾害现场急救、救援的组织指挥管理和灾后恢复重建，它是集公共卫生、急诊医学和灾难管理于一体的一门独立的多学科相互交叉渗透的新兴边缘学科。灾害医学作为医学的一个学科，起源于20世纪下半叶。1976年，由国际著名的麻醉科及内科、外科医生在德国美茵茨发起并成立了专门研究灾害和急救的组织——急救和灾害医学俱乐部，1985年更名为世界急救和灾害医学学会，作为国际上第一个有关灾害的学会，它标志着现代急救和灾害医学的开始。1984年7月，美国科学家弗兰克·普雷斯（Frank Press）提出了世界性防灾减灾的战略构想。1989年12月，第44届联合国大会做出决议，决定从1990—1999年开展“国际减轻自然灾害十年”活动，并规定每年10月的第二个星期三为“国际减轻自然灾害日”，借此唤起国际社会对防灾减灾工作的重视、敦促各地区和各国政府把减轻自然灾害作为工作计划的一部分、推动国家和国际社会采取各种措施以减轻各种灾害的影响。

课堂互动

你知道近十年来“国际减轻自然灾害日”的活动主题吗?

我国于1989年成立中国国际减轻自然灾害十年委员会，于1992年成立灾害医学专业组，致力于研究防灾、减灾问题。1995年，我国颁布了《灾害事故医疗救援工作管理办法》，2005年设立灾害应急办公室，意味着灾害医疗工作正式纳入国家卫生行政管理。2011年12月7日，中华医学会第84个分会——灾难医学会在上海成立，标志着中国的灾难医学学科及事业实现了里程碑式的跨越。

（二）灾害救援中护士应具备的能力

近几十年，我国自然灾难频发且强度逐渐升级，人为灾难也在不断衍生和发展。社区护理人员在灾害预警、应对、救援及恢复中的作用举足轻重。其能否掌握各种灾害事故的特征规律、是否具备各种灾害的应急反应能力、医疗救援水平及较强的身心素质对灾害的有效救援来说至关重要。社区护士应具备以下能力才能胜任灾害救援工作：

1. **良好的身体和心理素质** 良好的身体素质是对灾害救援护士最基本的要求。灾害的发生往往是突然的，伤亡人员多，伤情严重、复杂。若遇到强震等自然灾害，医疗救援设施破坏，医疗通道受阻，医疗救援工作的开展会十分艰难。加之救援现场环境恶劣、生活物质匮乏、工作强度大、作息不规律等特点，良好的身体素质可以说是成为灾害救援护士的先决条件。灾害发生后，受灾人员不仅受到生理创伤，也有自身因失去至亲、家庭骤变、受伤致残、财产损失等造成的心理创伤。故而灾害救援护士还需做好救援对象的心理疏导工作。与此同时，面对灾害现场惨重的伤亡场景，救援人员自身承受的心理冲击也是巨大的。因此，灾害救援护士还需要具备稳定、乐观、积极的心理状态才能应对灾害现场救护工作。

2. **较强的灾害救援综合能力** 护士作为灾害急救医疗体系的中坚力量，在灾害的不同时期，承担着不同的任务。在灾害预防阶段，护士需进行防灾预警训练，对社区居民进行灾害自救与互救相关防灾健康教育等。在灾害应对阶段，护士需参与伤病员的寻找、救护、运送、疏散等工作，如护士需对伤员进行预检分诊、骨折固定、气道异物清除、重症患者的现场急救（心肺复苏、气管插管等），以及外伤伤口的清创、止血、包扎等。在灾害恢复阶段，护士需参与受灾人群的灾后心理辅导、灾后卫生防疫等工作。因此，灾害救援护士必须是经过专业理论和技能学习与培训的优秀护理人员，具备防灾能力、应急评估与管理协调能力、应急搜救与救援能力、应急适应能力等灾害救援综合能力。

课堂互动

根据你目前所掌握的专业知识和能力，你认为成为一名灾害救援护士还需要有哪些方面的成长?

第二节 社区灾害的管理

一、社区灾害的管理

灾害风险简而言之就是指一定时间和区域内可能会发生哪些灾害，其活动程度和对人类生命财产的破坏有多大。灾害风险会因致灾因子、承灾体脆弱性分析等因素的不同而呈现差异。灾害风险管理就是以科学的灾害预测理论为指导，在对灾害影响因素加以预测的基础上，对灾害的可能性及其影响和作用以及灾害管理对策实施结果进行管理，旨在寻求找出导致灾害的根源，降低灾害对人类社会及经济财产造成的影响。近几十年来的国际减灾实践证明，灾害风险管理在灾害预防中的重要性日益凸显。社区是灾害的直接受体，同时也是抗击灾害的主体。在面对灾害时，社区具有反应慢、抵抗力弱、恢复力差等缺点，但作为社会的基本单元、现代城市的基础，社区在灾害风险管理中的积极作用也绝不可被忽视。社区居民充分了解了灾害风险并积极参与减灾备灾，才能以最低的成本，最大限度地将灾害带来的损失降到最低。社区灾害风险管理就是基于此理念及上述灾害风险管理理论提出的。社区灾害风险管理（community-based disaster risk management，CBDRM）是一种以人为本（鼓励社区公众自觉参与防灾减灾）、自下而上（以社区为基本单位，依靠国家行政组织层级结构设立相应风险管理机构，负责本辖区内的灾害风险管理）的灾害管理模式，主要包括社区灾害风险评估、社区减灾应急预案的制订、执行和监督、评价和反馈等程序。鉴于现阶段与日俱增的各类灾害风险，社区灾害风险管理在有效控制灾害风险中的作用日趋明显。我国在借鉴国际先进社区风险管理理念及实践的基础上，对社区灾害风险管理在政策、技术和财政支持上的力度逐步加大。综合来看，我国社区灾害风险管理可从以下三方面强化展开。

1. **鼓励社区公众积极参与灾害风险管理** 社区公众的参与程度不仅对灾害损失结果造成直接影响，而且会严重影响灾后的社会稳定和重建进程。在社区灾害风险管理中，应深入探讨各利益群体的参与激励机制，尤其对于社区公众这样的直接利益相关体应积极吸纳，鼓励社区公众普遍参与讨论社区灾害的风险评估、应急方案、灾后重建等工作，充分挖掘社区公众在灾害管理中的潜能，保障社区减灾备灾工作顺利开展。

2. **强化社区灾害风险规划管理** 社区的灾害风险规划应包括两部分工作，一是加强社区中居住场地、休闲娱乐场地等基础硬件设施的维修与加固，提高建筑物的防灾性能，确保社区用电安全，改善社区排水功能等，减少各种致灾因子的危险性。同时注重社区减灾设施建设，但要注意社区防灾减灾设施的建设需与当地发展规划结合。二是关注社区中的弱势群体。在灾害面前，老年人、妇女（包括孕妇）、儿童、病患、残疾等均属于弱势群体，他们不仅对灾害的抵御能力薄弱，而且也更容易受到灾害的威胁，对此可建立社区安全巡视预警机制或者安排社区减灾志愿者与弱势群体关爱结对，保障弱势群体的安全。

3. **加强社区公众防灾综合教育** 针对不同灾害种类及社区不同群体设计通俗易懂、具体详实的防灾风险意识教育宣传活动，普及社区公众的防灾观念，树立危机意识，提高灾害警觉。如中小学可以将防灾减灾教育纳入普通教育教学中，每周安排一次灾害安全教育与疏散演练，建立学校应急反应机制等。同时，加强社区公众的灾害应急自救与互救能力培训，开展社区居民的灾害应急反应演练。

二、社区灾害的应急管理

美国联邦应急管理署（Federal Emergency Management Agency，FEMA）将应急管理定义为面对紧急事件时准备、缓解、反应和恢复的过程，包含四个主要环节，分别是应急预防与准备、监测与预警、应急响应与处置、恢复与重建工作。社区应急管理是指在社区范围内进行应急管理活动的总和，即在基层政府的统一指挥下，动员社区组织及辖区内的居民，对辖区内发生的各类突发事件进行预防与准备、监测与预警、应急处置与救援、恢复与重建等活动的总称。

（一）社区灾害应急管理的组织保障

灾害的应急管理离不开健全的组织保障体系。我国初步建立了“政府 - 社会 - 社区”三位一体的社区灾害应急管理协作模型，即政府提供灾害管理的政策引导、财政支持、法律法制规范、应急指挥，社会参与协作，提供资源支持与服务（如应急物资整合、调拨、配送及应急专业医疗卫生队伍组建等），社区组织协调并实施灾害应急管理，如社区可成立社区灾害应急管理委员会，下设由社区各组织部门（如政府应急职能部门、社区志愿服务组织、社区医院、社区企业、社区学校、社区媒体等）参与的灾害风险评估中心、灾害宣传教育中心、灾害应急预警中心、灾害应急救援中心、灾害应急保障中心、灾后恢复重建中心。

在面对灾害时，不同职能部门需相互配合与协作，摒弃消极、被动理念，树立积极、主动的社区应急管理理念，具体可从以下三方面出发：

1. **社区灾害应急管理与社区基层工作有机融合** 找准社区灾害应急管理工作与基层党建、产业发展、平安社区等重点工作的最佳结合点，自觉把灾害应急管理工作融入到各项社区中心工作中。

2. **升级社区应急组织管理** 做好社区居民防灾积极性调动，广开公民参与应急的途径；强化志愿者选拔培训，建立高效的志愿者应急服务体系；加强社区公民应急培训演练，推进社区应急专业队伍建设，充分发挥公安、消防以及各类专业应急队伍在抗灾救灾中的中坚作用；重点强化提升灾害高风险区域内各部门的设防水平和承灾能力。

3. **优化整合社会资源，积极应对灾害** 保障防灾抗灾资金、物资、宣传、培训到位，同时加强抗御灾害的基础设备、设施及避难场所建设，可利用学校、公园等基础设施因地制宜建设、改造和提升成为应急避难场所，制订应急避难场所建设、管理、维护相关技术标准和规范，提高社区自身防灾抗灾能力，最大限度地保证社区群众生命财产安全。

4. **健全灾后重建工作规划** 在灾后重建工作中，坚持中央统筹指导、地方作为主体、灾区群众广泛参与。在中央政府根据灾害损失情况确定政策与资金支出的基础上，地方政府统一协调，充分调动受灾群众重建家园，有效组织社会志愿者及各公益组织等社会力量共同参与灾后恢复重建。

（二）社区灾害应急管理的基本要求

依据国务院办公厅印发的《国家综合防灾减灾规划（2016—2020年）》，社区灾害的应急管理遵循以下基本原则：

1. **以人为本** 始终坚持把人民群众生命安全放在首位，保障受灾群众基本生活，增强全民防灾减灾意识，普及群众灾害知识，提升群众应急避险和灾害自救互救技能，最大限度地减少人员伤亡和财产损失。

2. **预防为主** 高度重视对灾害的监测、防患排查、预警、宣传教育、培训等预防工作，强化灾害风险管理，健全救灾物资储备建设，加大防灾基础设施建设，未雨绸缪，切实把防灾减灾工作作为日常基础工作对待。

3. **综合、科学减灾** 在充分认识各种灾害的特点及规律的基础上，统筹协调并运用各类资源和多种手段，同时注重提高灾害应急管理的现代化科技水平，推进大数据、云计算、地理信息等先进科学技术在防灾减灾中的运用，重视防灾救灾人才培养、科研建设、技术研发，加强国际间交流协作，科学、规范地应对各类灾害的发生。

4. **分级负责，属地为主** 根据灾害的性质、范围、造成的人员伤亡、财产损失和社会影响等因素，及时启动相应应急方案，中央发挥统筹指导和支持作用，不同层级的党委和政府分级实施应急处置，由灾害发生地政府就近指挥、及时处置、强化协调并在救灾中发挥主体作用，承担主体责任。

5. **政府主导，社会力量广泛参与** 在坚持各级政府防灾减灾救灾主导地位的前提下，加强政府与社会力量的协同配合，鼓励社会力量和家庭、个人全方位参与常态减灾、应急救援、恢复重建等工作，构建多方参与的社会化防灾减灾救灾格局，形成工作合力。

知识拓展

美国灾害应急管理体系

1979年，美国放弃了分灾害种类和分部门的单一灾害管理模式，构建了联邦政府、州、地方的三级灾害管理体系。其中，美国联邦应急管理署（FEMA）是联邦政府应急管理的协调决策机构，主要职能是从联邦层面开展应急管理，组织协调做好灾前监测防范、灾中救援和灾后恢复相关工作，其在全国下设美国消防局、联邦保险和减灾局等十个应急管理分局。通常情况下，当灾难发生之后，一般由地方政府调动本地资源主责处理。当危机的严重性超出地方处理能力与权限时，可请求本州协同监督指导应急救援。对于重大灾害，州政府及时发出共援申请，执行联邦政府响应，由联邦政府和州政府联合成立应急救援现场办公室开展救援。根据工作需要，应急救援现场办公室下设若干紧急工作小组，负责信息收集处理、协调联络、物资调配、医疗救援、灾民转移、灾情评估、监控、应急通信等。现场应急救援工作完成后，联邦政府协同受灾州政府共同进行灾后重建、赈灾资金发放和保险理赔。

情景导入

2003年7月15日，某中学教师，男，36岁，出现发热（39 ℃），伴有畏寒、肌肉酸痛、关节酸痛、头痛、胸痛、咳嗽等症状，3天后被确诊为传染性非典型肺炎。该学校立即向当地卫生行政部门报告。对于该突发公共卫生事件，其预警级别为何种等级？对其该如何规范进行突发公共卫生事件的上报？

三、社区突发公共卫生事件预警处理机制

突发公共卫生事件是指突然发生、造成或者可能造成社会公众健康严重损害的重大传染病疫情、群体性不明原因疾病、重大食物和职业中毒以及其他严重影响公众健康的事件。突发公共卫生事件预警是指收集、整理、分析突发公共卫生事件相关信息资料，评估事件发展趋势与危害程度，在事件发生之前或早期发出警报，以便相关责任部门及事件影响目标人群及时做出反应，预防或减少事件的危害。由于突发卫生公共事件具有事发突然、种类多样、成因复杂、涉及面广、危害严重等特点，建立健全的突发公共卫生事件预警系统对科学、规范、有序、高效地处置各类突发公共卫生事件来说意义重大。各地区应根据《国家突发公共卫生事件应急预案》的规定做出及时、正确的应急处理。

（一）突发公共卫生事件的预警分级与标识

按照《国家突发公共卫生事件应急预案》，一般依据突发公共卫生事件可能造成的危害程度、波及范围、影响力大小、人员及财产损失等情况，由高到低将其划分为特别重大事件（Ⅰ级）、重大事件（Ⅱ级）、较大事件（Ⅲ级）、一般事件（Ⅳ级）四个级别，并依次采用红色、橙色、黄色、蓝色来加以表示。具体如下：

1. 特别重大事件（Ⅰ级，红色预警）

（1）肺鼠疫、肺炭疽在大、中城市发生并有扩散趋势，或肺鼠疫、肺炭疽疫情波及2个以上的省份，并有进一步扩散趋势。

（2）发生传染性非典型肺炎、人感染高致病性禽流感病例，并有扩散趋势。

（3）涉及多个省份的群体性不明原因疾病，并有扩散趋势。

（4）发生新传染病或我国尚未发现的传染病发生或传入，并有扩散趋势，或发现我国已消

灭的传染病重新流行。

（5）发生烈性病菌株、毒株、致病因子等丢失事件。

（6）周边以及与我国通航的国家和地区发生特大传染病疫情，并出现输入性病例，严重危及我国公共卫生安全的事件。

（7）国务院卫生行政部门认定的其他特别重大突发公共卫生事件。

2. 重大事件（Ⅱ级，橙色预警）

（1）在一个县（市）级行政区域内，一个平均潜伏期内（6天）发生5例以上肺鼠疫、肺炭疽病例，或者相关联的疫情波及2个以上的县（市）。

（2）发生传染性非典型肺炎、人感染高致病性禽流感疑似病例。

（3）腺鼠疫发生流行，在一个市（地）级行政区域内，一个平均潜伏期内多点连续发病20例以上，或流行范围波及2个以上市（地）。

（4）霍乱在一个市（地）级行政区域内流行，1周内发病30例以上，或波及2个以上市（地），有扩散趋势。

（5）乙类、丙类传染病波及2个以上县（市），1周内发病水平超过前5年同期平均发病水平2倍以上。

（6）我国尚未发现的传染病发生或传入，尚未造成扩散。

（7）发生群体性不明原因疾病，扩散到县（市）以外的地区。

（8）发生重大医源性感染事件。

（9）预防接种或群体预防性服药出现人员死亡。

（10）一次食物中毒人数超过100人并出现死亡病例，或出现10例以上死亡病例。

（11）一次发生急性职业中毒50人以上，或死亡5人以上。

（12）境内外隐匿运输、邮寄烈性生物病原体、生物毒素造成我国境内人员感染或死亡的。

（13）省级以上人民政府卫生行政部门认定的其他重大突发公共卫生事件。

3. 较大事件（Ⅲ级，黄色预警）

（1）发生肺鼠疫、肺炭疽病例，一个平均潜伏期内病例数未超过5例，流行范围在一个县（市）级行政区域以内。

（2）腺鼠疫发生流行，在一个县（市）级行政区域内，一个平均潜伏期内连续发病10例以上，或波及2个以上县（市）。

（3）霍乱在一个县（市）级行政区域内发生，1周内发病10～29例，或波及2个以上县（市），或市（地）级以上城市的市区首次发生。

（4）1周内在一个县（市）级行政区域内，乙类、丙类传染病发病水平超过前5年同期平均发病水平1倍以上。

（5）在一个县（市）级行政区域内发现群体性不明原因疾病。

（6）一次食物中毒人数超过100人，或出现死亡病例。

（7）预防接种或群体预防性服药出现群体心因性反应或不良反应。

（8）一次发生急性职业中毒10～49人，或死亡4人以下。

（9）市（地）级以上人民政府卫生行政部门认定的其他较大突发公共卫生事件。

4. 一般事件（Ⅳ级，蓝色预警）

（1）腺鼠疫在一个县（市）级行政区域内发生，一个平均潜伏期内病例数未超过10例。

（2）霍乱在一个县（市）级行政区域内发生，1周内发病9例以下。

（3）一次食物中毒人数30～99人，未出现死亡病例。

（4）一次发生急性职业中毒9人以下，未出现死亡病例。

（5）县级以上人民政府卫生行政部门认定的其他一般突发公共卫生事件。

（二）突发公共卫生事件的报告制度

为进一步加强对突发公共卫生事件相关信息报告的管理，保障信息报告系统规范、有效运行，及时、准确掌握突发公共卫生事件相关信息，快速、有效地处置各种突发公共卫生事件，各地区有关部门须依据《国家突发公共卫生事件相关信息报告管理工作规范》，以便及时、准确地掌握各类突发公共卫生事件相关信息，对其开展预测、预报、预警工作并及时采取有效的公共卫生措施。依据《国家突发公共卫生事件相关信息报告管理工作规范（试行）》，突发公共卫生事件的报告制度为：

1. **报告方式与时限** 获得突发公共卫生事件相关信息的责任报告单位和责任报告人，应在2小时内以电话或传真等方式向属地卫生行政部门指定的专业机构报告，具备网络直报条件的应同时进行网络直报。若不具备网络直报条件，责任报告单位和责任报告人应以最快的通讯方式将突发公共卫生事件相关信息报告卡报送属地卫生行政部门指定的专业机构，在接到突发公共卫生事件相关信息报告卡后，相关专业机构应先审核信息的真实性，并于2小时内进行网络直报，同时以电话或传真等方式报告同级卫生行政部门。

接到突发公共卫生事件相关信息报告的卫生行政部门应尽快组织有关专家进行现场调查，如确认属实，根据突发公共卫生事件的级别，及时组织并采取措施，在2小时内向本级人民政府报告，同时向上一级人民政府卫生行政部门报告。对于尚未达到《国家突发公共卫生事件应急预案》标准的突发公共卫生事件，应由专业防治机构密切跟踪事态发展并随时报告事态变化。

2. **报告内容** 对突发公共卫生事件发生、发展及控制过程等信息，以初次报告、进程报告、结案报告三种形式报告。

（1）初次报告：应包括事件名称与类别、发生时间与地点、发生患者人数与死亡人数、主要症状与体征、可能的原因、已经采取的措施、事件的发展趋势、报告人员与通讯方式、下一步工作计划等。

（2）进程报告：报告事件的发展与变化、处置进程、事件的诊断和原因或可能因素、势态评估、控制措施等内容。同时，对初次报告内容进行补充和修正。对于特别重大及重大突发公共卫生事件至少按日进行报告。

（3）结案报告：在达到《国家突发公共卫生事件应急预案》分级标准的突发公共卫生事件结束后，由相应级别卫生行政部门组织评估，在确认事件终止后2周内，对事件发生和处理情况进行总结，分析其原因和影响因素，并提出今后对类似事件的防范和处置建议。

知识链接

2006年，原国家卫生部为进一步加强突发公共卫生事件的监测工作，确保各级卫生行政部门及时、准确地掌握各类突发公共卫生事件相关信息，有效地开展预测、预报、预警工作并及时采取有效的公共卫生措施，在总结分析近几年突发公共卫生事件相关信息报告工作的基础上颁布并实施《国家突发公共卫生事件相关信息报告管理工作规范（试行）》。同年，国务院依据《中华人民共和国传染病防治法》《中华人民共和国食品卫生法》《中华人民共和国职业病防治法》《中华人民共和国国境卫生检疫法》《突发公共卫生事件应急条例》《国内交通卫生检疫条例》和《国家突发公共事件总体应急预案》制订并颁布了《国家突发公共卫生事件应急预案》。该预案主要包括总则，应急组织体系及职责，突发公共卫生事件的监测、预警与报告，突发公共卫生事件的应急反应和终止、善后处理，突发公共卫生事件应急处置的保障，以及预案管理与更新、附则等内容。该预案的颁布在有效预防、及时控制和消除突发公共卫生事件及其危害，指导和规范各类突发公共卫生事件的应急处理工作等方面具有重大指导意义。

第三节 社区灾害的救护

一、社区灾害的预检分诊

(一)预检分诊的概念

预检分诊(pre-examination of triage)也称检伤分类,是指根据伤者的主观感觉和客观数据,评估伤病员身体状况和危急程度,确定伤病员救治的先后顺序,使急、危、重症患者能够得到及时、有效的救治,以减少伤病员死亡和残障的可能,提高救治的效率。

课堂互动

根据预检分诊的定义,你能想到预检分诊在灾害救援中有何意义吗?

在灾害发生后的紧急救援过程中,由于受灾人员数量多、病情重且复杂,加之现场救援条件有限,对伤病员的预检分诊是灾害救援的首要步骤。预检分诊通过对伤情等级的划分,对伤员按伤势的轻重缓急有条不紊地展开现场医疗急救和梯队顺序后送,可提高灾害救援效率,确保以有限的医疗资源救治更多的受灾者。同时,通过预检分诊还可以帮助救援人员对现场伤亡人数、伤情程度及发展趋势进行全面评估,以便及时、准确地向有关部门汇报灾情,组织调度医疗增援力量,指导灾害救援。

(二)预检分诊的分类标识

按照国际公认的标准,灾害伤情通常分为以下四个等级:轻伤、中度伤、重伤、死亡。四个不同伤情等级分别使用四种不同的颜色进行标识,在进行预检分诊时针对伤病员的伤情为其佩戴对应颜色的伤情识别卡。

1. **黑色** 代表伤者已死亡或伤情非常严重,生存希望渺茫,包括头颈离断、躯干分离、脉搏停止时间超过 20 分钟(冷水溺水或极度低体温者除外)、没有呼吸、高处落下且具有多处受伤及骨折、内脏完全外脱者。

2. **红色** 代表重伤,应第一优先救治。它表示伤情威胁生命且已休克,伤情非常紧急,需要立即给予生命支持并在 1 小时内紧急运送到附近医疗救治机构。伤情包括心搏和呼吸骤停、呼吸道梗阻、动脉损伤或无法控制的出血、稳定性的颈部受伤、严重头部受伤伴昏迷、开放性胸腹部损伤、大面积烧伤等。

3. **黄色** 代表中度伤,可第二优先救治。它表示伤者存在生命体征稳定的严重损伤,有潜在危险,但尚未休克,伤情紧急,需要在 4 ~ 6 小时内尽快送往附近医疗救治机构。伤情包括背部受伤(无论脊椎是否有受伤)、中度流血(少于两处)、中度烧烫伤、开放性或多处骨折、情况稳定的腹部损伤、眼部伤、情况稳定的药物中毒等。

4. **绿色** 代表轻伤,可第三优先救治。它表示伤情较轻,伤病员意识清醒,生命体征平稳,可配合检查,能自己行走,重要脏器部位未受损伤,伤情通常不会立即危及生命,可以延后救治伤病员。伤情包括轻度挫伤或软组织损伤、轻度骨折、肌肉扭伤等。

伤情识别卡应系在每一位伤病员身体的醒目部位(如胸前、手臂上),其卡片置于塑胶封套内,耐撕、耐磨、防水、防污损、不褪字、不掉色。伤情识别卡上除对伤情有颜色标识外,还应包括伤病员的基本信息(如姓名、性别、年龄、联系方式等)、生命体征、身体评估、初步判断、处置措施、处置时间、下一步治疗意见等。伤情识别卡最好一式两联并按顺序编号(同联同号),在卡片上填写好有关内容后,将一联卡系在伤病员身上,另一联卡现场留底,以便随后登记和统计。

> ➢ **考点：** 某灾害现场，一人从高空跌落致严重损伤。护士在预检分诊时，应悬挂何种颜色的伤情识别卡？

下载资源：
考点解析

（三）预检分诊的方法

目前，预检分诊的方法较多，不同的预检分诊方法各有优、缺点，国际上也没有统一的预检分诊方法，实际运用过程中还应根据灾害类型、现场伤亡情况、救援实施条件等因素具体问题具体分析。现介绍目前国际上普遍使用的一种检伤分类方法——简单分类与快速治疗法（simple triage and rapidly treatment，START），其简单易学、实用性较高。简单分类与快速治疗法（START）是由美国 Hoag 医院和 Newport Beach 地区消防局提出的一种急救流程，特别针对有突发灾害时出现群死群伤，医疗资源不足的紧急场合。START 为 simple（简单）、triage（检伤分类）、and（和）、rapidly（快速）、treatment（治疗）首字母的英文缩写，它主要是通过伤病员呼吸、循环、意识等指标判断伤病员受伤情况，根据伤情的不同以不同的颜色进行标识。对每一位伤病员的评估时间一般不超过 60 秒，具体实施流程如下：

第一步，将可自行移动或轻伤伤病员集中在指定地点并系上绿色牌子（第三优先）。

第二步，评估伤病员呼吸状况：如呼吸 > 30 次 / 分或 < 10 次 / 分，为其系上红色牌子（第一优先）；如伤病员没有呼吸则需再次打开呼吸道评估呼吸，如仍没有呼吸，则为其系上黑色牌子（死亡）；如呼吸频率为 10 ~ 30 次 / 分，则进入第三步评估。

第三步，评估伤病员循环状况：如伤者无脉搏或桡动脉微弱、毛细血管充盈时间 > 2 秒，为其系上红色牌子（第一优先）；如伤者有脉搏、毛细血管充盈时间 < 2 秒，则进入第四步评估。

第四步，评估伤病员意识状态：如伤病员无法遵从简单指令，为其系上红色牌子（第一优先）；如伤病员可遵从简单指令，则为其系上黄色牌子（第二优先）。

以下为 START 流程（图 9-1）：

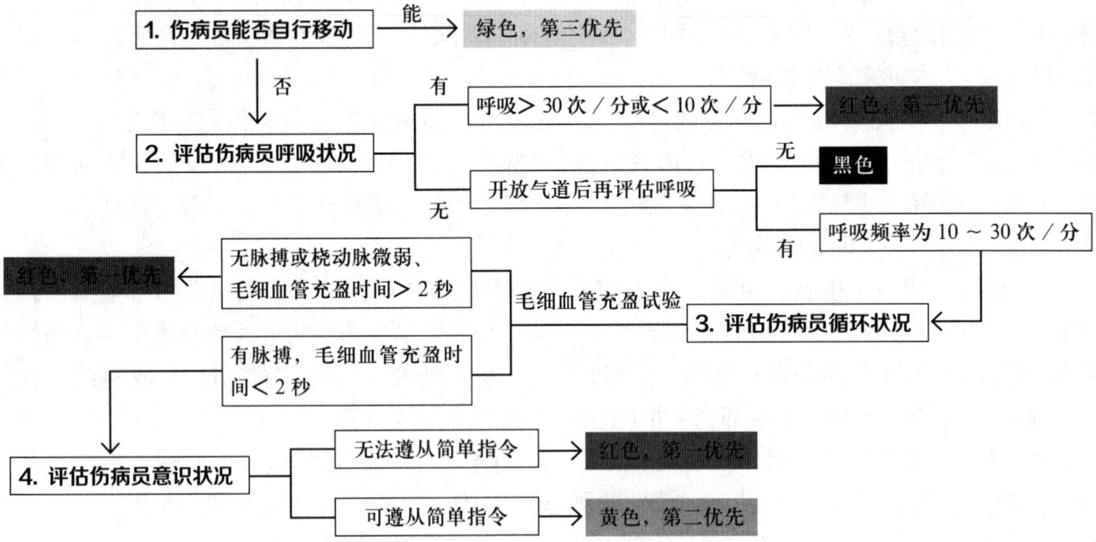

图 9-1　START 流程

二、社区灾害的现场救护

（一）现场救护原则与技术

1. **现场救护原则**　现场救护应做到：先排险情后施救助、先救生命后治伤病、先治重伤后治轻伤、先救活人后处置尸体。对生存希望不大的濒死者，应以现场具体情况而定，条件允许也应全力抢救。

2. **现场救护技术**　常见的现场救护技术有保持呼吸道通畅、维持有效呼吸、维持循环功能、心肺复苏、保护受伤颈椎、止血、包扎、骨折固定等。正确掌握并合理运用现场救护技术，可降低死亡率、伤残率，为后续治疗争取宝贵时间。现场救护可按 VIPCIT 进行程序化救治。VIPCIT 救治程序也称为院前救治程序，是规范的现场救治程序。具体内容如下：

（1）V（ventilation）代表呼吸支持：主要为清除口鼻及呼吸道异物，保持患者呼吸道通畅，充分给氧。如患者呼吸已经停止或自主呼吸无效，必要时为患者进行人工呼吸、气管插管等。

（2）I（infusion）代表补充血容量：即在条件许可情况下建立静脉输液通道，用输血、输液扩充血容量及功能性细胞外液，以防止休克发生和恶化。

（3）P（pulsation）代表心泵功能的维护和监测：创伤后，如果出现心包压塞、张力性气胸、肋骨骨折导致连枷胸等情况，均可造成心脏泵血能力的下降，甚至出现心脏功能衰竭。因此要及早采取心包穿刺、胸膜腔穿刺抽气、胸腔闭式引流等措施，尽快恢复心泵功能。

（4）C（control bleeding）代表紧急控制出血：控制出血的方法主要有压迫止血、抬高受伤部位肢体，或在伤口处覆盖敷料加压包扎，通常不建议使用止血带。对于骨盆骨折及下肢开放性骨折伴出血性休克的患者，可在现场应用抗休克裤控制大出血以改善全身情况并固定骨折。

（5）I（immobilization）代表可靠制动：即通过各种方法限制骨折端的移位，限制关节的活动，限制肌肉等软组织的运动，达到止血、止痛、保护神经和血管的目的。

（6）T（transportation）代表安全转运：是指为防止患者再次受伤，将其脱离受灾地点并立即转移到安全之处或转送至后方医疗机构做进一步治疗。在转运过程中应保证不加重伤病员伤情，密切观察病情变化，必要时给予紧急治疗和护理。

（二）灾害现场伤病员的转运

对伤病员经过预检分诊或经灾害现场紧急救护之后，需转送到后方医院进行进一步持续性专科救护。能否迅速、安全地转送伤病员是衡量救治工作有效性的一项重要标准。转运时，应做到按序转运，根据预检分诊的结果，首先转运已经危及生命需要立即治疗的严重创伤者；其次是可能有生命危险，需要急诊救治的患者；再次是需要医学观察的非急性损伤者；最后是不需要医疗救治或现场已经死亡者。转运方式应根据伤病员人数、伤情种类与程度、转运距离、灾害现场地理情况、交通状况、气候条件、医院应急接受能力等因素综合决定。转运工具应同时具有运输功能、监护功能及抢救功能，一般有救护车、救护艇、直升机等可供选择。转运过程中要科学搬运伤病员，以免造成二次损伤。同时，在转运途中，医护人员还需密切观察伤病员病情变化，监测生命体征，保证治疗持续进行，并随时做好急救准备。将伤病员转送至后方医院后，为方便尽快开展救治，随行医护人员需要与接诊医护人员做好口头与书面病情交接工作。

课堂互动

根据你所学的急救知识，在搬运伤病员过程中应如何防止二次损伤？

第四节　社区灾害后的管理与护理

一、社区灾害后的常见心理问题

当突如其来的灾害发生时，面对灾害的威胁性、紧迫性、震撼性和后果不确定性，个体通常会产生一系列生理、心理、认知和行为上的应激反应。其中心理上的改变最容易被察觉，如个体一般会出现恐惧、沮丧、忧郁、悲痛、绝望、无助、否认、孤独、烦躁、内疚等负性情绪，由此也会影响个体身体健康、日常生活和学习、社会交往。随着灾害的结束和事件的推移，大部分人会逐渐恢复正常生活状态，但是某些应对能力不佳的个体不仅心理失衡，还会出现冲动行为、药物或酒精依赖行为、自伤或自杀行为，严重影响生活质量。灾害造成的心理应激障碍常见有以下两种类型：

课堂互动

对比急性应激障碍和创伤后应激障碍，两种应激障碍应如何区分？

（一）急性应激障碍

急性应激障碍（acute stress disorder，ASD）又称急性应激反应，是指对创伤等严重应激因素的一种异常的快速的精神反应，其以急剧、严重的创伤事件为直接原因。通常患者在受刺激后几分钟至几小时内发病，ASD 为一过性精神障碍，如果应激性环境消除，症状常在 48 ~ 72 小时后缓解，最长持续时间不超过 4 周。按照中国精神障碍分类与诊断标准第 3 版（CCMD-3），ASD 症状标准如下，以异乎寻常和严重的精神刺激为原因，并至少有下列 1 项：①有强烈恐惧体验的精神运动性兴奋，行为有一定盲目性（如恐惧、激越、呼吸急促、心率加快、躁动不安、肢体动作无目的性、事后记忆缺失）；②有情感迟钝的精神运动性抑制（如反应性木僵、不言语、神情呆滞、表情淡漠、反应迟缓、疲乏无力），可有轻度意识模糊。如患者社会功能受损，则为严重标准。

（二）创伤后应激障碍

创伤后应激障碍（post-traumatic stress disorder，PTSD）又称延迟性心因反应，是指个体经历、目睹或遭遇到一个或多个涉及自身或他人的实际死亡，或受到死亡的威胁，或严重受伤，或躯体完整性受到威胁后，所导致的个体延迟出现和持续存在的精神障碍。这种心理应激障碍常发生于灾难性精神创伤事件的数月或数年后。若 ASD 症状超过 4 周，可考虑为 PTSD。PTSD 的核心症状包括三种：创伤性再体验症状、回避和麻木类症状、警觉性增高症状。

1. **反复重现创伤后体验**　主要表现为患者在其思维、记忆或梦中反复、不自主地再现出与创伤有关的事件或情境，有时也表现为严重的触景生情，甚至感觉创伤事件历历在目，像又发生了一次一样。

2. **持续性回避和麻木**　主要表现为患者长期或持续性地极力回避与创伤经历有关的事件或情境，回避创伤的地点或与创伤有关的人物、事件、感受、话题等，拒绝参加有关的活动。部分患者甚至出现选择性遗忘，不能回忆起与创伤有关的事件细节。

3. **高度警觉性**　主要表现为过度警觉、持续焦虑、惊跳反应增强，可伴有注意力不集中、激惹性增高。患者存在入睡困难或入睡后无法安眠等问题，做事容易分心，同时也可伴有心悸、气促等自主神经症状。部分患者可有自伤或自杀、滥用成瘾物质、抑郁、攻击他人等不良心理应对行为。

二、社区灾害后的现场救护

灾害作为一种强社会心理刺激源，对各类人群都产生了较大的心理冲击。灾害后的早期紧急心理救援与早期躯体医疗救援同等重要，可帮助相关人群在可控因素下减轻急性心理应激障碍，降低远期心理应激障碍的发生率。

（一）灾后心理干预对象

在灾害发生后，需要进行心理干预的人群主要包括四类，分别是灾后幸存人员、罹难者家属、救援人员和社会大众。

1. 灾后幸存人员　这是灾后心理干预工作的重点对象。在经历生死浩劫后，大部分幸存者通常会对眼前的一切有一种不确定感、不真实感，短时间内难以接受残酷的现实，意志消沉、不知所措、精疲力竭、愧疚自责、悲痛欲绝、空虚无助、回避退缩、迟钝麻木、睡眠困难等一系列身心变化随之而来，如不及时疏导，有可能演变为长期的心理创伤。

2. 罹难者家属　面对灾害带来的人员伤亡、财产损失，与遇难者或受伤人员有密切联系的个人和亲属也是灾后心理干预的重点对象。面对伤亡的亲人、破碎的家庭，他们通常难以置信，随后悲痛绝望，伴随着强烈的失落感和孤独感，持续情绪低迷、哀恸哭泣、郁郁寡欢、寝食难安，因此，帮助罹难者家属宣泄心中悲伤、恢复心理平衡、开始新的生活也是灾后心理干预不可或缺的一部分内容。

3. 救援人员　因为参与灾害救援的消防和武警官兵、指挥人员、医护人员、志愿者等人的工作性质，他们会最大限度地亲临各种灾害现场。责任在身，他们既无法逃避，又不可避免地在灾害现场对受灾人员展现出共情心理，而且在重大灾害面前，救援人员往往因无法挽回罹难者生命而出现愧疚感、挫败感。面对惨烈的伤亡场景，救援人员心理上会遭受巨大冲击，不少救援人员会出现烦躁、焦虑、茫然的负性情绪。此外，救援现场往往条件艰苦，救援任务艰巨，救援人员可谓身心俱疲。因此，灾后也需要通过心理干预来帮助他们淡化消极情绪，尽快恢复正常生活和身心健康。

4. 社会大众　灾害除对亲身经历过的人造成心理伤害，也会在全社会层面上给社会大众造成潜在的心理损伤。得知灾害消息后，普通群众心理也会间接受到创伤，很多人内心会蒙上阴影，恐惧心理持续存在，甚至还因害怕灾害的不可预知性、不可确定性对未来感到迷茫，丧失希望和信心。同时，重大的灾害还会干扰正常的社会物质文明建设，严重影响社会秩序。

（二）灾后应激的心理干预

1. 对灾后幸存人员的心理干预　灾后幸存人员在经历灾害后，可谓身心遭受重创。

（1）心理干预人员应意识到对灾后幸存人员的心理干预绝不是一蹴而就的，需要根据灾害后的时间推移分阶段进行针对性的心理疏导。因此，心理干预人员应耐心、细心，通过专业知识帮助灾后幸存人员逐步走出心理创伤。

（2）针对灾后心理应激障碍者，干预人员要做到充分地倾听他们的诉说，借此使受灾者的负性情绪得以宣泄，也能够通过此过程增进干预双方的情感交流，使干预人员在相互理解的基础上帮助受灾者认清灾害现实，改变认知偏差，正视痛苦，反思生活，权衡利弊，增强信心，逐步理智地回归社会。

（3）鼓励强有力的社会支持，如家人、朋友一如既往的关心、陪伴与支持，社会志愿者、单位、社区、政府、媒体等的援助，通过良好的信任关系的建立帮助受灾者缓解心理压力。

2. 对罹难者家属的心理干预　对于罹难者家属来说，曾经幸福的家庭由于灾害的发生而不复存在，面对生命和财产的失去，有人歇斯底里，有人内疚煎熬，有人震惊麻木。对于不同的心理变化，干预人员都应予以理解，并鼓励他们勇敢诉说内心所思所想，避免对丧失所带来的痛苦一味地躲避，耐心、主动地倾听罹难者家属在灾后物质、心理、社会生活等方面的顾虑，帮助他们充分地释放内心的悲伤，同时协助他们做好罹难者后事的物质及心理准备。

3. 对救援人员的心理干预　对于灾害救援人员来说，心理干预的目的在于使其避免因大幅情感波动造成的心理失衡，尽快恢复心理平衡，回归正常生活。

（1）在灾害救援人员的选拔上，除考虑专业技术能力外，心理素质的筛选也应受到重视。

（2）救援指挥者应合理安排救援人员的救援任务、工作项目和工作时间，任务结束后合理安排休息，避免救援人员身心始终处于过度紧张的应激状态。

（3）心理疏导人员对于救援者出现的心理变化应予以情感上的理解，同时可鼓励救援人员与自己的同事、战友、家人、朋友述说自己消极情绪的起源，通过亲朋好友的共情心理和社会支持帮助自己渡过难关。同时还可结合转移注意力、积极心理暗示等方法避免对救援任务的过度感情投入，劝导救援人员理性、客观地对待救援任务。

4. 对社会大众的心理干预

（1）灾害对社会大众带来的心理恐慌，可通过网络、电视等媒体让公众了解灾害的相关信息，及时关注灾害的救援进展，通过媒体的积极宣传，凸显战胜灾害的信心和决心，并由此转变公众的思维定式，让公众以灾害为新的起点，重新审视自身的人生观、价值观，将负面情绪转化为生活动力。

（2）积极推动社区防灾减灾教育工作的开展，让公众对灾害做到知其然亦知其所以然，增强公众对灾害的防御能力及心理抗挫能力。

本章小结

通过本章学习，使学生对灾害及其特点，社区灾害的预警、风险管理与应急管理，伤病员的预检分诊，现场救护与转运，社区灾害后的心理护理等知识形成初步认识，知道作为社区护士应具备哪些应对灾害的基本能力，能够合理安排并参与社区灾害的预防及教育工作，妥善进行灾害的现场救护，积极投入社区灾后的重建工作。

自测题

A1 型题

1. 以下属于自然灾害的是（　　）
   A. 恐怖袭击　　B. 严重车祸　　C. 群体中毒
   D. 地震　　E. 传染病
2. 在灾害现场，对于已经死亡的患者，应用何种颜色的伤情识别卡进行标识（　　）
   A. 红色　　B. 黄色　　C. 蓝色　　D. 黑色　　E. 绿色
3. 在灾害现场，对伤病员进行预检分诊的时间一般不超过（　　）
   A. 30 秒　　B. 60 秒　　C. 2 分钟　　D. 90 秒　　E. 5 分钟
4. 现场转运伤病员时，对何种情况的伤病员应优先转运（　　）
   A. 已经危及生命需要立即治疗的严重创伤者
   B. 可能有生命危险，需要急诊救治的患者
   C. 需要医学观察的非急性损伤者
   D. 不需要医疗救治者
   E. 现场已经死亡者
5. 对于突发卫生公共事件，网络报告时限为（　　）
   A. 1 小时　　B. 2 小时　　C. 3 小时　　D. 4 小时　　E. 5 小时
6. PTSD 通常出现在灾害发生的（　　）
   A. 当时　　B. 4 周后　　C. 1 周内
   D. 2 周内　　E. 几小时内

7. 第44届联合国大会作出决议，从1990年1月1日起，将20世纪最后10年作为（　　）
A. 紧急救援十年　　B. 国际减灾十年　　C. 创伤救治十年
D. 抗灾救援十年　　E. 防灾抗灾十年

8. 转送伤病员时以下哪种做法是错误的（　　）
A. 在转运过程中，医护人员必须密切观察伤病员病情变化，并确保治疗持续进行
B. 合理分流伤病员或按现场医疗卫生救援指挥部指定的地点转送，任何医疗机构不得以任何理由拒诊、拒收伤病员
C. 对已经预检分诊待送的伤病员，转运前不需再检伤
D. 转运后与接诊医护人员做好病情交接
E. 认真填写转运卡提交接纳的医疗机构，并报现场医疗卫生救援指挥部汇总

9. 下列哪项不属于中度伤（　　）
A. 头、颈、胸、腹或脊柱任一部位的开放伤，但生命体征稳定
B. 单纯长骨骨折
C. 情况稳定的药物中毒
D. 肢体断离
E. 中度流血

10. 灾害现场，对于多发伤患者进行现场急救，预检分诊评估的内容不包括（　　）
A. 受伤部位　　B. 行动能力　　C. 呼吸
D. 循环　　E. 意识

A2型题

11. 2010年，某学校食堂发生恶性投毒事件，导致学校教职工共计40人中毒，未出现死亡案例。根据突发公共卫生事件预警制度，该事件预警级别应用何种颜色表示（　　）
A. 红色　　B. 黄色　　C. 蓝色　　D. 橙色　　E. 黑色

12. 在地震现场，某一伤员被诊断为张力性气胸，为及时解除威胁伤员生命的相关因素，稳定其生命体征，救护人员应重点进行的现场救护原则为（　　）
A. V（ventilation）呼吸支持　　B. I（infusion）补充血容量
C. P（pulsation）心泵功能监测　　D. C（control bleeding）控制出血
E. I（immobilization）可靠制动

13. 在某一大型车祸现场，一伤员出现严重头部损伤并且已经昏迷，应在多长时间内将其送往当地医院进行救治（　　）
A. 1小时　　B. 2小时　　C. 3小时　　D. 4小时　　E. 5小时

14. 在地震现场，一伤员中度失血，失血量少于1000 ml，应为患者悬挂何种颜色的伤情识别卡（　　）
A. 红色　　B. 黄色　　C. 蓝色　　D. 黑色　　E. 绿色

A3型/A4型题

（15～17题共用题干）

王女士，35岁，5年前在汶川大地震中同时失去儿子、公公、婆婆三位亲人。5年来，王女士总是会因为一点小事就有攻击冲动行为，易激惹，经常打骂现在的孩子，和老公争吵，甚至有自杀冲动。因地震是在她将儿子送到公公、婆婆家后发生的，所以她总觉得是自己导致了家人的死亡，总是回忆地震当日送孩子的情景，有内疚、负罪感，无能感，焦虑，睡眠不好，常做噩梦，影响到了对现在孩子的正常教育和与丈夫的正常沟通。

15. 王女士出现了何种心理应激障碍（　　）
A. 抑郁　B. 创伤后应激障碍　C. 急性应激障碍
D. 焦虑　E. 躁郁发作
16. 这种应激障碍常出现在灾害发生的（　　）
A. 几分钟内　B. 几小时内　C. 1 周内
D. 2 周内　E. 4 周以后
17. 这种应激障碍的三个主要临床表现是（　　）
A. 创伤体验的反复出现、抑郁症状、持续的回避
B. 抑郁症状、持续性的警觉性增高、持续的回避
C. 创伤体验的反复出现、焦虑症状、持续的回避
D. 创伤体验的反复出现、持续性的警觉性增高、持续的回避
E. 烦躁症状、持续的警觉性增高、持续的回避

（18 ~ 21 题共用题干）
伤者，男性，25 岁，在地震现场被救出。现被安置在临时救护点进行救护。
18. 在地震灾害现场，该名伤员被诊断为股骨骨折，请问救灾护士应对其给予的伤情识别卡颜色为（　　）
A. 红色　B. 黄色　C. 蓝色　D. 黑色　E. 绿色
19. 为及时解除威胁伤员生命的相关因素，稳定其生命体征，救护人员应重点进行的现场救护原则为（　　）
A. V（ventilation）呼吸支持　B. I（infusion）补充血容量
C. P（pulsation）心泵功能监测　D. C（control bleeding）控制出血
E. I（immobilization）可靠制动
20. 对于该名伤员应在多长时间内尽快送往附近医院进行救治（　　）
A. 1 小时　B. 2 小时　C. 3 小时　D. 4 小时　E. 7 小时
21. 救灾护士第一次访视该名伤员时，了解到他的父母在地震中全部遇难，自己虽然获救，但却从此孤苦一人。该名伤员不言语，神情呆滞，表情淡漠，拒绝和周围人进行交流。经过心理专业人员的疏导，该名伤员的这些不良心理症状在 1 周后有所缓解。请问该伤者出现了哪种应激障碍（　　）
A. 抑郁　B. 创伤后应激障碍　C. 急性应激障碍
D. 焦虑　E. 惊吓

B 型题
（22 ~ 25 题共用备选答案）
A. 红色　B. 黄色　C. 绿色　D. 黑色　E. 紫色
22. 社区灾害预检分诊中，患者发生了肱骨骨折，应挂何种颜色的伤情识别卡（　　）
23. 社区灾害预检分诊中，患者发生了张力性气胸，应挂何种颜色的伤情识别卡（　　）
24. 社区灾害预检分诊中，患者发生了肌肉扭伤，应挂何种颜色的伤情识别卡（　　）
25. 社区灾害预检分诊中，患者发生了头颈离断，应挂何种颜色的伤情识别卡（　　）

（田　茜）

实训一

社区健康教育

实训目的和要求

1. 了解社区健康教育的方法。
2. 熟悉社区健康教育的内容。
3. 掌握社区健康教育计划的设计。
4. 掌握社区健康教育计划的实施。
5. 掌握社区健康教育指导。
6. 要求学生认真配合。

实训内容

1. 社区健康教育的方法及内容。
2. 社区健康教育计划的设计。
3. 社区健康教育计划的实施。
4. 社区健康教育指导。

实训方法

1. 先给学生一个案例，让学生收集资料。
2. 依据收到的资料制订健康教育计划。
3. 安排学生分组进行角色扮演（社区护士和居民），实施所制订的健康教育计划，然后进行角色互换。
4. 带教老师指导学生进行健康教育指导。
5. 学生讨论发言本次实训课程角色扮演的感受，进行自我评价。
6. 带教老师做总结，肯定优点，指出不足。

实训二

社区卫生服务机构参观与调查

实训目的和要求

1. 观察和了解社区卫生服务机构的环境及组织结构。
2. 了解社区卫生服务机构开展的工作内容。
3. 掌握社区护理的评估、诊断、计划、实施和评价。
4. 了解社区护士在社区卫生服务中充当的角色和能力要求。
5. 学会在社区中收集资料的方法。
6. 在参观过程中，学生应持认真态度，在听取情况介绍时，要做好记录。

实训内容

1. 说出社区卫生服务机构的环境及组织结构。
2. 说出社区卫生服务机构开展的工作内容。
3. 进行社区护理评估、诊断、计划、实施和评价。
4. 解释社区护士的角色和能力要求。
5. 说出收集资料的方法。

实训三

社区慢性病患者管理与护理

实训目的和要求

通过对慢性病的学习，掌握社区慢性病的三级管理方法，区分住院和居家护理的差别，学会掌握社区居家护理评估、护理诊断、护理措施的制订及实施。掌握社区慢性病患者居家护理的方法，达到解决居家疾病护理问题的能力。

实训方法

1. 案例准备　教师提前准备案例，全体学生以小组为单位进行社区慢性病三级预防的实施。

2. 学生分组，进行小组配对　学生按班级人数划分，一般 5 ~ 6 人一组，每两组配为一对，一组扮演社区护士，一组扮演社区成员，进行社区慢性病的三级预防。

3. 总结　通过实训制订本社区一种慢性病的健康宣传教育方法和居家护理管理方案。

实训内容

1. 根据案例对社区慢性病患者进行评估，确定护理问题。
2. 制订该慢性病的社区三级护理计划并制订实施计划。
3. 制订该慢性病的健康知识指导方法及内容。
4. 解释慢性病家庭访视方法及护理问题指导。

实训四

社区灾害事件的应急管理与护理

实训目的和要求

通过对社区灾害事件应急管理与护理相关知识的学习，能够针对各类灾害的特点、进程等内容采用适当的方式在社区开展防灾减灾知识宣传教育，有效组织开展灾害应急演练活动。能针对模拟灾害场景及案例，实施预检分诊及现场救护，并能够妥善转运伤病员。同时，能够采用适当的方式对灾后各类人群出现的不同心理应激障碍进行针对性的心理干预指导。

实训方法

1. 防灾减灾知识宣传教育　教师课前给出几种常见灾害类型（如地震、泥石流、火灾、交通事故等），学生分组，教师以组为单位发放任务，要求每组同学协作收集所给灾害类型的相关防灾减灾知识，课上以组为单位进行汇报，组间相互学习。

2. 模拟灾害现场应急演练　教师课上给出灾害模拟场景，由一组学生扮演社区灾害伤病员及其家属，将其余学生分为预检分诊组、现场抢救组、转运陪检组、心理救援组，以情景模拟法进行灾害应急演练。

实训内容

1. 针对灾害类型及特点设计制作宣传画报、挂图等进行防灾减灾教育。
2. 正确对灾害伤病员进行预检分诊。
3. 针对伤病员伤情类型、程度等特点在所学急救技术的基础上为其进行现场救护。
4. 对不同伤情的患者选择合适转运方式，注重转运技巧。
5. 针对伤病员及家属出现的心理应激障碍进行心理疏导。

实训五

社区偏瘫患者的康复训练

实训目的和要求

1. 通过康复训练最大限度地恢复受损的生理功能，达到生活自理，回归社会。
2. 防止并发症，减少后遗症。

实训内容

1. 早期体位转换训练。
2. 起坐训练。
3. 进食训练。
4. 洗漱训练。
5. 穿脱衣服训练。
6. 转移训练。
7. 步行训练。
8. 家务活动。

实训方法

1. **早期体位转换训练** 翻身训练。

（1）仰卧位向偏瘫侧翻身：①双手十字交叉互握，偏瘫手拇指放在健侧手拇指上，在健侧手带动下伸直上肢，并屈双膝；②将双上肢用力摆向健侧，再快速摆向患侧，同时，借助惯性将身体翻向偏瘫侧。

（2）仰卧位向健侧翻身：①用健侧手将偏瘫上肢屈曲置于胸前，并屈健侧腿；②将健侧腿插入偏瘫侧小腿的下方，使偏瘫侧腿放在健侧小腿上；③在身体向健侧转动的同时，健侧腿带动偏瘫侧腿，翻向健侧。

2. **起坐训练**

（1）从健侧卧位至坐位的转换法：①用健侧手将偏瘫上肢屈曲，置于胸前，将健侧腿插入偏瘫侧小腿的下方；②健侧手拉住床沿以帮助翻身；③用健侧腿将偏瘫腿带到床沿下；④健侧手撑着床面，缓慢地将上身撑离床面；⑤健侧手完全伸直，直至身体坐起。

（2）从偏瘫侧卧位至坐位的转换法：①用健侧手将偏瘫上肢屈曲置于胸前，健侧腿插入偏瘫侧小腿的下方，转动身体成偏瘫侧卧位；②用健侧腿将偏瘫腿带到床沿下，健侧手撑着床面，缓慢地将上身撑离床面直至坐起。

3. **进食训练** 坐位进食是正常的生理情况，一旦患者被允许坐起，就应恢复患者坐位进食。因此，对患者的进食训练主张在坐位下进行。早期坐位下的进食训练要点在于需要特别注意将偏瘫侧上肢摆放在正确的位置，并细心观察患者有无呛咳情况。进食时，偏瘫侧上肢应平放在餐桌上，掌心向下，用健侧手进食。

4. **洗漱训练** 洗漱主要包括刷牙、洗脸、梳头等内容。当患者具有一定的站位平衡能力时，应鼓励患者在站位下完成洗漱，但应确保患者的安全。洗漱时，应将偏瘫侧上肢伸直位支撑于某物件的表面或由他人托住并伸直偏瘫侧上肢。切记将偏瘫侧上肢下垂或屈曲放置于胸前。

5. **穿脱衣服训练** 其训练原则为先穿偏瘫侧肢体，后穿健侧肢体；先脱健侧肢体，后脱偏瘫侧肢体。在患者偏瘫侧肢体功能尚未恢复时，主要训练患者以单侧使用健侧手的方式完成穿脱衣服的所有动作。

（1）穿内衣：①将套头衫背面朝上，放在双腿上，用健侧手将偏瘫侧手套进衣袖；②将健侧手套进另一只衣袖；③低头，用健侧手将领口拉开，并使领口套过头部；④用健侧手将衣服拉下，并整理好。

（2）脱套头衫：①低头，用健侧手从颈后将衣服拉过头部；②脱去健侧肢体的衣袖；③用健侧手脱去偏瘫侧上肢的衣袖。

（3）穿衬衫：①将衬衫里面朝上，平铺于双腿上，衣领向前，用健侧手将偏瘫侧手放入衣内，并将衣袖拉至肘部；②健侧手拉住衣领后经偏瘫侧肩从前向后绕过头部，将衣服带至健侧；③将健侧手穿进另一衣袖内；④用健侧手扣好纽扣。

（4）脱衬衫：①解开纽扣；②脱下健侧肢体的衣袖，再用健侧手脱下偏瘫侧上肢的衣袖；③也可采取脱除内衣的方式。

（5）穿长裤：①患者坐于床边或椅子上，偏瘫侧腿翘于健侧腿上，用健侧手抓住腰部并使偏瘫侧腿套入相应的裤管；②将裤管上拉，直至偏瘫侧足露出；③放下偏瘫侧腿，将健侧腿伸进另一裤管；④站立，用健侧手将裤子拉过臀部，然后坐下，拉上拉链，并系上裤带；⑤身体较弱不能站立者，可躺下，翘起臀部，将裤子拉至腰部。

（6）脱长裤：次序与穿长裤相反。

（7）穿袜：方法一，患者坐于床边或椅子上，偏瘫侧腿翘于健侧腿上，用健侧手撑开袜口，并套进偏瘫侧足。方法二，患者坐于床边或椅子上，偏瘫侧腿翘于一矮凳上，用健侧手撑开袜口，并套进偏瘫侧足。

（8）穿鞋 方法一，患者坐于床边或椅子上，偏瘫侧腿翘于健侧腿上，用健侧手将鞋子套进偏瘫侧足。方法二，患者坐于床边或椅子上，偏瘫侧腿翘于一矮凳上，用鞋拔协助将鞋套进偏瘫侧足。

6. **转移训练**

（1）从床上转移至轮椅：①将轮椅斜靠于健侧，使之与床呈45°，锁住刹车；②健侧手抓住轮椅扶手，以扶手做支撑站起；③健侧手换抓住轮椅的另一侧扶手，同时转身；④屈曲双膝，缓慢坐到轮椅上。

（2）从轮椅转移至床上：①将健侧肢体靠于床边，约呈45°，锁住刹车，健侧手按着扶手站起；②健侧手转按住床垫，然后缓慢转身；③坐于床上。

（3）从坐位转移至站位：端坐位下床，将两腿分开，双足平行贴于地面，使得两小腿与地面垂直；①两手交叉互握，偏瘫手的拇指位于健侧手拇指之上，在健侧手带动下，伸直双肘；②上体向前弯曲，直至患者感到双足前部着力，但勿使足跟离地；③保持双肘伸直，上身前倾姿势，双腿同时用力支撑站起。

7. **步行训练**

在对偏瘫患者进行步态训练时，通常涉及4个环节的运动，即部、膝、踝关节的屈伸；重心运动；骨盆运动和多组肌肉的协调收缩运动。

（1）躯干的前、后摆动。

（2）坐位转换性活动。

（3）重力状态下的屈、伸腿。

（4）单足支撑下的前、后、左、右侧方迈步等。

（5）借助拐杖对偏瘫患者进行步态训练：①拐杖－健侧腿－偏瘫侧腿。拐杖先迈步出于健侧腿的前缘，距离不宜太大，身体稍前倾，再迈出偏瘫侧腿，最后迈出健侧腿。此法极易被患者掌握，容易训练。②健侧腿－偏瘫侧腿。拐杖先迈出，然后身体前倾同时迈健侧腿，最后将偏瘫侧腿迈出。此法主要适用于偏瘫侧腿非常无力，且伴有足内翻、下垂的患者。③拐杖－偏瘫侧腿－健侧腿。拐杖和偏瘫侧腿一起迈出，以健侧腿承担体重，当健侧腿向前迈出时，用拐杖偏瘫侧腿共同承担体重。此法较前两种步行速度快。

8. 家务活动

（1）单手切菜：在切菜板上加几根不锈钢钉，用来固定待切的食物，菜板下加防滑垫，防止菜板移动或滑脱。

（2）单手开启瓶盖：助固定在墙上的开瓶器或借助身体其他部位固定瓶身，打开瓶盖。

（3）单手拧毛巾、扫地、拖地：使用长柄扫把，簸箕。

（4）借助电动工具完成家务：如使用食物搅拌器、电动切割机等。

自测题答案

第一章

1. B　2. E　3. C　4. D　5. D　6. A　7. C　8. E　9. C　10. D　11. C
12. C　13. E　14. C　15. E　16. D　17. B　18. D　19. A　20. D　21. C　22. A
23. C　24. C　25. D　26. B　27. C　28. D　29. E　30. C　31. D　32. D　33. D

第二章

1. E　2. D　3. E　4. E　5. C　6. D　7. C　8. D　9. B　10. E　11. B
12. C　13. B　14. A　15. A　16. B　17. B　18. E　19. B　20. C　21. E　22. A
23. E　24. B　25. D　26. A　27. C　28. A　29. B　30. E　31. A　32. B　33. D

第三章

1. C　2. E　3. C　4. B　5. E　6. D　7. B　8. B　9. A　10. B　11. E
12. E　13. D　14. E　15. C　16. E　17. A　18. C　19. B　20. E　21. B　22. A
23. C

第四章

1. A　2. D　3. B　4. B　5. C　6. C　7. D　8. E　9. E　10. D　11. A
12. A　13. A　14. B　15. C　16. E　17. B　18. A　19. E　20. C　21. B　22. D
23. A　24. C

第五章

1. B　2. C　3. D　4. A　5. B　6. E　7. D　8. A　9. C　10. A　11. A

12. A　13. D　14. E　15. B　16. A　17. D　18. C　19. B　20. A

第六章

1. C　2. A　3. C　4. A　5. C　6. E　7. E　8. C　9. B　10. E　11. D
12. C　13. C　14. B

第七章

1. B　2. A　3. C　4. B　5. B　6. D　7. A　8. B　9. E　10. D　11. D
12. A　13. D　14. D　15. E　16. B　17. A　18. E　19. B　20. E

第八章

1. E　2. A　3. D　4. E　5. E　6. B　7. B　8. D　9. A　10. B　11. C
12. C　13. D　14. B　15. C　16. D　17. D　18. B　19. B　20. B　21. B　22. A
23. C　24. B　25. D　26. C　27. C　28. B　29. A

第九章

1. D　2. D　3. B　4. A　5. B　6. B　7. B　8. C　9. D　10. A　11. C
12. A　13. A　14. B　15. B　16. E　17. D　18. B　19. E　20. D　21. C　22. B
23. A　24. C　25. D

中英文专业词汇索引

C

创伤后应激障碍（post-traumatic stress disorder，PTSD） 156
促进健康行为（health promoted behavior） 37

J

健康促进（health promotion） 35
健康教育（health education） 34
健康相关行为（health-related behavior） 37

Q

求医行为（health-seeking behavior） 38

S

社区康复（community-based rehabilitation，CBR） 125
社区康复护理（rehabilitative nursing in the community） 125
社区卫生服务（community health service，CHS） 3
生活方式（life style） 38

W

危害健康行为（health-risky behavior） 38

Z

知觉（perception） 39
遵医行为（compliance behavior） 38

参考文献

[1] 宁国强，齐玉梅 . 社区护理学技术 . 武汉：华中科技大学出版社，2012.
[2] 李明子，黄惟清 . 社区护理学 . 北京：北京大学医学出版社，2015.
[3] 王化玲，邓翠珍 . 社区护理技术 . 武汉：华中科技大学出版社，2010.
[4] 王永军 . 社区护理学 . 北京：科学出版社，2009.
[5] 王海平，陈静 . 护士执业资格考试指南 . 北京：科学出版社，2010.
[6] 冯正仪 . 社区护理 . 上海：复旦大学出版社，2010.
[7] 冯正义，贾守梅 . 社区护理学 . 北京：北京大学医学出版社，2010.
[8] 赵秋利 . 社区护理学 . 北京：人民卫生出版社，2012.
[9] 李春玉 . 社区护理学 . 北京：人民卫生出版社，2013.
[10] 巩玉秀 . 社区护理学 . 北京：人民卫生出版社，2010.
[11] 张先庚 . 社区护理学 . 2 版 . 北京：人民卫生出版社，2014.
[12] 姜丽萍 . 社区护理学 . 3 版 . 北京：人民卫生出版社，2014.
[13] 李春玉，姜丽萍 . 社区护理学 . 4 版 . 北京：人民卫生出版社，2017.
[14] 姚文山 . 国家基本公共卫生服务规范 . 3 版 . 北京：中国原子能出版社，2017.
[15] 邵爱玉 . 社区护理学 . 北京：北京大学医学出版社，2013.
[16] 沈洪，刘中民，王育珊 . 急诊与灾难医学 . 北京：人民卫生出版社，2013.
[17] 陈蓉，崔鹏 . 社区灾害风险管理现状与展望 . 灾害学，2013，28（1）：133-138.
[18] 黎健 . 美国的灾害应急管理及其对我国相关工作的启示 . 自然灾害学报，2006，15（4）：33-38.
[19] 胡雪慧，张慧杰 . 灾害应急与卫勤演练医疗救援护理手册 . 西安：第四军医大学出版社，2015.
[20] 中华医学会精神科分会 . CCMD-3 中国精神障碍分类与诊断标准 . 3 版 . 济南：山东科学技术出版社，2001.